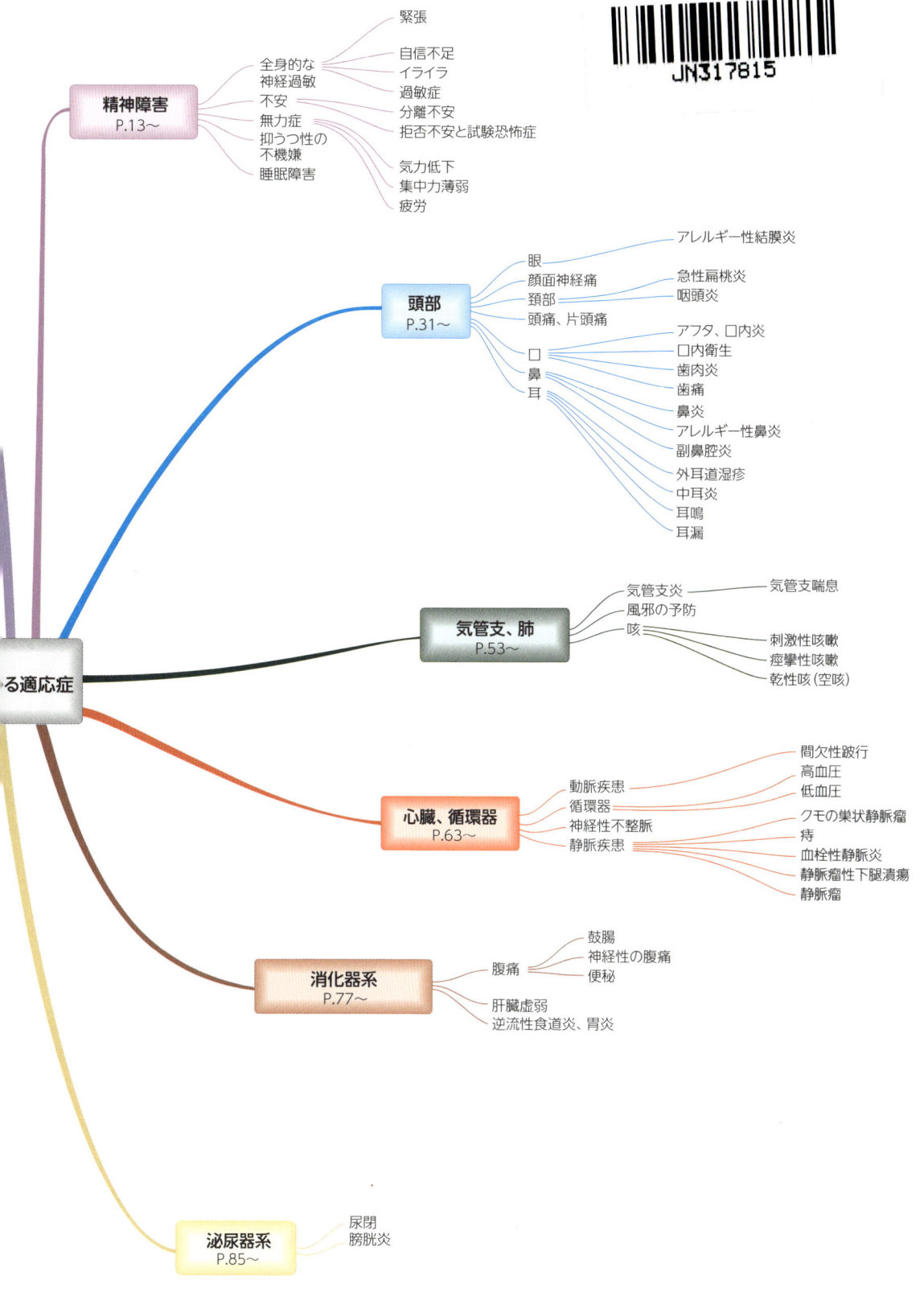

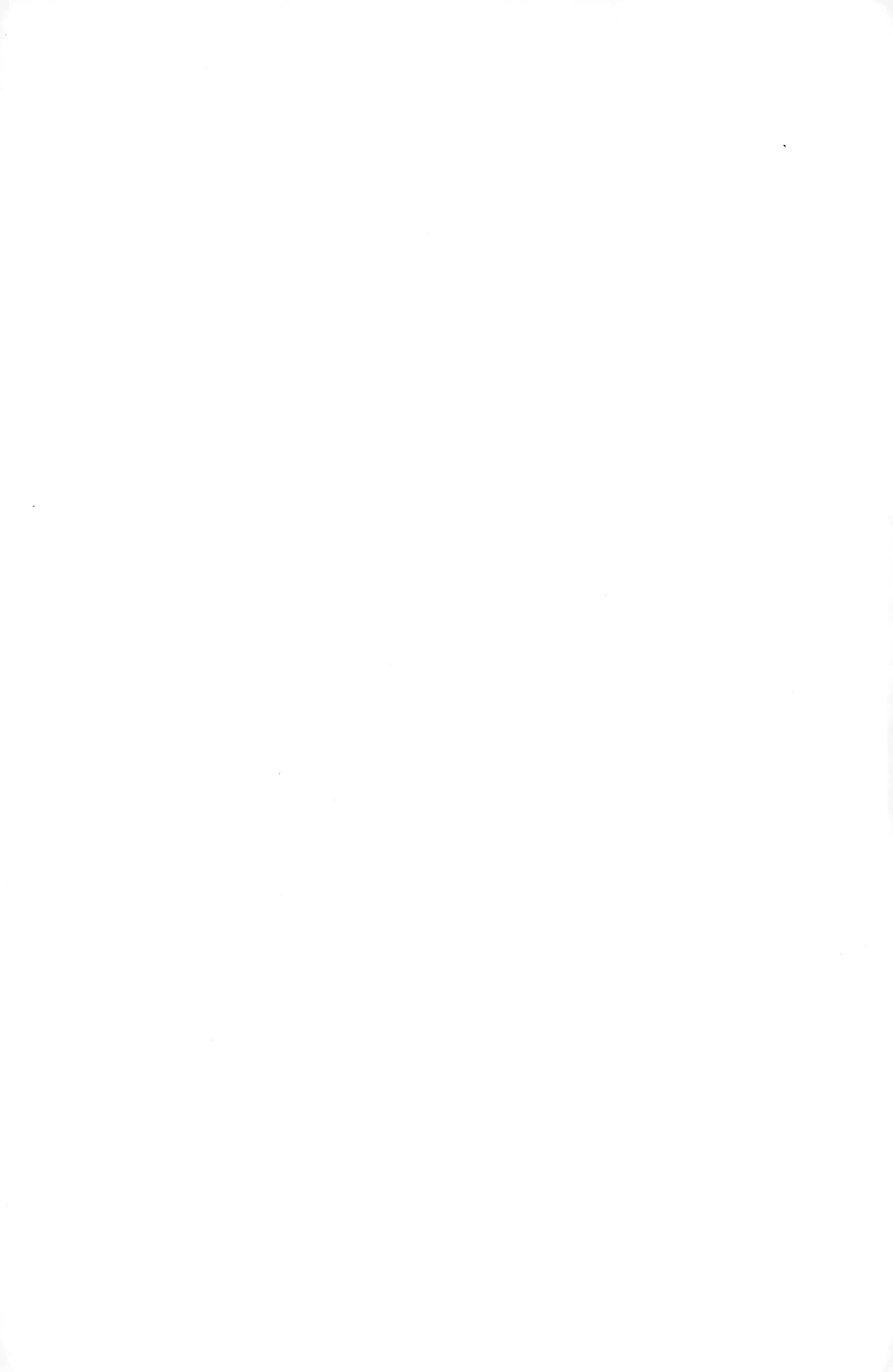

マインドマップ
アロマセラピー

ひと目でわかる適応症
対応精油早わかりガイド

モニカ・ヴェルナー 著
Monika Werner

バンヘギ裕美子 訳

ガイアブックスは
地球(ガイア)の自然環境を守ると同時に
心と身体の自然を保つべく
"ナチュラルライフ"を提唱していきます。

〈本書をお読みになる前に〉
他の学術分野と同じように、医学も日々進歩しています。研究と臨床経験によって、治療と薬剤療法に関する知識は増え続けています。著者と出版社は、本書に記載された用量と使用法が、本書の完成時点での知識水準に相応するよう最善を尽くし、読者の方々に信頼していただける内容になるようつとめました。
ただし、出版社は本書に記された用量や使用法の説明内容を保証するものではありません。したがって、読者は、使用するブレンドの添付書を慎重に検討し、場合によっては専門家の指導に基づいて、そこで推奨される用量または禁忌事項が本書の内容と相違しないかどうかを確認してください。このことは特に、あまり使用されない製品や市場で初めて販売される製品を使う際には非常に重要です。読者は、個人の責任の下で製品を使用してください。

© 2011 Karl F, Haug Verlag in
MVS Medizinverlage Stuttgart GmbH & Co. KG
Oswald-Hesse-Strase 50, 70469 Stuttgart
Drawings：Angelika Brauner, Hohenpeisenberg

マインドマップは、英国The Buzan Organisation Limitedの登録商標です。
その他の登録商標は特記していません。したがって、登録商標であることを謳っていなくとも、登録されている場合もあります。

本書は、どのページも完全に著作権で保護されています。出版社の許可なく著作権の枠を超えて本書を利用することは違法であり、罰せられます。特に複写、翻訳、マイクロフィルム化、電子システムへの保存または処理などは禁じられています。

マインドマップで学ぶ
アロマセラピーの入門書

　精油の人気が高まり、辛いときだけではなく、問題のないときにも、人生を充実させるために精油の持つ素晴らしい特質が利用されるようになりました。それにしたがい、自然の賜物である精油の優れた品質も注目されるようになり、その適応と効能は、対症的にもホリスティック医学的にも予防、緩和、鎮静、興奮、治癒促進のための薬剤として有用であることが認められています。

　医師、セラピスト、薬剤師の方々、さらには精油に興味を持つ一般の方々にも精油の知識を簡単に身に付け利用していただきたいと願い、一目瞭然で利用しやすい参考書を目指して本書を執筆しました。そのためにマインドマップを利用して、精油の多岐にわたる適応を臓器別に示し、精油とキャリア物質に関する非常に重要な知識、すなわちアロマセラピーの実践に際して中核をなす植物と植物から得られる精油、その特徴、適応症、実践例、予防措置などをまとめています。

　どの章にも、私が長年のセラピー実践経験で得た実証済みの適用法とブレンドを載せてあります。心地よいブレンドや治療効果のあるブレンド、入浴剤、吸引剤、湿布剤、クリーム、ボディオイルなど、本書に記載された実証済みのブレンドを用いれば、問題なく精油を使えるようになるはずです。

　本書はアロマセラピー入門書として執筆しておりますので、次のステップに進むためにはより深い知識が必要です。精油にはからだに良い多数の特性があり、知識を持たずに、ただ漠然と好きな量で使っても、こうした特性を有効に利用することは不可能だからです。薬剤に似た効果を持つ物質は、必ず十分な知識を持って慎重に取り扱う。これは当たり前のことですね。

モニカ・ヴェルナー

目　次

1 総論 1

1.1 精油が作用する3つの経路 … 2
1.2 採油植物について 3
1.3 精油の抽出方法 4
1.4 精油の物理学的特質 5
1.5 ケモタイプ 5
1.6 精油の用量と用法 7
1.7 ブレンド 9
1.8 植物性脂肪油 10
1.9 芳香蒸留水 10
1.10 アロマセラピー実践に際しての注意事項 11
1.11 マインドマップを使ったアロマセラピー 12
1.12 記号の意味（凡例） 12

2 精神障害 13

2.1 全身的な神経過敏 14
　緊　張 15
　自信不足 16
　イライラ 17
　過敏症 18
2.2 不安 19
　緊　張 15
　分離不安 20
　拒否不安と試験恐怖症 21
2.3 無力症 22
　気力低下 23
　集中力薄弱 24
　疲　労 25
2.4 抑うつ性の不機嫌 26
2.5 睡眠障害 28

3 頭部 31

3.1 眼 32
　アレルギー性結膜炎、疲れ目 … 32
3.2 顔面神経痛 33
3.3 頸部 35
　急性扁桃炎 35
　咽頭炎 36

3.4 頭痛、片頭痛 ………………… 38
3.5 口 ……………………………… 40
　アフタ、口内炎 ………………… 41
　口内衛生 ………………………… 42
　歯肉炎 …………………………… 42
　歯痛 ……………………………… 43
3.6 鼻 ……………………………… 44
　鼻炎 ……………………………… 45

アレルギー性鼻炎 ………………… 46
副鼻腔炎 …………………………… 47
3.7 耳 ……………………………… 48
　外耳道湿疹 ……………………… 49
　中耳炎 …………………………… 49
　耳鳴 ……………………………… 50
　耳漏 ……………………………… 51

4 気管支、肺 …………………………………………………………… 53

4.1 気管支炎 ……………………… 54
　気管支喘息 ……………………… 55
4.2 風邪の予防 …………………… 57

4.3 咳 ……………………………… 59
　刺激性咳嗽 ……………………… 59
　痙攣性咳嗽 ……………………… 60
　乾性咳（空咳）………………… 61

5 心臓、循環器 ………………………………………………………… 63

5.1 動脈疾患 ……………………… 64
　間欠性跛行 ……………………… 64
5.2 循環器 ………………………… 66
　高血圧 …………………………… 66
　低血圧 …………………………… 67
5.3 神経性不整脈 ………………… 69

5.4 静脈疾患 ……………………… 71
　クモの巣状静脈瘤 ……………… 72
　痔 ………………………………… 73
　血栓性静脈炎 …………………… 74
　静脈瘤性下腿潰瘍 ……………… 74
　静脈瘤 …………………………… 75

6 消化器系 ……………………………………………………………… 77

6.1 腹痛 …………………………… 78
　鼓腸 ……………………………… 79
　神経性の腹痛 …………………… 80

便秘 ………………………………… 81
6.2 肝臓虚弱 ……………………… 82
6.3 逆流性食道炎、胃炎 ………… 84

7 泌尿器系 85

- 7.1 尿閉 86
- 7.2 膀胱炎 88

8 婦人科 91

- 8.1 無月経 92
- 8.2 月経困難 94
- 8.3 出産 96
  - 出産準備、会陰保護 97
  - 助産、陣痛 98
  - 微弱陣痛、子宮収縮促進 99
- 8.4 更年期 101
  - 多汗、緊張感 102
  - 性欲減退 103
  - 睡眠障害 105
  - 情緒不安定 106
- 8.5 月経前症候群（PMS） 108
- 8.6 妊娠 111
  - 妊娠線 112
  - 悪心 113
  - 足のむくみ（浮腫） 114
- 8.7 産褥期 115
  - 悪露流出、陰部のケア 116
  - 乳腺炎 117
  - 母乳分泌、うつ乳 117
  - 後陣痛 118
  - 産褥期のうつ病 120

9 運動器 121

- 9.1 腰痛 122
- 9.2 筋肉 124
  - 筋肉痛 124
  - 筋の痙攣と硬直 125
- 9.3 リウマチ 127
  - 関節炎（リウマチ性関節炎） 128
  - 変形性関節症（関節リウマチ） 129
  - 痛風 131
  - 腱鞘炎（リウマチ性腱鞘炎） 132

10 皮膚 135

- 10.1 膿瘍、せつ（フルンケル） 136
- 10.2 尋常性ざ瘡（アクネ） 138
- 10.3 湿疹 140
- 10.4 足の異常発汗 142
- 10.5 疱疹（口唇、帯状、陰部） 144
- 10.6 瘢痕ケア 147

10.7 神経皮膚炎 ………… 149	10.10 乾癬 ………………… 155
10.8 ひょう疽 …………… 151	10.11 セルライト ………… 157
10.9 アレルギー性掻痒、かゆみ ………………………… 153	

11 創傷、応急手当 …………………………………………… 159

11.1 捻挫 ………………… 160	予防 ……………………… 165
11.2 内出血、鈍傷 ……… 162	11.4 ショック、心的外傷 … 166
11.3 昆虫と寄生虫 ……… 164	11.5 火傷、日焼け ……… 168
応急手当 ………………… 164	11.6 外傷 ………………… 170

12 感染症、発熱、インフルエンザ、感染 …………… 173

12.1 発熱 ………………… 174	水虫、爪白癬 …………… 178
12.2 インフルエンザ（流行性感冒） ……………………… 176	鵞口瘡 …………………… 179
	膣真菌症 ………………… 180
12.3 真菌症 ……………… 178	

13 子どもの病気とけが ……………………………………… 183

13.1 気管支喘息 ………… 184	13.8 中耳炎 ……………… 199
13.2 腹痛 ………………… 186	13.9 百日咳 ……………… 201
鼓腸、便秘 ……………… 187	13.10 情緒不安定と不安 … 203
心因性腹痛、不安 ……… 187	睡眠障害 ………………… 205
13.3 気管支炎、咳 ……… 189	乳児の夜泣きとかんむし … 206
13.4 インフルエンザ（流行性感冒）、発熱 ………………… 191	13.11 創傷の応急手当とアフターケア ……………………… 207
13.5 喉の痛み、扁桃炎 … 193	13.12 オムツかぶれ ……… 209
13.6 頭虱 ………………… 195	13.13 水疱瘡 ……………… 211
13.7 神経皮膚炎 ………… 197	

14 ケア(手当) 215

14.1 X線照射からの保護と照射後の
　　 ケア 216
14.2 床ずれの予防と手当 218
14.3 糖尿病性足病変と多発神経炎
　　 220
14.4 間擦疹とオムツかぶれの予防と
　　 手当 222
14.5 手術(乳房切除術など)の後の
　　 リンパうっ滞 224
14.6 室内空気の殺菌 226
14.7 ストーマケア 228

参考文献 230
写真・イラストクレジット 231
精油名一覧〈学術名順〉 233
精油の索引〈和名順〉 236
精油の索引〈適用領域別(五十音順)〉 250
著者について 263

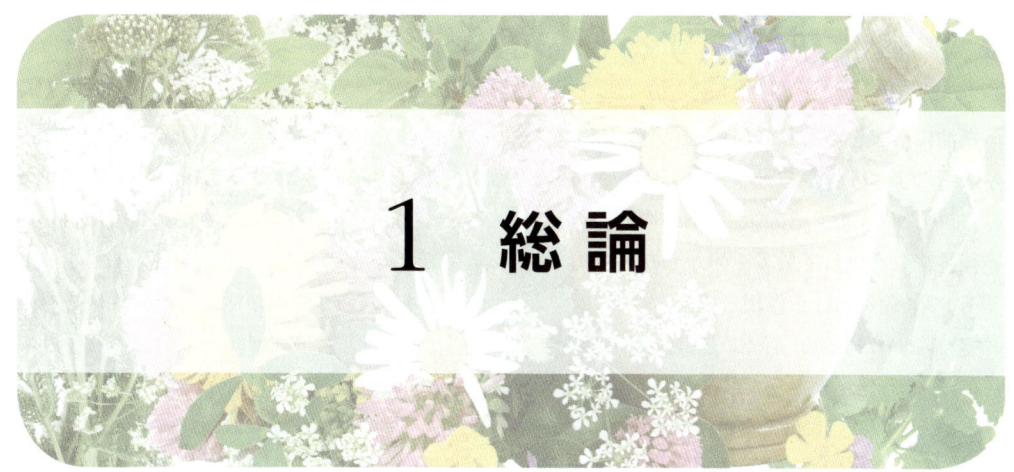

1 総論

　精油（エッセンシャルオイル）は、非常に高い濃度の自然物質で、採油植物の種類に応じて多種多様な作用があります。精油を使う際には十分に注意を払い、決して規定用量を超えてはいけません。

　精油には、抗菌、抗ウイルス、抗真菌作用があり、寄生虫に対して有効であるほか、血行促進、免疫機能促進、粘液排出、消炎、消毒、鎮静、バランス調整、気分爽快、鎮痙、ホルモン調節といった作用もあります。

　しかし1つの精油が持つ総合的な治癒効果は、たった1つの成分の作用ではなく、精油に含まれる全成分（この中には未知のものもあるかもしれません）が組み合わされ相互に作用した結果現われる効果です。

　フィトアロマセラピーでは、殺菌作用だけではなく、殺ウイルス作用と殺真菌作用を利用するために精油が処方されます。精油は抗生物質とは異なり、病原菌だけではなく、ほとんどの場合、真菌とウイルスも死滅させる特有の働きがあるほか、ほとんどの精油には免疫系を刺激、強化し、からだの生理的バランスを調整する効能もあります。

　数世紀の歴史を持つアロマセラピーは、今日、医学界で高く評価されるようになりました。さらに化粧品業界、食料品業界、獣医学でも注目されるようになり、著名な科学者による精油の基礎研究のほか、応用部門でもますます多くの研究成果が世界中で発表されています。

　アロマセラピーは自然からの贈り物であり、長く後世に残していくべき治療法です。そのアロマセラピーで使われる精油の中で、ケモタイプのある精油は作用スペクトルが非常に広く、様々な治療に使うことができます。こうした作用の中で特に際立っているのが抗感染作用で、今日、その有効性を疑う人はいません。抗生物質の投与に伴い問題が生じ、有効な代替療法が求められた場合、たいていはこうした抗感染成分が組み合わされた精油が利用されます。精油を臨床的に実証された正しい用法用量で責任を持って使えば、たとえば病原菌への耐性を誘発せず、且つ免疫系の作用を損なわずに細菌叢内の病原菌のみを死滅させるなど、精油には多様で驚くべきメリットがたくさんあります。

1.1 精油が作用する3つの経路

精油に含まれる香りの情報は、アロマランプや吸引によって**鼻から**吸収されて脳（大脳辺縁系）にいたります。その後、感情に影響を与え、自律神経系を介して数多くのからだの機能、ホルモン系、免疫系にも作用します。

嗅ぐという行為が実際にどのように機能するのか、なぜ感情とからだが匂いに反応するのかという2つの点に関しては、まだ十分な研究成果が得られていません。匂いを嗅ぐと、およそ次のようなプロセスが体内で進行すると考えられています。①精油がアロマランプで水とともに気化し、匂い分子が吸気を通って鼻に到達する。②鼻には多数の受容体が存在し、その1つ1つが特定の匂い分子に特異的に結合する。③匂い分子がペアとなる受容体に結合して化学反応が開始し、その結果、電気インパルスが脳に伝達される。④脳はこのインパルスを情報として処理する。

匂い自体が弱くても、匂いの作用は強力であるため、わかるかわからないかといった程度でも、無意識のうちに十分に感受されます。

精油の作用物質は、塗擦、マッサージ、沐浴などによって**皮膚と粘膜から**吸収されて、組織と循環系にいたります。鼻と同じように、精油はこの経路からも、からだ全体に作用します。精油の作用物質は、吸気によっても粘膜と肺を通って循環系に到達します。精油は脂溶性であるため皮膚にすばやく吸収されることから、スキンケアに非常に適しています。

経口で精油を服用すると、微量の作用物質が消化管を通って吸収されます。その一部が肝臓で代謝され、別の一部は血流に乗って全身に分配されます。精油を坐剤として腸から吸収させると、肝臓を介さずに直接循環系から標的臓器に到達します。

精油は、副腎と内分泌系に働きかけること、血液中のフリーラジカルをすばやく攻撃すること、鎮静作用があることから、非常に貴重な薬剤であると考えられています。1つの精油は平均およそ75種類の活性分子で構成されているのに対し、合成オイルを成分とする薬剤には、せいぜい3種類の活性分子の作用しかありません。そのため当然のことながら、精油には心身問わず全生体に対する総合的な働きがあると言われています。

合成化学物質は生きた材料ではなく、体外に完全に放出されずに様々な臓器に蓄積され、障害や虚弱などの原因となります。これは生体が進化の過程で合成物質に適合していないためです。これに対して自然製品である精油は、進化の中で生体によって徐々に適合されながら、生体を有効に活性化します。

フィトアロマセラピーは世界最古の治療法で、人間が植物を食用、薬用、儀式のために使い始めて以来存在します。精油は、最上級の自然薬というわけです。精油の組成は複雑で、多様な成分を含むため、効能は1つではなく多岐にわたります。さらに精油を組み合わせることで、相乗効果や相互作用が得られるため、個人および適応に見合った非常に効果の高いオーダーメイドのセラピーを計画できます。フィトアロマセラピーの原則は、全身のバランスを強化することにあります。

ここで問題にしているのは、「100％化学物質」と「100％自然物質」のどちらが優れているかということではありません。合成化学物質は、これまですばらしい功績を残しています。しかし、この成功の陰で薬用植物の利点が徐々に忘れられてきているのは非常に残念なことです。

1.2 採油植物について

　精油は植物の有機代謝産物で、非常に小さい油滴として存在します。この油滴は、植物組織（花、葉、草、木質部、樹脂、果皮、根、種）の内部または表面で起こる光合成や生合成によって油腺に生成されます。

　植物の世界では、芳香植物は最も進化したものとされています。芳香植物は、油腺に含まれる精油を利用して病気や害虫から身を守るほか、コミュニケーション能力もあると言われています。

　芳香植物には、どの部分にも精油の油腺があります。精油を抽出するには、種類にもよりますが、植物の一部を収穫、蒸留します。以下に、最良の精油が得られる採油部位と適した植物をまとめます。

- 葉（ニアウリ、マートル、ラバンサラ、ティートリーなど）
- 花（ローズ、ネロリ、ラベンダー、イランイランなど）
- 樹脂（ベンゾイン、スチラックス、ミルラ、フランキンセンスなど）
- 木質部（サンダルウッド、シダーウッド、ローズウッドなど）
- ハーブ（タイム、ローズマリー、バジル、メリッサなど）
- 樹皮（シナモンバークなど）
- 種（アニス、フェンネル、カルダモン、クミンなど）
- 外皮（オレンジ、マンダリン、ベルガモットなど）
- 塊根（ジンジャー、アイリスなど）
- 根（ベチバー、アンジェリカ、ナルデなど）

　植物は約80万種がありますが、そのうちアロマエッセンスを合成できるのはわずか10％です。重要な芳香植物には次のものがあります。

- シソ科（Lamiaceae）：ラベンダー、クラリセージ、ミント、バジルなど
- フトモモ科（Myrtaceae）：ニアウリ、ティートリー、ユーカリ、カヤプトなど
- クスノキ科（Laureaceae）：ローレル、ローズウッド、ラバンサラ、リツェアクベバなど
- キク科（Asteraceae）：ヤロウ、カモミール、イモーテル、タラゴンなど
- セリ科（Apiaceae）：アンジェリカ、キャロット、コリアンダー、フェンネルなど
- マツ科（Pinaceae）：シベリアモミ、パイン、シダーウッド、ホワイトファーなど
- イネ科（Poaceae）：（シトロネラ、レモングラス、パルマローザ、ベチバーなど
- ヒノキ科（Cupressaceae）：サイプレス、ジュニパーなど
- ミカン科（Rutaceae）：シトラスフルーツ全種
- バラ科（Rosaceae）：ダマスカスローズなど

　表1.1に植物の学術名と一般名の例を挙げてみました。

表1.1 植物の学術名と一般名

属	交雑の有無	種	亜種、変種または生産地表示	科
一般名：ユーカリ Eucalyptus（ユーカリ属）		Radiata	ssp radiata（亜種）	（フトモモ科）
一般名：ペパーミント Mentha（ハッカ属）	×	piperite	Mitcham	（シソ科）
一般名：ローズウッド Aniba（アニバ属）		rosaendora	var. amazonica（変種）	（クスノキ科）

1.3 精油の抽出方法

　一般的な抽出法は**水蒸気蒸留法**です。この方法では、蒸留装置に植物の油腺を入れて、熱湯または水蒸気に溶かします。それから水蒸気とともに上昇した精油を冷却し、油と水に分離して、水の表面に浮いた精油を集めます。残った水は**芳香蒸留水**といい、精油と同様に治療やケアのために使われます。芳香蒸留水には、非常にわずかですが精油と親水性の成分が含まれます。

　花は繊細であるため、**溶剤抽出法**によって精油を抽出します。この方法では花を化学溶剤に浸し、花に含まれる芳香物質、色素、ワックスなどあらゆる可溶性成分を抽出します。抽出終了後、溶剤を完全に気化させると、半固形状の物質が残ります。これをアルコールに溶解、冷却させて成分を分離し、最後にアルコールを気化させます。この方法で抽出された精油は**アブソリュート**と呼ばれます。これとは異なり、樹脂から抽出される精油は**レジノイド**と呼ばれます。

　コールドプレス法（低温圧搾法） は、シトラスオイルから精油を抽出するのに利用される方法で、まず果皮を圧搾して、果汁（乳濁液）と精油を得ます。これを遠心分離器にかけてろ過します。シトラスオイルは、「エッセンス」と呼ばれることが多々ありますが、これは間違いです。

精油の品質

　精油を使ってセラピーを行なう際には、必ず厳しい品質基準に従って慎重に精油を選ばなければなりません。精油を直接皮膚や粘膜に塗布したい場合は、最上級のものか、できれば有機農法品質のものを選びましょう（欧州産の有機栽培精油には「Bio」マークが付けられています）。品質が悪ければ、表示されている効能や忍容性は期待できません。また、使用するのは100％天然の精油のみとします。

　天然精油とは化学変化させていない純粋物質であり、厳しく定義された（保証付きの）植物材料から丁寧な方法で抽出したオイルのことをいいます。セラピーには天然精油のみを用います。

　ネイチャーアイデンティカルオイルとは、自然界に存在する物質（分子）を実験室で合成し、これを原料として作られたオイルです。

　合成精油は、実験室で作られた自然界には存在しない全く新しい分子で作られたオイルで、主に芳香物質業界で利用されます。

> **エッセンスって何？**
>
> 　今日エッセンスと呼ばれるのは、合成成分および天然成分を使って模造された製品のことです。ただし、欧州薬局方に記載されているのは精油だけで、エッセンスは対象外とされています。エッセンスは、食品および嗜好品の芳香を目的として製造された単独成分の混合物です。その際、精油が混合されることもあります。「100％天然エッセンス」は、天然成分のみを使用した合成製品のことをいいます。たとえば「100％天然スパイクラベンダーエッセンス」と表示されている製品は、実はスパイクラベンダーの精油を一滴も含んでおらず、天然のカンファー、リナロール、1.8シネオール、テルペンの混合物です。これとは異なり、天然精油は植物学で定義された植物の精油抽出部分を直接処理して得られた製品のことです。
>
> 　アロマセラピーではエッセンスは使用してはいけません。中毒やアレルギーの原因となる可能性がある上、精油ほど効果が期待できません。
>
> 　残念なことに、日常的に（そして文献でも）「精油」と「エッセンス」は同じものとして扱われていることが多く、当然のことながら混乱を招いています。

1.4 精油の物理学的特質

　どの精油とエッセンスにも組成に応じた物理学的特質があり、これはほとんど変化しません。室温では液状で、温度が下がると水晶化したり凝固したりします。これは品質が悪いことを意味するのではなく、反対に品質の高さを証明するものです（ローズオイルなど）。

　脂肪分の高い植物オイルとは異なり、精油は揮発性であることに注意しましょう。揮発性であるからこそ香りを放つことができるほか、植物材料から水蒸気蒸留法で抽出したり、抽出法で採油できるのです。吸い取り紙に落とすと透明なしみになりますが、脂性オイルとは異なり徐々に揮発していきます。ただし、粘性のオイルや色の濃いオイルは色が残ります。

　ベチバーなど一部例外もありますが、精油は水よりも軽いため（密度が1未満）、蒸留時にフロレンスフラスコ内で水から分離できます。以上のことからわかるように、精油は水と混ざることはありませんが、アルコールは脂性植物油とは問題なく混合します。

　この他、精油が持つ不変の特徴として施光性が挙げられます。この性質を利用すれば、精油をはっきりと区別し、品質を検査することができます。

1.5 ケモタイプ

　ガスクロマトグラフィー、マススペクトロメトリー（質量分析法）、磁気共鳴法など、近年、化学分析技術が大きく改善された結果、精油の分子構造が非常に複雑であり、複数の分子で構成されている上、分子ごとに特質が異なることなど詳細が知られるようになりました。

　セラピストは、精油の化学成分を十分に知っておくことが必要です。精油の化学成

分の違いを知っていれば、亜種の特性もわかります。この化学成分の違いを「ケモタイプ（CT）」といい、アロマセラピーの重要な概念とされています。

　ケモタイプとは、同一種の植物の化学的、植物学的分類法で、1つの精油に大量に存在する成分（分子）の名前を使います。精油の主成分の特徴は、植物が成長する植物学的な条件、すなわち原産国、気候、土壌、生育条件、収穫時期によって決まります。精油の組成はこうした条件すべてに影響を受けて変わり、ケモタイプが発生します。ケモタイプの例として以下に2種の精油を取り上げます。

- **タイム・チモール**：チモールを大量に含み、強い抗感染作用があります。
- **タイム・ツヤノール**：主成分はツヤノールで、殺細菌、殺ウイルス、神経強壮作用があります。
- **タイム・リナロール**：主成分はリナロールで、抗菌、抗真菌、殺ウイルス、駆虫（消化器系）作用があります。
- **ローズマリー・カンファー**：主成分はカンファーで、筋肉の緊張や痙攣を抑える作用、抗炎症作用があります。
- **ローズマリー・1.8-シネオール**：主成分は1.8-シネオールで、気管支系に対する粘液溶解、去痰、滅菌作用がよく知られています。
- **ローズマリー・ベルベノン**：主成分はベルベノンで、皮膚の細胞再生、殺細菌、粘液排出、胆汁分泌促進、肝臓解毒作用がよく知られています。

成分と作用

　どの精油も複数の種類の成分でできており、成分の数は精油によって少ないものから多いものまでさまざまです。こうした成分が香りを作り、からだと心に働きかけます。今日、成分は十分に研究され、その作用は科学的に実証されています。精油の成分は炭化水素化合物で、共通の特性によって、モノテルペノール類、セスキテルペノール類、モノテルペン類、セスキテルペン類、エステル類、アルデヒド類、オキサイド類、フェノール類、エーテル類、クマリン類、ケトン類と、そのほか含有量が微量である化学グループに分類されます。

多様な成分が織りなす作用

　精油の多くには主成分が1つあり、これが主要な効能となりますが、その他の含有成分も主成分の効能に影響を与えたり補足したりします。精油の効能が多彩かつ総合的であるのは、このように成分が調和しているためです。

　たとえば**ラベンダーオイル**は火傷、創傷、ショック状態などの時に非常に役に立つだけではなく、風邪の症状、頭痛、消化管系の障害があるときや、気分変調が見られるときのほか、スキンケアにも使えます。このようにラベンダーオイルの効能は信じられないほど多彩ですが、これは以下に掲げる真正ラベンダーオイルの主な成分グループを見ると明らかです。

- 40〜50％エステル（主な作用物質は酢酸リナリル）：特に鎮静、緊張緩和、不安解消、精神力向上、消炎作用に優れ、皮膚に非常に優しい成分です。
- 25〜30％モノテルペノール（主にリナロール）：エステルと同じく皮膚に優しいほか、抗菌、抗真菌、抗ウイルス、免疫刺激、精神力向上作用があります。
- 7〜13％モノテルペン：血行促進、消炎、消毒、鎮痛、強壮作用があります。
- 5％セスキテルペン、3％ケトン、1％オキサイド、1％クマリン：これら成分の持つ皮膚再生、血液希釈、粘液排出、気分爽快、

鎮静作用がエステル、モノテルペノール、モノテルペンの作用を補足します。

精油の効果の中でもっとも重要なものは、バランス調整作用です。この効果は、さまざまな成分が調和して作り上げています。たとえばラベンダーオイルをはじめとする数種のオイルには、緊張緩和作用と同時に興奮作用もあります。これは一見矛盾しているように思われますが間違いではなく、からだと精神が興奮しすぎていれば緩和し、緊張が少なすぎれば興奮させて互いの作用を補う作用があるということです。

アロマトグラム：目標を定めた治療のための基盤

精油が病原体の成長を抑えることは、研究によって科学的に実証されていますが、アロマトグラムを使えば、分離した病原体に対して有効に作用する精油を見つけることができます。これは耐性記録に似た拡散検査で、ディスク上に分離病原体を載せて、様々な精油に対する病原体の感受性を判定します。この検査では、阻止帯（病原体の発育が見られない領域）の大きさによって各精油の効果がわかります。最も有効な精油が見つかれば、これを使って病原体を標的としたフィトアロマセラピーを実施するとよいでしょう。

精油は単独で使うだけではなく、抗生物質と併用できます。抗生物質を全身投与しながら、局所的に精油を用いれば、たいていの感染症は抗生物質を単独で投与するよりも早く治癒します。

これまでの臨床経験から、アロマセラピー単独療法または抗生物質投与とアロマセラピーの併用療法は、特に次の症状に有効であることがわかっています。

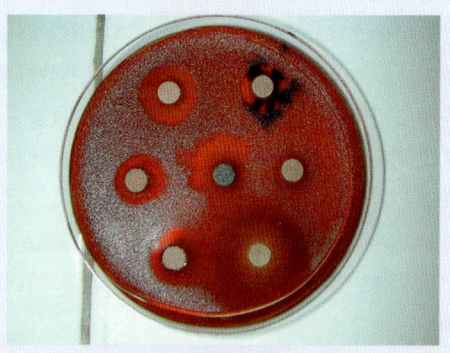

図1.1　アロマトグラム

- 膣感染症
- 尿路感染症
- 副鼻腔炎、咽頭炎など
- 気管支疾患
- にきびなどの皮膚疾患

著者の母国ドイツでは、感染部位から採取した塗沫標本を微生物研究所に送ると、アロマトグラムによって最も有効な精油が判定されます。その結果から精油を選択し、感染部位に応じた剤形（カプセル、溶剤、座薬、クリームなど）で使用します。日本では個人でできる方法も紹介されています。

1.6 精油の用量と用法

ケトンやフェノールをはじめとする数種の成分は、副作用に注意するよう度々呼びかけられているためネガティブな印象が持たれるようになりました。ただし、こうした強い成分を含む精油こそ、正しく用いさえすれば、非常に優れた効能があるのも事実です。「山椒は小粒でもピリリと辛い」といわれるように、少量用いれば効果大です。

ケトンを25～30％も含むペパーミントなどケトン含有率の高い精油や、フェノールを最大55％も含むタイム・チモールなどフェノール含有率の高い精油は、用量を少なくして、長期間用いないようにします。

精油は成分、濃度、患者の皮膚タイプによっては刺激が強すぎるため、例外を除き必ず希釈して用います。希釈にはキャリア物質が必要です。精油は水溶性ではないため、水浴や局所洗浄に用いる際には**乳化剤**が必要となります。乳化剤には化学物質を使ってはいけません。精油と芳香蒸留水または水を乳化させるには、乳脂、脂肪乳、蜂蜜、海塩、ソルボール、蜂蝋が特に適しています。精油の使用法に応じて乳化剤を選択します。

アロマセラピーやアロマケアでは、たいてい少ない用量で精油を使いますが、少量とはいったいどの程度の量をいうのでしょうか。用量はどの単位で表示されるのでしょうか。

この2点を決めるのは精油そのものです。通例、複数の精油を合わせて1％のブレンドを、**生理的用量**といいます。この用量であれば問題が生じることはありません。ただし皮膚を刺激するオイル(モノテルペンフェノールを含有するタイム・チモールオイルなど)や神経毒性のあるオイル(モノテルペンケトンを多量に含むセージオイルなど)は、1％では高すぎるため、必ず0.5％を超えないようにします。

1種類の精油をキャリアオイルで希釈することを**調製**といい、複数の精油を用いることを**ブレンド**といいます。1％のブレンドを作るには、100mlのキャリアオイルに複数の精油を合計1mlまたは20滴混合します。

決まりに従い1％の混合率を守れば、副作用の心配をする必要はまずありません。用量を決める際には、成分についてよく知っておくことが重要です。

精油を使う際には、次の点に注意しましょう。

- **副作用と相互作用**：皮膚の弱い人がフロクマリン含有率の高い精油（ベルガモットオイル、アンジェリカルートオイルなど）を肌に塗布して紫外線に当たると、光毒性皮膚炎が起こることがあります。生理的用量(0.5％)で使ったときの副作用は報告されていません。
- **神経毒性作用／流産誘発作用**：モノテルペンケトン含有率の高い精油（セージオイル、ナナミントオイルなど）には神経毒性があるため(悪心、意識混濁)、高用量で長期間経口摂取してはいけません。また、子宮の筋群を過剰に刺激したり、痙攣を引き起こしたりする可能性もあります（流産誘発性)。生理的用量(0.5％)で外用したときの副作用は報告されていません。
- **アレルギー**：皮膚の発赤は、アレルギー反応であるとは限りません。敏感肌の人やアレルギー体質の人は、精油を使う前に表示されている忍容性テストを必ず実施してください。ただし、これまでの経験から言えば、高品質の精油を使っていればアレルギー反応を恐れる必要はまずありません。
- **起こりうる相互作用**：ホメオパシーではカンファー、ペパーミントティー、カモミールティーは拮抗剤とされています。そのためホメオパスの一部は、ペパーミントオイル、カモミールオイル、カンファー含有率の高いオイルも拮抗すると考えています。ただし、私の長年の実践ではこうした作用を認めたことはなく、他のセラピストからも確認されませんでした。
- **バッチフラワー療法**というのは、精神の苦悩は心に原因があるという考えのもと

で、調和作用のあるフラワーエキスを用いて実施する一種の心身医療です。精油も精神とからだの両方に働きかけることから、バッチフラワー療法と問題なく併用できます。ただし、必ず治療目的が同じ精油とレメディを選択してください。

● **応急処置**：精油が目に入ったときは、水で十分に洗い流します。決して脂肪油で洗浄してはいけません。精油は脂溶性であるため、洗浄に脂肪油を使うと精油が結膜に浸透しやすくなります。

誤飲した場合は、口内をすすいで、水を十分に飲みます。

1.7 ブレンド

いろいろな健康障害に対して、基本ブレンドを作っておくとよいでしょう。基本ブレンドには、毎回作らなくてもよい、様々な形で適用できる、低用量で使える（特に子供に使うときに楽です）、レシピでブレンドされる全精油を1滴単位ですぐに使うことができる、といったメリットがあります。

作る際には、スポイドの付いた茶色の5㎖ガラス小瓶（約100滴）を用意して、この中に精油を入れ、小瓶に内容を記載しておきます。20滴の基本ブレンドは1㎖に相当します。

使用前に行う忍容性テスト

皮膚が敏感な人やアレルギー体質の人は、精油を希釈せずに直接皮膚に塗布してはいけません。精油を安全に使うためには、使用前に必ず、適用するブレンド（1％以下）を肘か上腕の内側に塗布します。強い発赤が見られたら、注意を払う必要があります。

相乗作用

相乗作用とは、選択した精油と選択したキャリア物質が互いに作用を補足、補強、調和することをいいます。ブレンドを作る際には、まず治療目的をはっきりさせ、その目的に見合った精油を決めます。

気管支疾患の治療を目的とするならば、粘液溶解、粘液排出、去痰、消炎、抗菌、抗ウイルス作用のある精油を選ぶ必要があります。オキサイド含有率の高い精油（ローレル、カヤプトなど）、モノテルペン含有率の高い精油（グレープフルーツ、アンジェリカルートなど）、モノテルペノール含有率の高い精油（パルマローザ、ベルガモットミントなど）です。

さらに精神に対する作用も考慮に入れるとよいでしょう。たとえば神経質でストレスの多い人には、緊張緩和作用のあるエステルやセスキテルペンを含有する精油（ベンゾイン、真正ラベンダー、シダーウッド、イランイランなど）をブレンドするのも一策です。

ブレンドについて

ボディオイルのメリットは、選択した精油とキャリア物質が相互に補足、補強し合うという相乗効果が得られることにあります。ブレンドの技術を使えば、個々の人や状況に合わせたブレンドを作れますし、香りもセラピーを受ける人が気に入り、心身に最大の効果をもたらすようアレンジできます。

治療効果の高い精油やブレンドは、必ずしも「健全な」香りでなくても構いません。その人が好む香りでもよいのです。そのために、シトラスフルーツやフラワーオイルなどもブレンドに加えることがあります。

1.8 植物性脂肪油

精油の希釈には、果実や種子からさまざまな方法（抽出・精製、高温圧搾、低温圧搾）によって採取した液体の脂肪油を使います。その中でもコールドプレス法（低温圧搾法）で丁寧に抽出したオイルには、貴重な成分が一番多く残っています。ただし他の方法よりも収穫量が少ないため、この方法で採取された上質のオイルはアロマセラピーに最適ではあるものの、かなり高価です。

植物油や植物油脂の多くには、優れたケア、治療効果を持つ成分が含まれており、セラピー用ブレンドにも好ましい作用をもたらします。

その中でも**浸出油（マサレーションオイル）**は、治療効果の幅を広げる優れたオイルです。浸出油は、オイルに植物の作用物質や香りを移行させたもので、植物の一部を脂肪油に入れて、太陽光の下で数週間漬け込んだもの（セントジョンズワートオイルなど）や、室温で浸出させたもの（バニラ浸出油など）があります。

ブレンドの際には、肌に優しく、香りのきつくない、治療を補助するようなオイルや浸出油を使えば、セラピーの効果を期待できるでしょう。右の表1.2に、セラピーでよく使われる植物油および乳化剤をまとめました。

使用期限

精油も脂肪油も光に敏感に反応します。そのため、遮光性（茶色または紫色）のガラス瓶に保存します。また、オイルは酸素に長くさらされると酸化して使用期限が短くなったり、品質が損なわれたりするため、瓶は必要時のみ開けるようにして、使い終わったらすぐに閉めます。酸素と接触すると細菌が繁殖するおそれのある芳香蒸留水も、オイルと同じように取り扱います。

ローズオイルなど数種の精油は、時間とともに成熟する一方、シトラスオイルなどは使用期限があまり長くなく、1～2年とされています（温度の高い季節は冷蔵庫に保存します）。基本的に、精油は正しく保存していれば、長期間保存できます。製造年や使用期限を表示するメーカーもあります。精油は、品質が低下すると匂いが極端に変わります。

脂肪油やブレンドが、油が腐ったような臭いがし始めたら、酸化したと考えられます。一般的に、脂肪油やブレンドは長く保存できません（メーカーの表示を確認してください）。ただし、ホホバオイルは例外で、何年も保存できます。

1.9 芳香蒸留水

水蒸気蒸留法で精油を採取する際にできる芳香性の水を、**芳香蒸留水**または**フローラルウォーター**といいます。この中には植物の水溶性成分と微量の精油が含まれています。そのため、芳香蒸留水には各精油に似た特性があります。さらに、とりわけ皮膚に優しくケア効果もある上、冷却、収斂、消炎作用のほか、消毒作用もわずかにあります。よく利用される芳香蒸留水を、表1.3にまとめました。

純粋な芳香蒸留水は、スキンケア用として使えるほか、内服もできます。また子供にも問題なく使えます。

表1.2 セラピーでよく使われる植物油および乳化剤

植物油／乳化剤	抽出法	作用	忍容性／備考
ボラージオイル (Borago officinalis)	コールドプレス法で種子から採取	免疫力向上、消炎、止痒、皮膚の代謝促進、細胞再生	忍容性に優れ、特に神経皮膚炎に対して内服するのが効果的。高価な月見草油の代用にできる。
カロフィラム (Calophyllum inophyllum)	コールドプレス法で果実から採取	強い消炎、鎮痛作用、免疫調節、創傷治癒、静脈の血行動態安定、抗凝固作用	忍容性が非常に優れており、どのタイプの皮膚にも使用できる。
ローズヒップオイル (Rosa rubiginos/Rosa musqueta)	コールドプレス法で種子から採取	細胞再生、保湿、強い消炎、創傷治癒作用	忍容性に優れ、どのタイプの皮膚にも使用できる。
ホホバオイル (Simmondsia chinensis)	ホホバという低木になる果実からコールドプレス法によって採取。オイルとはいうものの、実際には無難な匂いのワックスである。	皮膚の湿度を調節するケア効果の高いオイル。	どのタイプの皮膚にも使用できる。
セントジョンズワートオイル (Hypericum perforatum) - 浸出油、通称レッドオイル	オリーブオイルにセントジョンズワートの花を漬けた浸出油	鎮痛、神経鎮静、創傷治癒、消炎、筋肉の緊張緩和、スキンケア	忍容性に非常に優れ、どのタイプの皮膚にも使える。
ココナッツオイル (Cocos nucifereae)	コールドプレス法で新鮮なココナッツから採取	冷却、鎮静、保護、治癒、深部まで作用	忍容性に非常に優れ、どのタイプの皮膚にも使える。特にストレスのかかった皮膚、高齢者および乳児の肌に最適。
スイートアーモンドオイル (Prunus amygdalus var. dulci)	コールドプレス法でスイートアーモンドの種子から採取	刺激緩和、鎮静、ケア	深部まで効果が浸透する非常に優れたマッサージオイル。どのタイプの皮膚にも使用できるが、特に敏感肌（乳児の皮膚など）、乾燥肌に最適。
月見草油 (Oenothera biennis)	コールドプレス法で種子から採取	免疫力向上、消炎、止痒、細胞再生	忍容性に非常に優れ、どのタイプの皮膚にも使用できる。特に神経皮膚炎患者に最適。
オリーブオイル (Oleo europaea)	コールドプレス法で果肉から採取	血行促進、加温、鎮痛、スキンケア、細胞再生	忍容性に非常に優れ、どのタイプの皮膚にも使える。
ヒッポファエオイル (Hippophae rhamnoides)	コールドプレス法で果肉から採取	高い酸化防止、細胞再生、創傷治癒作用	忍容性に非常に優れ、どのタイプの皮膚にも使用できる。
セサミオイル (Sesamum indicum)	コールドプレス法で種子から採取	代謝活性化、解毒、養分補給、加温、フリーラジカル抑制	荒れた皮膚、油脂の多い皮膚、敏感で弱い皮膚などに特に適している。老化を防ぐ。
シアバター／カリテバター (Butyrospermum parkii)	コールドプレス法で実から採取	皮膚再生、皮膚の角質化を調整して柔軟にする、体温調節（低温時にからだを温めて、高温時にからだを冷却）	どのタイプの皮膚にも使用できる。特に乳児のケアに最適。
ソルボール196®：アルコールや化学溶剤を使用していない植物性乳化剤（成分は水、グリセリン、脂肪酸、サンフラワーオイルのトリグリセリド、大豆レシチン、蜜蝋、蜂蝋、ローズマリーエキス、ビタミンE）		内服または皮膚に塗布	どのタイプの皮膚にも使用できる。基本的に使用法を選ばないが、マッサージには適さない。
プロポリスチンキ	蜜蜂が集めた樹脂と自らの酵素を混合させて作るプロポリスをエチルアルコールで抽出	免疫機能促進、滅菌、消毒	マウスウォッシュ（うがい液）や湿布用の乳化剤として最適。

1.10 アロマセラピー実践に際しての注意事項

最後に、精油を効果的に使用するために知っておくべき基礎知識を挙げておきます。
- 採油植物の正しい学術名
- 化学組成とケモタイプ基礎知識
- 副作用に対する予防措置の実践

表1.3　よく利用される芳香蒸留水

芳香蒸留水	作用
ラベンダーウォーター	抗菌、皮膚の収斂
イモーテル（ヘリクリサム）ウォーター	うっ血減少、抗菌、スキンケア、鎮静
メリッサウォーター	抗ウイルス、抗菌、止痒
マートルウォーター	消炎、スキンケア、軽い鎮痛、防臭
ネロリウォーター	スキンケア、皮膚の弾力回復、皮膚の鎮静
ペパーミントウォーター	スキンケア、冷却、消炎、止痒
ローズウォーター	抗ウイルス、抗菌、抗アレルギー、止痒、消炎、創傷治癒

- 正しい用量と用法を選ぶ
- 使用時の心身の状態に注意を払う

1.11 マインドマップを使ったアロマセラピー

　マインドマップは、記憶や思考の図表を意味する英語の概念です。この思考マップのコンセプトは、英国の心理学者トニー・ブザンが考え出したものです。ブザンは1970年代に、脳の研究で得られた科学知識を基に、左右の大脳半球はそれぞれ異なる役割を担う、すなわち左脳は分析と論理的思考に携わり、右脳は創造的な作業に携わるという脳半球の理論を打ち立てました。マインドマップはこの理論を利用したもので、最も重要な概念にキーワードや下位概念を連想的、創造的に結び付けていき、1つのテーマ全体を図で表します。スタート地点は最も重要なテーマとし、これをシートの中央に記入します。重要テーマを「精神」とした例で説明しましょう。この「精神」を出発点として、ここから連想される概念、たとえば「全身的な神経過敏」「無力症」「不安」などをすべて書き出します。その際、「精神」から各下位概念に向かって線を引きます。さらにこうした各下位概念から線を伸ばし、その症状を治療できる精油を書き出します。本書では、採油植物に早く慣れていただけるよう、障害や症状から線を伸ばして適用できる植物を記載し、クモの巣状のマインドマップを作りました。

1.12 記号の意味（凡例）

- 🜨 アロマランプ用
- 🖐 マッサージ用
- 🜔 吸引用
- ◉ 内服用
- ◎ 外用
- 🛁 入浴剤（全身浴、足浴）用

2　精神障害

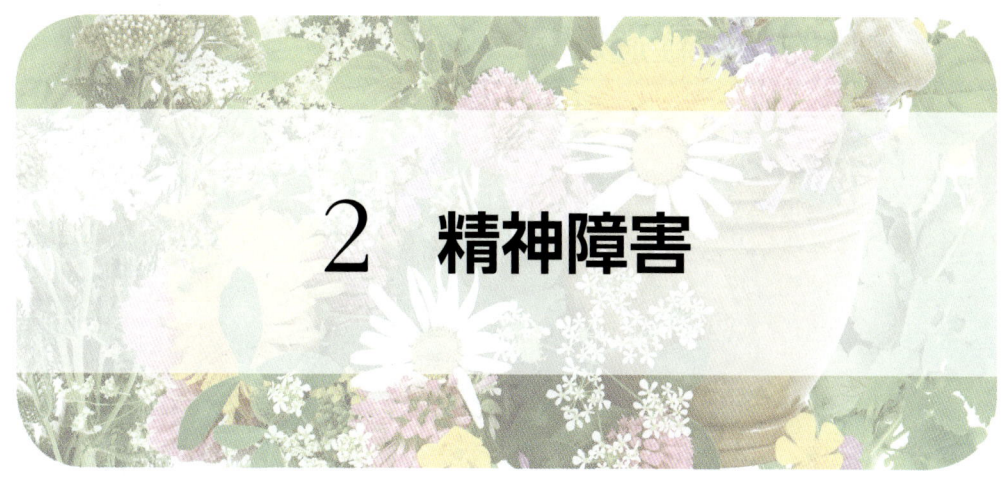

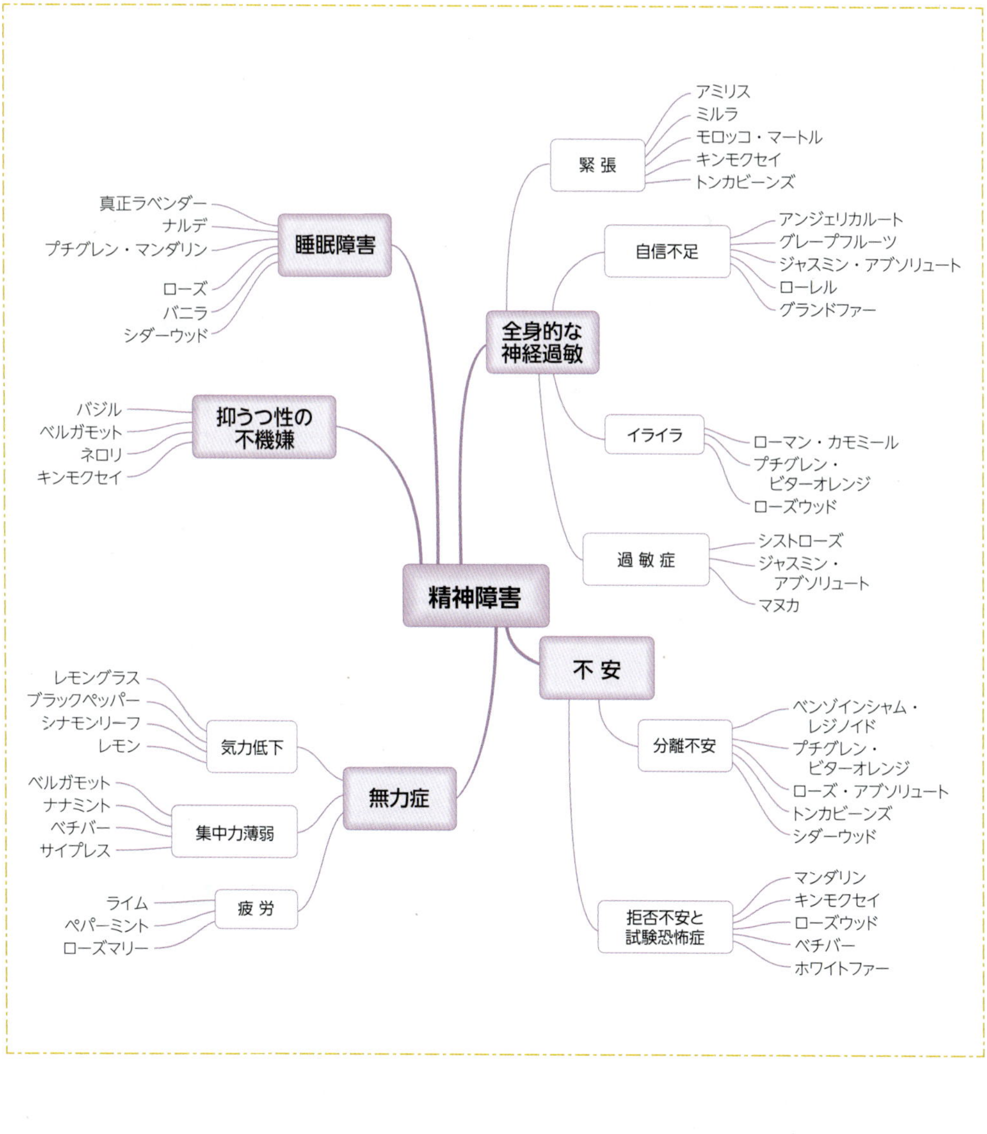

```
                                            アミリス
                                            ミルラ
                                   緊張 ─── モロッコ・マートル
                                            キンモクセイ
                                            トンカビーンズ

                                            アンジェリカルート
         真正ラベンダー                       グレープフルーツ
           ナルデ                    自信不足 ─ジャスミン・アブソリュート
      プチグレン・マンダリン  睡眠障害              ローレル
           ローズ                               グランドファー
           バニラ              全身的な
         シダーウッド           神経過敏
                                             ローマン・カモミール
                                   イライラ ── プチグレン・
        バジル    抑うつ性の                    ビターオレンジ
       ベルガモット  不機嫌                      ローズウッド
        ネロリ
       キンモクセイ                             シストローズ
                                   過敏症 ── ジャスミン・
                         精神障害                アブソリュート
                                               マヌカ

                                    不 安

                                              ベンゾインシャム・
      レモングラス                                 レジノイド
     ブラックペッパー               分離不安 ──── プチグレン・
     シナモンリーフ                               ビターオレンジ
        レモン    気力低下                        ローズ・アブソリュート
                       無力症                   トンカビーンズ
      ベルガモット                               シダーウッド
       ナナミント
        ベチバー   集中力薄弱                      マンダリン
       サイプレス                               キンモクセイ
                           拒否不安と ─────── ローズウッド
        ライム                試験恐怖症           ベチバー
       ペパーミント  疲 労                         ホワイトファー
       ローズマリー
```

2.1 全身的な神経過敏

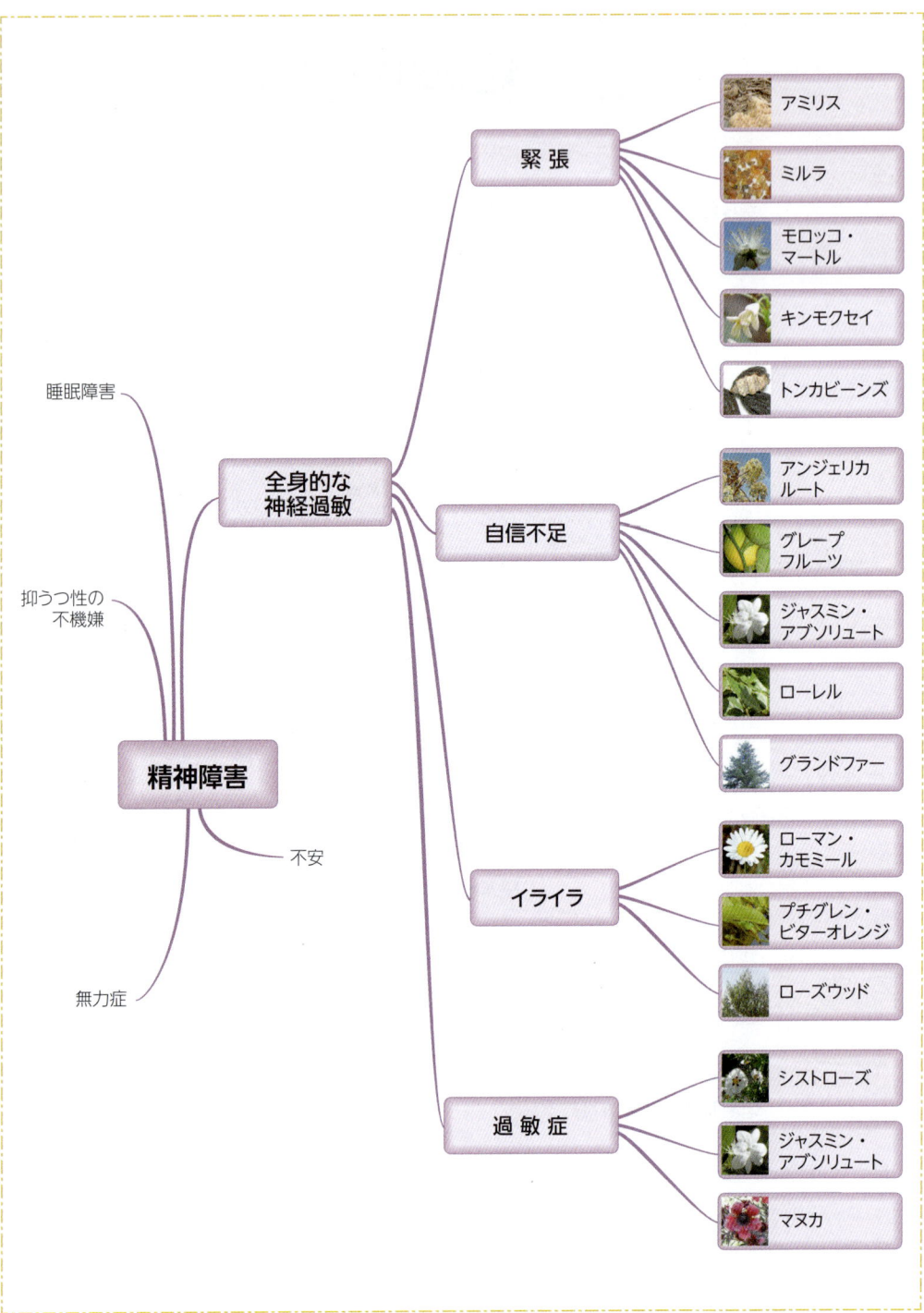

緊張

アミリス (Amyris balsamifera L.)

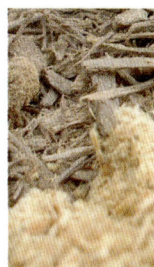

アミリスの木は、「西インド諸島のサンダルウッド」とも呼ばれています。この木から抽出される精油は優しいウッディ系の香りを特徴とし、心を安らかにして落ち着かせ、バランスを整えます。
からだに対する作用：バランス調整、調和、ストレス解消
代用できる精油：サンダルウッド

ミルラ (没薬) (Commiphora myrrha Nees syn. Commiphora molmol)

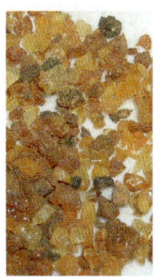

エキゾチックでスパイシーな香りを持つミルラオイルは、わずかな量で十分に心を癒して、神経系の働きを安定させます。
からだに対する作用：ホルモンのバランス調整
心と精神に対する作用：精神安定、穏やかな気分高揚作用
代用できる精油：バージニアジュニパー

モロッコ・マートル (Myrtus communis L. CT Myrtenylacetat)

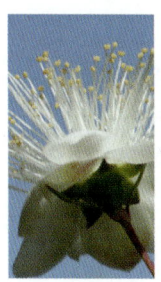

モロッコ産のマートルオイルは、緊張緩和作用のあるエステル、活性化作用のあるオキサイド、強壮作用のあるモノテルペンなどの含有率の高いことを特徴とし、心身の不調和を解消して、神経系を強くします。
からだに対する作用：鎮痙
心と精神に対する作用：緊張緩和、バランス調整
代用できる精油：カルダモン

キンモクセイ (Osmanthus fragrans)

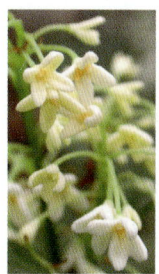

2首の古典漢詩で詠われているように、キンモクセイの香りは、魂と心を充実させて、せきたてられることなく微笑みながら聡明になる手助けとなります。
からだに対する作用：バランス調整、気分高揚、体調安定
代用できる精油：ジャスミン

トンカビーンズ (Dipteryx odorata Wild)

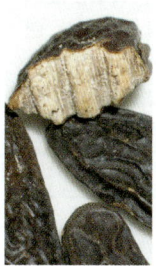

トンカビーンズはアーモンドに似た暖かでスパイシーな香りがします。嗅げば安心感を覚え、身を任せたいようなゆったりとした気分になることでしょう。
からだに対する作用：強い痙攣抑制作用、緊張緩和、加温
心と精神に対する作用：気分爽快、バランス調整、活力向上
代用できる精油：バニラ、ベンゾイン・シャム

基本ブレンド (5mℓ)

ベルガモット　0.5mℓ
アミリス　1.0mℓ
モロッコ・マートル　1.5mℓ
キンモクセイ　0.5mℓ
ミルラ　0.5mℓ
トンカビーンズ　1.0mℓ

- 基本ブレンド6滴
- 基本ブレンド10滴をスイートアーモンドオイル50mℓに加えます。
- 全身浴：基本ブレンド10滴を生クリーム半カップに加えます。

自信不足

アンジェリカルート
(Angelica archangelica L.)

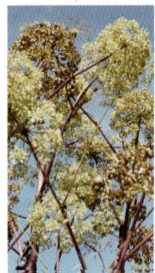

アンジェリカオイルは、不安になりがちな人に拠りどころと力を与えます。このオイルの優れた効果を利用すれば、重要な時にもっと大きな自信を持つことができるようになるでしょう。
心と精神に対する作用：自信回復、精神安定

> **注意**
> アンジェリカオイルはフロクマリン含有率が高いため、皮膚が光に敏感に反応するようになり、使用後に紫外線に当たると光毒性皮膚炎が現われることがあります。生理的用量（成人では1％未満、幼児では0.5％未満）による副作用は報告されていません。

グレープフルーツ
(Citrus paradisi Macfayden)

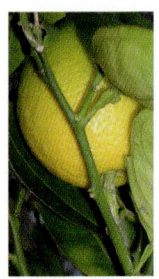

グレープフルーツオイルは不安な人の気持ちを明るく軽快にさせる効果があり、物事を再びポジティブに受け止められるようにします。
からだに対する作用：痙攣抑制、活力向上
心と精神に対する作用：気分爽快、気分高揚
代用できる精油：シトラスオイル全種

> **注意**
> 皮膚の弱い人は高用量（1％以上）で用いると、皮膚が刺激されることがあります。フロクマリンが微量含まれていますが、生理的用量で用いれば日光過敏症が現われることはありません。

ジャスミン・アブソリュート
(Jasminum grandiflorum L.)

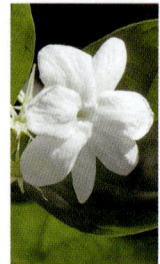

インドとアラビア諸国では既に知られているように、ジャスミンの催淫な香りは不安を解消しに自信を回復させるなど、感情面に特に大きな影響を与えます。
心と精神に対する作用：気分爽快、不安解消
代用できる精油：イランイラン・コンプリート、エクストラ

> **注意**
> 濃度が高いと、人によっては感覚が麻痺したり吐き気をもよおしたりすることがあるため、低用量で使うようにします。

ローレル (Laurus nobilis L.)

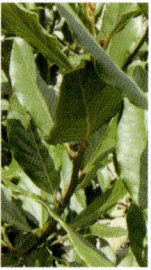

古代、月桂冠は、まさしく強い精神と肉体の象徴でした。ローレルオイルの暖かで強い香りは、自分自身に疑念を持つ人に強い精神力を与えます。
心と精神に対する作用：精神力向上、活力向上、バランス調整
代用できる精油：カルダモン、モロッコ・マートル

グランドファー (Abies grandis L.)

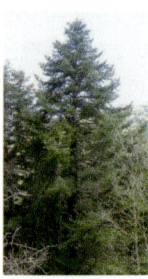

予想外にマイルドで、森林の中にいるようでもありフルーティーでもある新鮮な香りのするオイルです。堂々としたモミの木のように穏やかな作用で立ち直る力を与え、自分自身を偉大で強い人間であると思わせます。
心と精神に対する作用：元気回復、気分爽快、不安解消
代用できる精油：ホワイトファー、シダーウッド、サイプレス

ボディオイル用ブレンド

グレープフルーツ　3滴
ジャスミン　1滴
ローレル　3滴
グランドファー　2滴
アンジェリカ　1滴
以上の精油をスイートアーモンドオイル50mlに加えます。

イライラ

ローマン・カモミール
(Chamaemelum nobile L.)

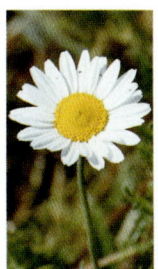

ローマン・カモミールから採れる精油の主成分は長鎖エステルで、緊張緩和作用に非常に優れています。非常に高価ですが、少量でも十分に効果が見込めます。
からだに対する作用：強い鎮痙作用、緊張緩和
心と精神に対する作用：強い鎮静作用、ストレス解消、抗うつ
代用できる精油：ベルガモット、ベンゾインシャム

プチグレン・ビターオレンジ *(Citrus aurantium L. ssp. Amara var pumilia)*

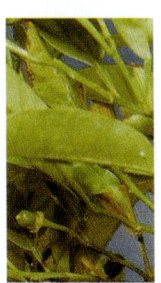

プチグレン・ビターオレンジオイルは精神に対する作用に優れ、苛立った神経を落ち着かせます。その一方で悲しいときや無気力なときには活力を向上させます。
からだに対する作用：緊張緩和、痙攣抑制
心と精神に対する作用：バランス調整、精神力向上、気分爽快
代用できる精油：ベルガモットミント

ローズウッド *(Aniba parviflora Mez. syn. Aniba rosaeodora)*

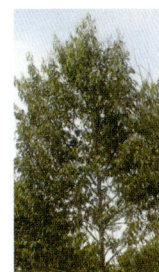

ローズウッドオイルは肌に優しく、非常に柔らかな香りがします。過剰なストレスホルモンの産生を抑える作用があるため、精神的な負担が大きいときに有効です。
からだに対する作用：神経強壮
心と精神に対する作用：緊張緩和、バランス調整

基本ブレンド（5ml）

プチグレン・ビターオレンジ　1.5ml
ベルガモット　1.0ml
ローマン・カモミール　0.5ml
ローズウッド　2.0ml

- 基本ブレンド5滴
- 腹部マッサージ：基本ブレンド6滴をスイートアーモンドオイル30mlに加えます。
- 全身浴：基本ブレンド8滴を生クリーム半カップに加えます。

過敏症

シストローズ (Cistus ladaniferus L.)

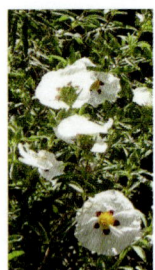

ヒダの寄った繊細なシストローズの花びらを見るだけで、「くちゃくちゃになった心」に働きかけるというその精油の効果を想像できそうですね。シストローズオイルは、希釈してはじめてバルサム系の香りを放出し、嗅ぐ人の心を温めます。

からだに対する作用：痙攣抑制
心と精神に対する作用：バランス調整、気分爽快、精神力向上
代用できる精油：ネロリ

ジャスミン・アブソリュート (Jasminum grandiflorum L.)

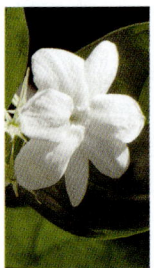

高価なジャスミンオイルの香りは、独特の作用で、もちろん女性だけではなく男性の感情にも影響を与え、不安を取り除き、陽気な気分にしてくれます。

からだに対する作用：痙攣抑制
心と精神に対する作用：気分爽快、調和
代用できる精油：イランイラン・コンプリート、イランイラン・エクストラ、ローズ・アブソリュート

> **注意**
> 濃度が高いと感覚が麻痺したり吐き気をもよおしたりする人もいるため、低用量で使用します。

マヌカ (Leptospermum scoparium)

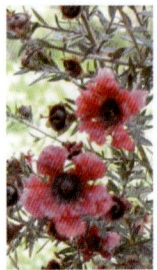

低く頑丈なマヌカの木の力強さが示すように、精油も皮膚や神経系が刺激を受けると過剰に反応する「敏感な」人を保護する効果があります。

からだに対する作用：抗アレルギー、皮膚再生
心と精神に対する作用：精神安定、神経強壮、神経保護、元気回復
代用できる精油：シダーウッド、パチュリー

ボディオイル用ブレンド

オレンジ　2滴
ネロリ　3滴
ジャスミン　1滴
シストローズ　3滴
マヌカ　4滴

以上の精油をスイートアーモンドオイル50mlに加えます。

2.2 不安

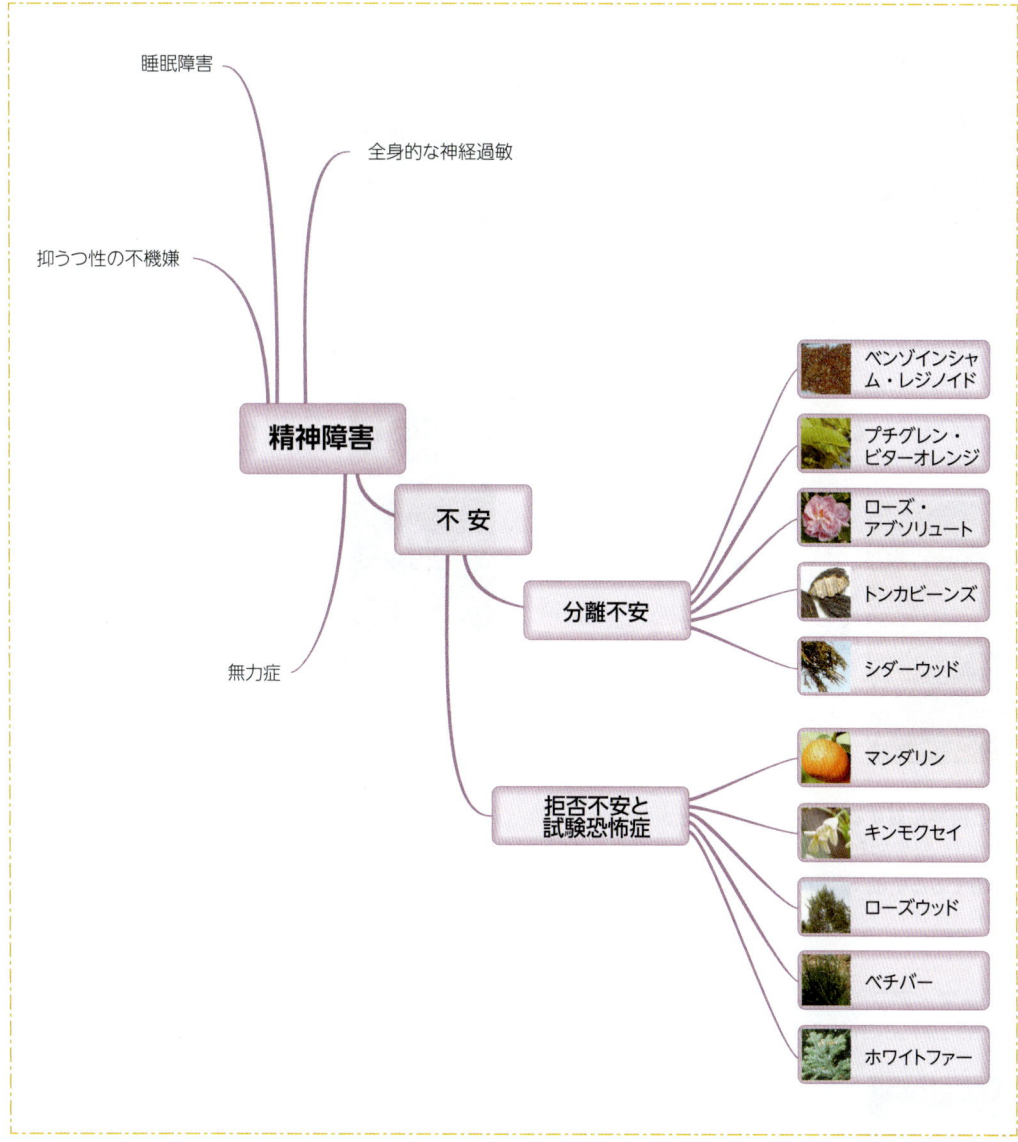

分離不安

ベンゾインシャム・レジノイド
(Styrax tonkinensis)

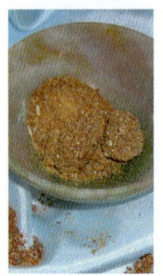

ベンゾインは肌に良いだけではなく、魂にも働きかけます。ベンゾインオイルの癒し系の香りを嗅げば安心感と安定感が得られることでしょう。
からだに対する作用：バランス調整
心と精神に対する作用：緊張緩和、不安解消
代用できる精油：バニラ

プチグレン・ビターオレンジ
(Citrus aurantium L. ssp. amara var. pumilia)

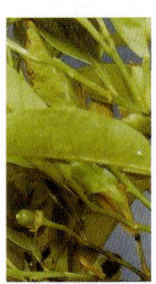

このオイルは希釈してはじめて甘いウッディ系とフローラル系が調和した香りを放ちます。成分の大部分は微量成分で、精神に対する強い効果があり、たとえば不安を解消したり勇気を与えたりします。
からだに対する作用：緊張緩和、バランス調整
心と精神に対する作用：精神力向上、強い気分爽快作用、緊張緩和
代用できる精油：ネロリ、ベルガモット、真正ラベンダー

ローズ・アブソリュート
(Rosa damascena P. Miller)

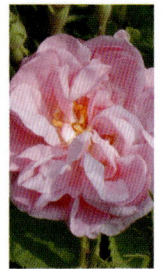

溶剤抽出法で花弁から得られ、軽い陶酔作用があります。その優雅で心地よい香りを嗅げば、変化に対する不安が解消されることでしょう。
心と精神に対する作用：強い気分爽快作用、陶酔
代用できる精油：ローズ、キンモクセイ

トンカビーンズ (Dipteryx odorata Wild)

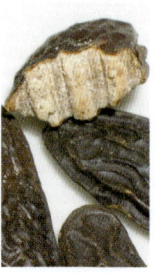

クマリン（フロクマリンではなく日光過敏性ではないα-ベンゾピロン）の含有率が高いことで、この成分が中枢神経系に働きかけて緊張を有効に緩和します。
心と精神に対する作用：気分爽快、不安解消、バランス調整、活力向上

シダーウッド (Cedrus atlantica Manet)

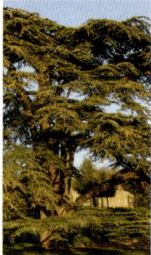

深刻な事態に直面したときに有効です。霊的な力を意味するシダーから採れるオイルは、困難なときに大きな自信を付けさせ、新しい道に進む勇気を与えてくれます。
心と精神に対する作用：精神力向上、不安解消、気分爽快

> **注意**
> 純正のシダーウッドオイルにはモノテルペンケトンではなく、問題のないセスキテルペンケトンが含まれます。ニオイヒバ属と混同しないように、正式なラテン語学術名を確認しましょう。

基本ブレンド (5mℓ)

グレープフルーツ　0.5mℓ
プチグレン・ビターオレンジ　0.5mℓ
ローズ・アブソリュート　5滴
トンカビーンズ　1mℓ
ベンゾイン　2mℓ
シダーウッド　1mℓ

- 基本ブレンド5〜7滴
- 基本ブレンド10滴をスイートアーモンドオイル50mℓに加えます。
- 全身浴：基本ブレンド8滴を生クリーム半カップに加えます。

拒否不安と試験恐怖症

マンダリン(Citrus reticulata Blanco)

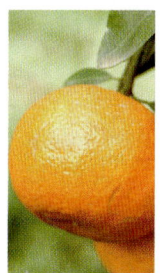

穏やかで優しく甘いフルーティなマンダリンの香りを嗅げば、すぐにホッとして明るい気分になれます。また刺激作用があるほか、緊張時に自信を与えます。
からだに対する作用: 活力向上
心と精神に対する作用: 気分爽快、不安解消
代用できる精油: シトラスオイル全種

キンモクセイ(Osmanthus fragrans)

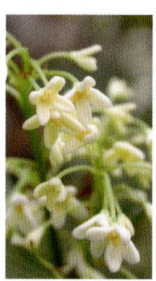

キンモクセイから採れる精油の香りは、甘くフルーティで、スミレに似ています。創造力を豊かにし、インスピレーションを与えるため、精神的負担が大きいときに理想的です。
心と精神に対する作用: 不安解消、精神安定、精神刺激
代用できる精油: イランイラン・コンプリート

ローズウッド
(Aniba parviflora Mez. syn. Aniba rosaeodora)

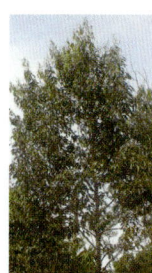

穏やかなローズウッドオイルは非常に柔らかな香りがして、特に感情的になったときに、ストレスホルモンの産生を抑制する効果があります。
からだに対する作用: 神経強壮
心と精神に対する作用: 緊張緩和、バランス調整

ベチバー(Vetiveria zizanoides Nash)

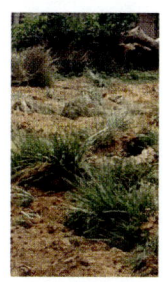

少しカビが生えたような深い香りのするベチバーオイルを嗅ぐと、母親に保護されているような感じを覚えます。不安な人は自信を取り戻すことができるでしょう。
心と精神に対する作用: 自信回復、気持ちの調整、神経鎮静
代用できる精油: ナルデ、バージニアジュニパー

ホワイトファー(Abies alba Mill.)

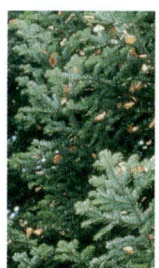

昔からホワイトファーは力と希望のシンボルとされています。その精油の香りは非常にフレッシュで、気分を爽快にし、思考を明快にします。
心と精神に対する作用: 元気回復、思考明快
代用できる精油: グランドファー、シダーウッド

ブレンド

マンダリン　4滴
キンモクセイ　1滴
ローズウッド　2滴
ホワイトファー　2滴
ベチバー　1滴

- ブレンド1滴をハンカチの上に落とすか、小瓶に入れて嗅ぎます。
- 基本ブレンド全量を使います。
- 基本ブレンド全量をスイートアーモンドオイル50mlに加えます。

2.3 無力症

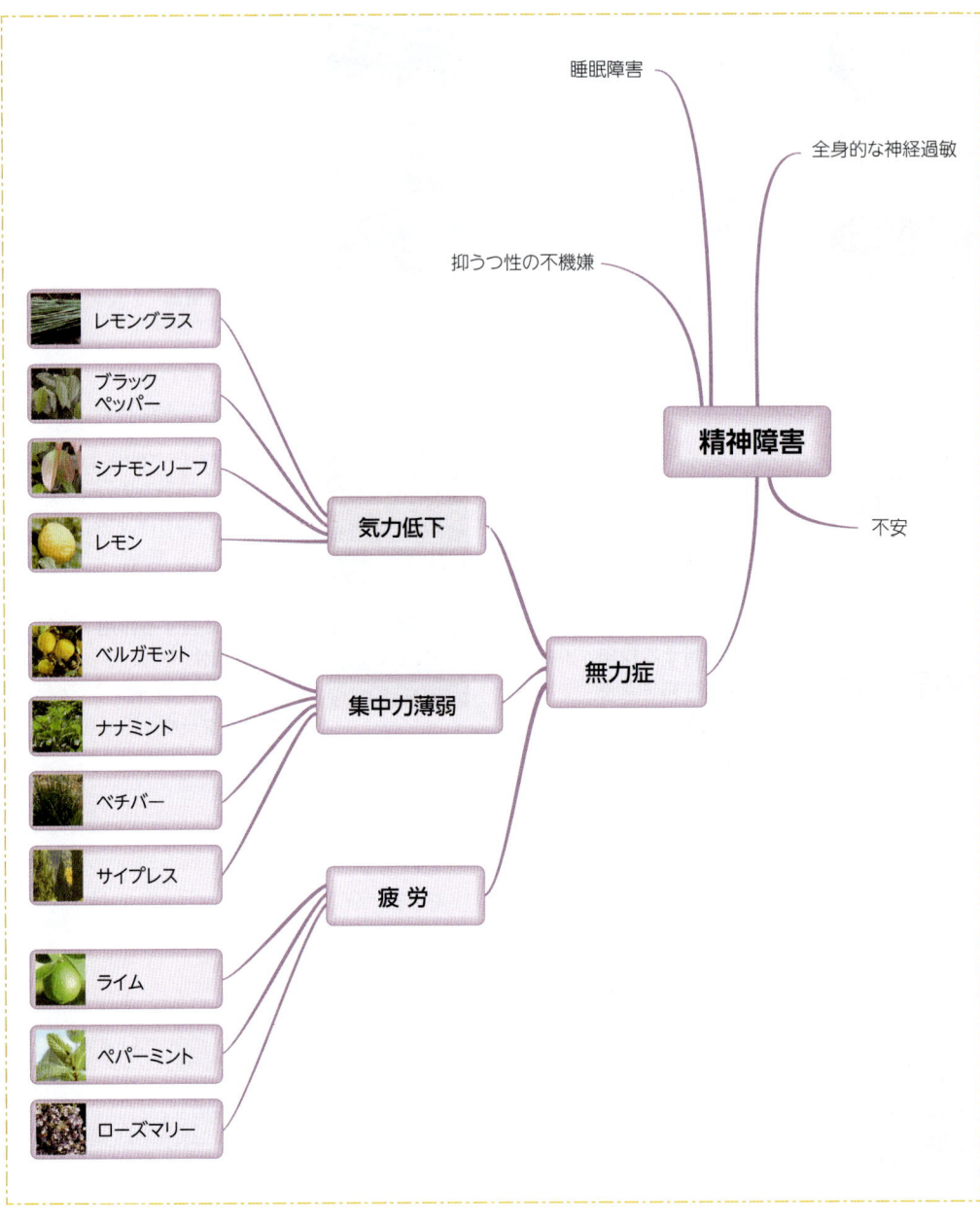

気力低下

レモングラス (Cymbopogon flexuosus)

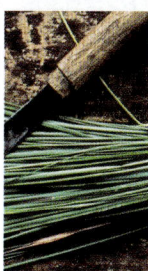

主成分であるシトラールとリモネンは、特に活性化作用に優れており、意欲が回復し、生きる力がみなぎるようになります。
からだに対する作用：活性化
心と精神に対する作用：リフレッシュ、活力向上
代用できる精油：リツェアクベバ、シトラスオイル全種

> **注意**
> 敏感肌、乾燥肌、ストレスを受けた肌、乳児および幼児には刺激が強すぎます。ただし生理的用量による副作用は報告されていません。

ブラックペッパー (Piper nigrum L.)

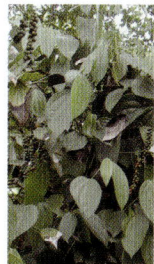

実に含まれる辛いパパリンはオイルには含まれておらず、穏やかでどのタイプの皮膚にも使えます。大きな負担がかかり活力が低下し無気力状態のときに、元気を回復させます。
からだに対する作用：血行促進、活力向上
心と精神に対する作用：気分爽快、精神力強化
代用できる精油：グリーンペッパー、シャクナゲ

シナモンリーフ (Cinnamomum ceylanicum Blume syn. Cinnamomum verum)

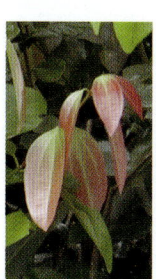

シナモンリーフオイルには皮膚と筋肉だけでなく精神を活性化して温めます。
からだに対する作用：血行促進、強壮
心と精神に対する作用：活力向上、気分高揚、精神力向上
代用できる精油：クローブリーフ、クローブフラワー、シナモンバーク

> **注意**
> シナモンリーフオイルは濃度が高いと皮膚と粘膜を刺激しますが、低用量（0.5％未満）であれば問題はありません。子宮収縮作用があるため、妊娠中は使う量を極力減らします。ボディオイル用ブレンドに1～2滴加える程度であれば問題ないでしょう。乳児と幼児には適していません。

レモン (Citrus limon L.)

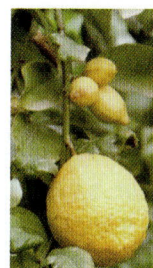

レモンの香りはわずかな量で心をリフレッシュしてくれます。レモンオイルはその上、心のバランスを調整し、創造力も向上させます。
心と精神に対する作用：気分爽快、活性化
代用できる精油：シトラスオイル全種

> **注意**
> レモンオイルには微量ですがフロクマリンが含まれています（1.5％未満）。高用量で用いて日光に当たると、光毒性皮膚炎が現われることがあります。生理的用量（0.5～1％）による副作用は報告されていません。

ブレンド

レモングラス　2滴
レモン　3滴
ブラックペッパー　3滴
シナモンバーク　2滴

- ブレンドを5～6滴使います。
- ブレンド全量をホホバオイル50mlに加えます。

集中力薄弱

ベルガモット
(Citrus bergamia Risso & Poiteau)

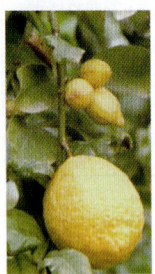

過度の緊張で集中力が低下しているときには、ベルガモットオイルが非常に有効です。さらに快適でフレッシュな香りが、多くのブレンドに爽快な趣を加えます。
からだに対する作用：痙攣抑制
心と精神に対する作用：精神の高揚と鎮静、気分爽快
代用できる精油：真正ラベンダー、ベルガモットミント、マンダリン、ライム

> **注意**
> フロクマリンが含まれているため、皮膚が光に敏感に反応するようになり、紫外線に当たると光毒性皮膚炎が起こることもあります。生理的用量（成人で0.5％未満、幼児で0.1％未満）による副作用は報告されていません。最近ではフロクマリンを含まないベルガモットオイルも販売されています。

ナナミント *(Mentha viridis var. nanah)*

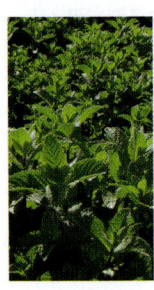

ナナミントの精油には、精神を刺激して注意力と認識力を向上させるという優れた作用があります。そのため集中力が低下しているときにも有効で、新鮮な気持ちで思考できるようになるでしょう。
からだに対する作用：血行増進
心と精神に対する作用：活力向上、頭脳明晰、集中力向上
代用できる精油：セージ、スパイクラベンダー

> **注意**
> 神経毒性を誘発するモノテルペンケトン含有率が高いため（50～60％）、高用量で長期間用いないこと。生理的用量（1％）による副作用は報告されていません。乳児と幼児には適していません。

ベチバー *(Vetiveria zizanoides Nash)*

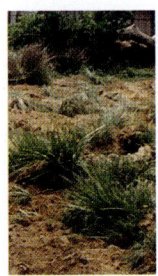

ベチバーの精油は、非常に強く抵抗力のある根から抽出されます。考えに集中できないときなどは、この精油が効果的です。
心と精神に対する作用：心の安定化、バランス調整、神経鎮静
代用できる精油：ナルデ

サイプレス *(Cupressus sempervirens L.)*

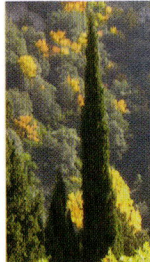

サイプレスオイルは、注意が散漫しているときに使うと、その問題を解消し、大事なことに集中できるようになります。
心と精神に対する作用：集中力向上、精神構造の健全化、バランス調整
代用できる精油：ホワイトファー、グランドファー

ブレンド

ベルガモット　5滴
ナナミント　3滴
ベチバー　1滴
サイプレス　1滴

　ブレンド全量を使います。

2.3 無力症

疲労

ライム *(Citrus medica L.)*

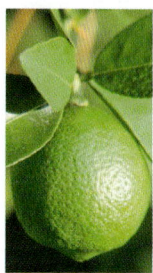

レモンの「緑色をした妹」であるライムは、他とは違う非常に特別の香りがし、模倣するのはほとんど不可能です。快活でピリッと爽やかな趣のあるライムの香りを嗅げば、グレーな気持ちが明るく快活になることでしょう。
からだに対する作用：血行促進
心と精神に対する作用：活気づけ、気分爽快
代用できる精油：シトラスオイル全種

ペパーミント *(Mentha piperita L.)*

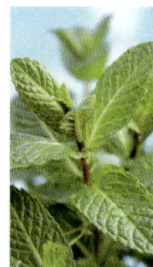

ペパーミントオイルは頭脳を明晰にし、心をリフレッシュさせます。小瓶に入ったオイルを嗅ぐだけで、生命力がみなぎってきます。
からだに対する作用：血行促進
心と精神に対する作用：リフレッシュ、頭脳明晰

> **注 意**
> 冷却作用があるため入浴剤には適していません。1〜2滴でも十分すぎるほどです。声門痙攣を誘発するおそれがあるため、3歳までの小児の顔面には使用しないこと。妊娠中は内服してはいけません。

ローズマリー CT 1,8-シネオール
(Rosmarinus officinalis L. CT 1,8-Cineol)

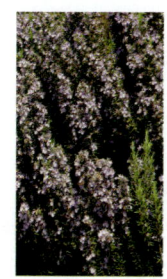

ローズマリー・シネオールは活性化作用のある代表的なオイルです。興奮作用の非常に強いオイルで、なかなかやる気の起こらない人に最適です。
からだに対する作用：血行促進、循環器刺激
心と精神に対する作用：強壮
代用できる精油：タイム・マストキナ

> **注 意**
> ローズマリーオイルは刺激が強く、入浴剤に混ぜるとお湯の温かさで作用が増強されるため、高血圧の人には使わないようにします。

> **基本ブレンド**
>
> ライム　3.0mℓ
> ペパーミント　0.5mℓ
> ローズマリー・シネオール　2.0mℓ
>
> ◎ 応急処置：ハンカチの上や小瓶に基本ブレンドを1滴落とします。
> ◎ 基本ブレンド7滴
> ◎ 基本ブレンド10滴をホホバオイル50mℓに加えます。
> ◎ フットバス：基本ブレンド3滴を海塩小さじ1杯に加えます。

2.4 抑うつ性の不機嫌

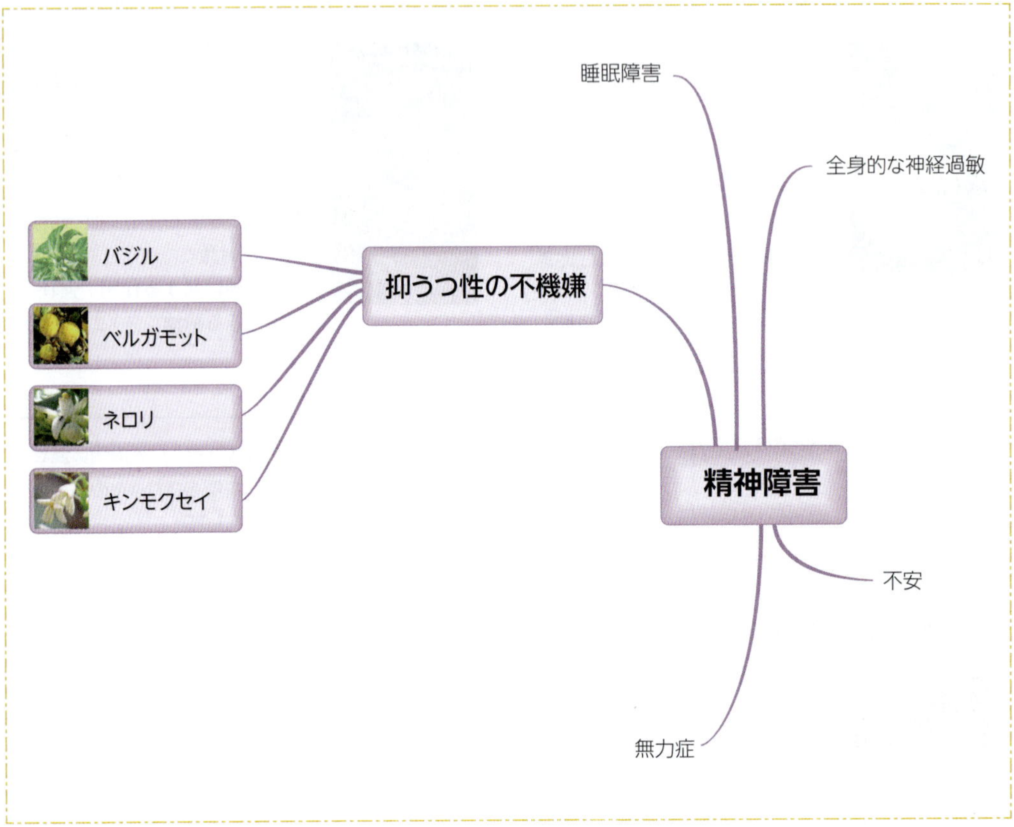

```
                          睡眠障害

                          全身的な神経過敏

  バジル ─┐
  ベルガモット ─┤ 抑うつ性の不機嫌
  ネロリ ─┤
  キンモクセイ ─┘
                    │
                    │
                 精神障害

                          不安

                          無力症
```

バジル *(Ocimum basilikum L. CT Linalool)*

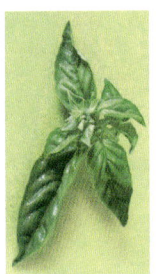

バジルという名称は、「王」を意味するギリシャ語に由来しています。精神的に落ち込んでいるときに、緊張を緩和して元気を回復させます。甘いバジルオイルの香りが「魂のバルサム」とも呼ばれるのも不思議ではありません。
からだに対する作用：鎮静
心と精神に対する作用：元気回復、緊張緩和、神経強壮
代用できる精油：タラゴン、アニスシード、スイートフェンネル

ベルガモット
(Citrus bergamia Risso & Poiteau)

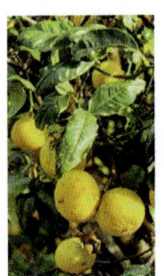

ベルガモットオイルは、シトラスオイルの中の「宝石」とされています。その香りを嗅げば元気が回復し、不安や抑うつ性の不機嫌状態のときや、冬にうつ病様の症状が出たときに役に立ちます。
からだに対する作用：痙攣抑制
心と精神に対する作用：精神の高揚と鎮静、不安解消、気分爽快
代用できる精油：マンダリン

2.4 抑うつ性の不機嫌

> **注意**
> ベルガモットオイルにはフロクマリンが含まれており、皮膚が光に敏感に反応するようになるため、紫外線に当たると光毒性皮膚炎が現われることがあります。生理的用量（成人で0.5％未満、幼児で0.1％未満）による副作用は報告されていません。最近ではフロクマリンを含まないベルガモットオイルも市販されています。

ブレンド

ベルガモット　4滴
バジル　2滴
ネロリ　3滴
キンモクセイ　1滴

- ベルガモット4滴、バジル1滴、ネロリ1滴、キンモクセイ1滴
- ブレンド全量をスイートアーモンドオイル50mℓに加えます。
- 緊張を緩和したいときの全身浴用入浴剤：ブレンド全量を生クリーム半カップに加えます。

ネロリ (Citrus aurantium L. ssp. amara)

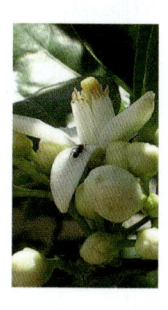

ネロリオイルには非常に高い鎮静作用があるため、ショックなどで心的外傷を受けて生じた不安を解消するのに最適です。
からだに対する作用：エネルギーバランスの調整
心と精神に対する作用：鎮静、気分爽快、緊張緩和
代用できる精油：プチグレン・ビターオレンジ

キンモクセイ (Osmanthus fragrans)

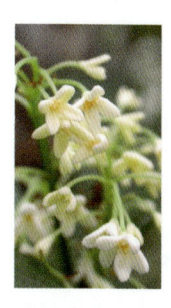

キンモクセイオイルは、非常に魅惑的な花の香りがして、嗅ぐと生きる力や活力がよみがえります。また多くの神経伝達物質に働きかけてバランスを調整することで、精神を強くします。
心と精神に対する作用：不安解消、気分高揚、精神安定
代用できる精油：ジャスミン、ローズ・アブソリュート

2.5 睡眠障害

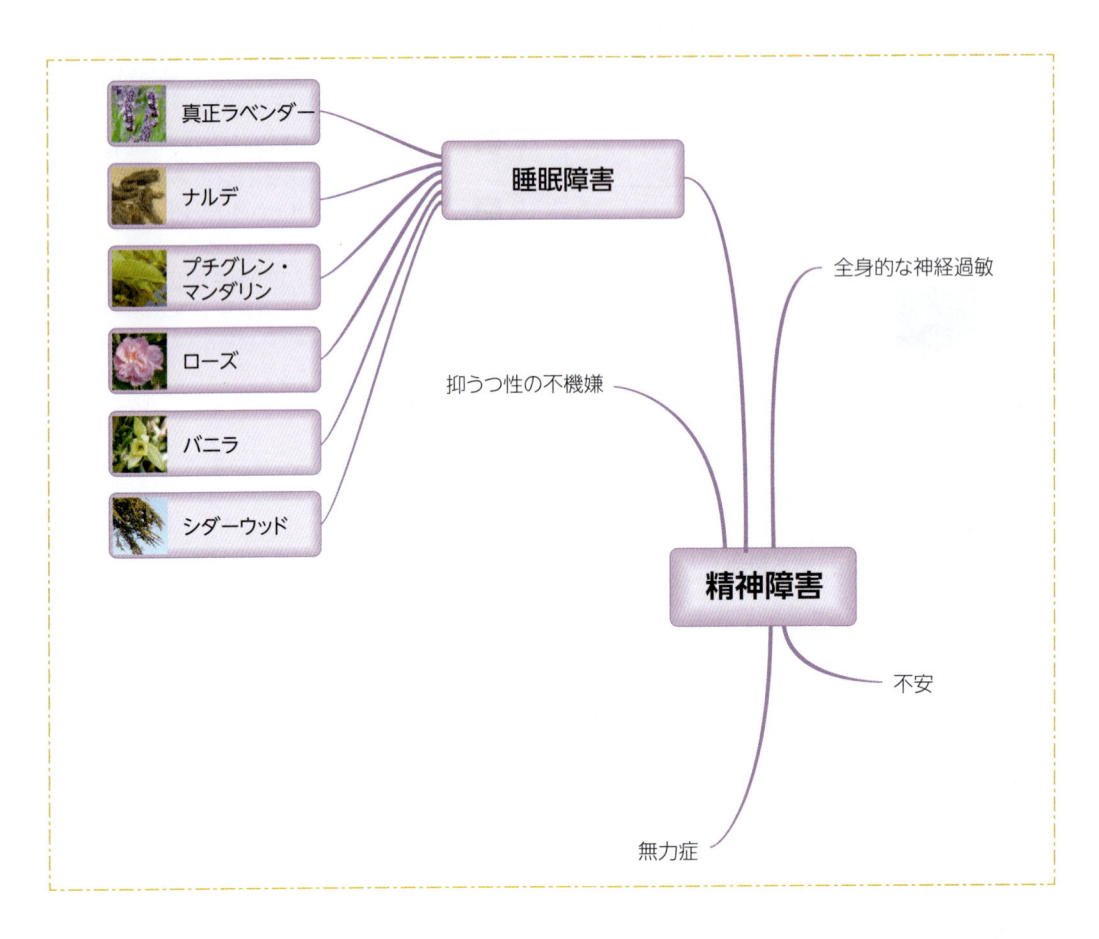

睡眠障害
- 真正ラベンダー
- ナルデ
- プチグレン・マンダリン
- ローズ
- バニラ
- シダーウッド

精神障害
- 全身的な神経過敏
- 抑うつ性の不機嫌
- 不安
- 無力症

真正ラベンダー (Lavandula angustifolia P. Miller syn. Lavandula vera)

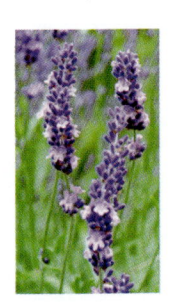

歴代の王たちをも安らかな睡眠に導いてきたラベンダーオイルにはバランスを調整する力が備わっており、極端な状態を緩和するのに役立ちます。たとえば、鎮静剤を用いなくても入眠することができます。

からだに対する作用：睡眠促進、血圧調整
心と精神に対する作用：鎮静、不安解消
代用できる精油：ラバンジン・スーパー、ベルガモットミント、フランキンセンス・エリトリア

ナルデ (Nardostachys jatamansi DC.)

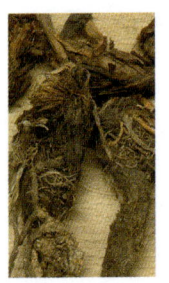

東洋医学者はナルデを神経強壮剤と見なしてきました。ナルデから採れる精油は、調和作用のある物質を主成分としています。

からだに対する作用：緊張緩和
心と精神に対する作用：鎮静、睡眠促進
代用できる精油：ベチバー、サンダルウッド、アンジェリカルート

プチグレンマンダリン
(Citrus reticulata Blanco)

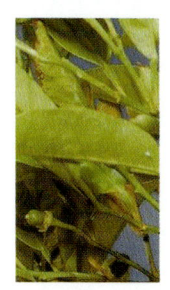

プチグレンマンダリンオイルの特徴は、芳香族エステルアントラニル酸メチルの含有率が最大50％と高いことにあります。この成分は、これまで知られている有効成分の中で最も緊張緩和作用が高いと言われています。
からだに対する作用：調和、緊張緩和
心と精神に対する作用：ストレス解消、睡眠促進
代用できる精油：ベンゾインシャム・レジノイド、ジャスミン、ローズ・アブソリュート、プチグレンビターオレンジ

ローズ
(Rosa damascena P. Miller)

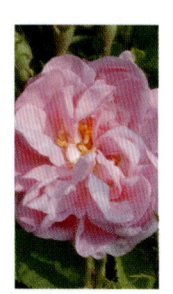

高貴で柔らかなフローラル調の温かい香りは、緊張を緩和しストレスを解消するほか、入眠を助けます。
からだに対する作用：鎮静、神経強壮
心と精神に対する作用：調和、バランス調整、ストレス解消
代用できる精油：ゼラニウム・ブルボン、フランキンセンス・エリトリア

バニラ
(Vanilla fragrans L. syn. Vanilla planifolia Andr.)

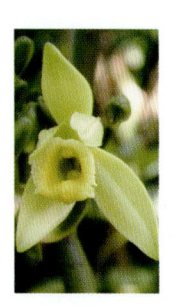

故郷を思い出させるような安心できるバニラの香りは、私たちの心を温めて、緊張をほぐしてくれます。巣の中にいるような温かさと安心感を与えるオイルです。
心と精神に対する作用：睡眠促進、鎮静、バランス調整
代用できる精油：ベンゾインシャム・レジノイド、トンカビーンズ

シダーウッド
(Cedrus atlantica Manet)

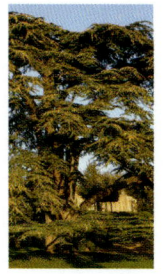

頭の中が考えや日常のストレスでいっぱいになり眠れないときには、シダーウッドオイルを使えば、自己を解放し緊張がほぐれます。このオイルには調和作用があるため、安らかな睡眠が得られるでしょう。
心と精神に対する作用：精神力向上、鎮静、調和
代用できる精油：サンダルウッド

> **注意**
> 純正のシダーウッドオイルにはモノテルペンケトンは含まれておらず、問題を起こさないセスキテルペンケトンが含まれています。ニオイヒバ属と混同しないように、必ず正式なラテン語学術名を確認します。

ブレンド

プチグレン・マンダリン　2滴
真正ラベンダー　3滴
ローズ　1滴
シダーウッド　2滴
ナルデ　1滴
バニラ　1滴

- 腹部マッサージ：ブレンド全量をホホバオイル50mlに加えます。
- 真正ラベンダー3滴、ローズ1滴、シダーウッド2滴。
- 全身浴：ブレンド全量を生クリーム半カップに加えます。

3　頭部

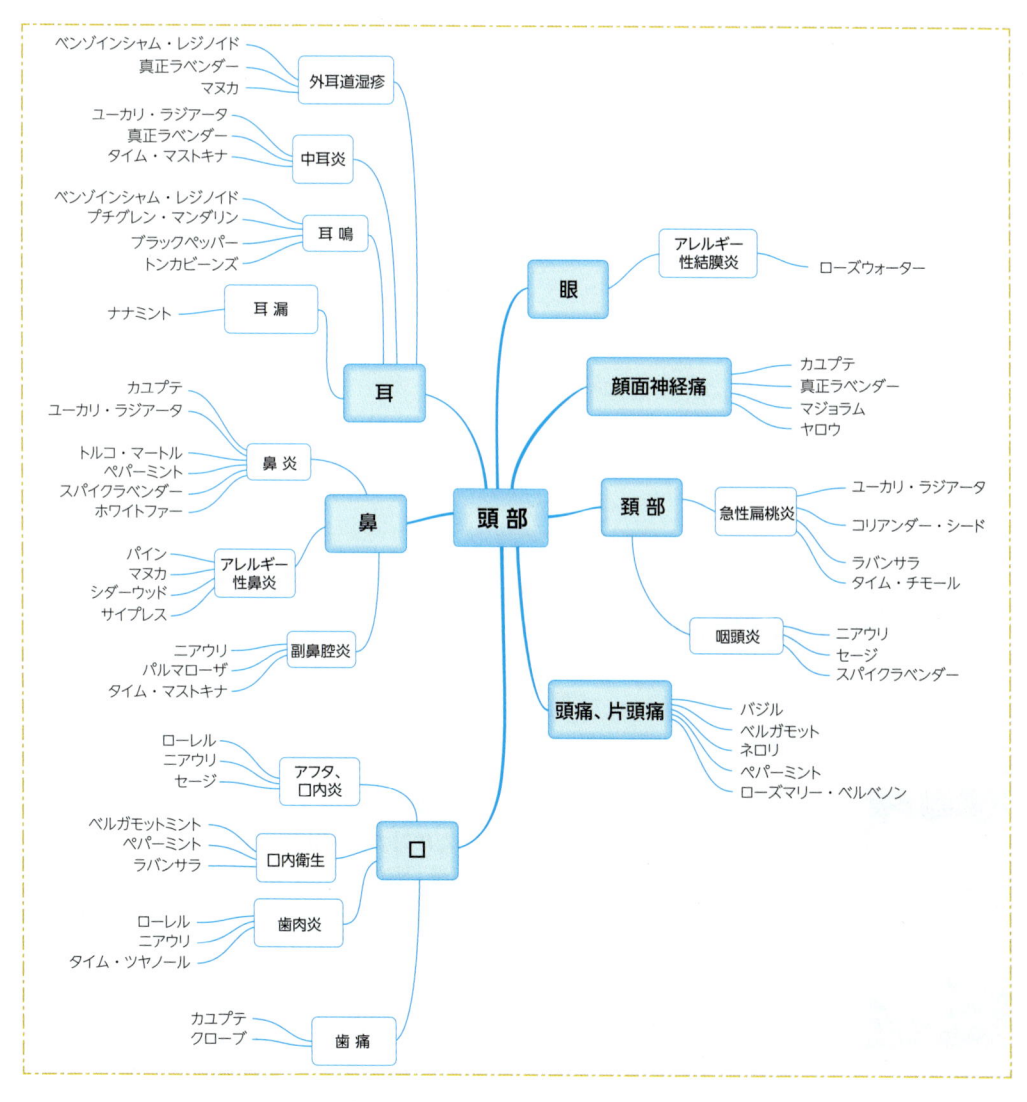

- 耳
  - 外耳道湿疹
    - ベンゾインシャム・レジノイド
    - 真正ラベンダー
    - マヌカ
  - 中耳炎
    - ユーカリ・ラジアータ
    - 真正ラベンダー
    - タイム・マストキナ
  - 耳鳴
    - ベンゾインシャム・レジノイド
    - プチグレン・マンダリン
    - ブラックペッパー
    - トンカビーンズ
  - 耳漏
    - ナナミント
- 鼻
  - 鼻炎
    - カユプテ
    - ユーカリ・ラジアータ
    - トルコ・マートル
    - ペパーミント
    - スパイクラベンダー
    - ホワイトファー
  - アレルギー性鼻炎
    - パイン
    - マヌカ
    - シダーウッド
    - サイプレス
  - 副鼻腔炎
    - ニアウリ
    - パルマローザ
    - タイム・マストキナ
- 眼
  - アレルギー性結膜炎
    - ローズウォーター
- 顔面神経痛
  - カユプテ
  - 真正ラベンダー
  - マジョラム
  - ヤロウ
- 頸部
  - 急性扁桃炎
    - ユーカリ・ラジアータ
    - コリアンダー・シード
    - ラバンサラ
    - タイム・チモール
  - 咽頭炎
    - ニアウリ
    - セージ
    - スパイクラベンダー
- 頭痛、片頭痛
  - バジル
  - ベルガモット
  - ネロリ
  - ペパーミント
  - ローズマリー・ベルベノン
- 口
  - アフタ、口内炎
    - ローレル
    - ニアウリ
    - セージ
  - 口内衛生
    - ベルガモットミント
    - ペパーミント
    - ラバンサラ
  - 歯肉炎
    - ローレル
    - ニアウリ
    - タイム・ツヤノール
  - 歯痛
    - カユプテ
    - クローブ

3.1 眼

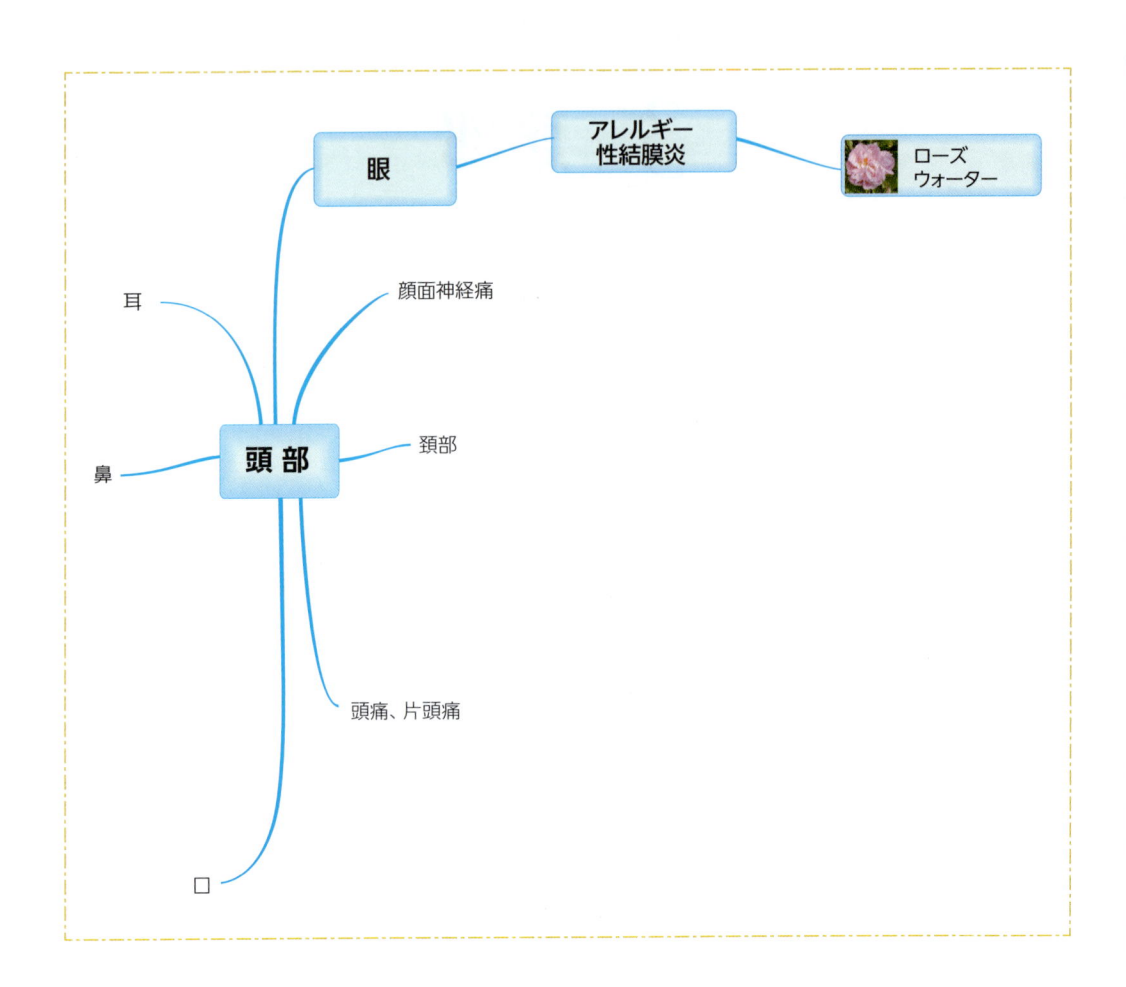

```
頭部 ── 眼 ── アレルギー性結膜炎 ── ローズウォーター
  ├── 耳
  ├── 鼻
  ├── 顔面神経痛
  ├── 頸部
  ├── 頭痛、片頭痛
  └── 口
```

アレルギー性結膜炎、疲れ目

ローズウォーター
(Rosa damascena P. Miller)

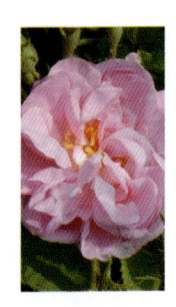

ローズウォーターは、ローズを蒸留した際にできる揮発性水溶性成分を含んだ芳香蒸留水で、すでに何百年にもわたり治療、健康、美容のために使われています。品質はさまざまで、最上級のローズウォーターになると、1リットル抽出するのに1kgのバラの花を使います。治療を目的とする場合は、こうした最上級の品質のものが最適です。最上級のローズウォーターは、精油を多く含んでおり（300mg以上）、非常に強い消炎、抗アレルギー、抗ウイルス、抗菌作用があります。

からだに対する作用：鎮静、消炎、止痒

使用法：眼が痒いときや涙目になったときには、結膜の炎症を抑えるために、ローズウォーターを染み込ませたコットンパフを2枚用意して、眼の上に置きます。必要に応じて1日数回繰り返します。

代用できる精油：マートルウォーター、ネロリウォーター

3.2 顔面神経痛

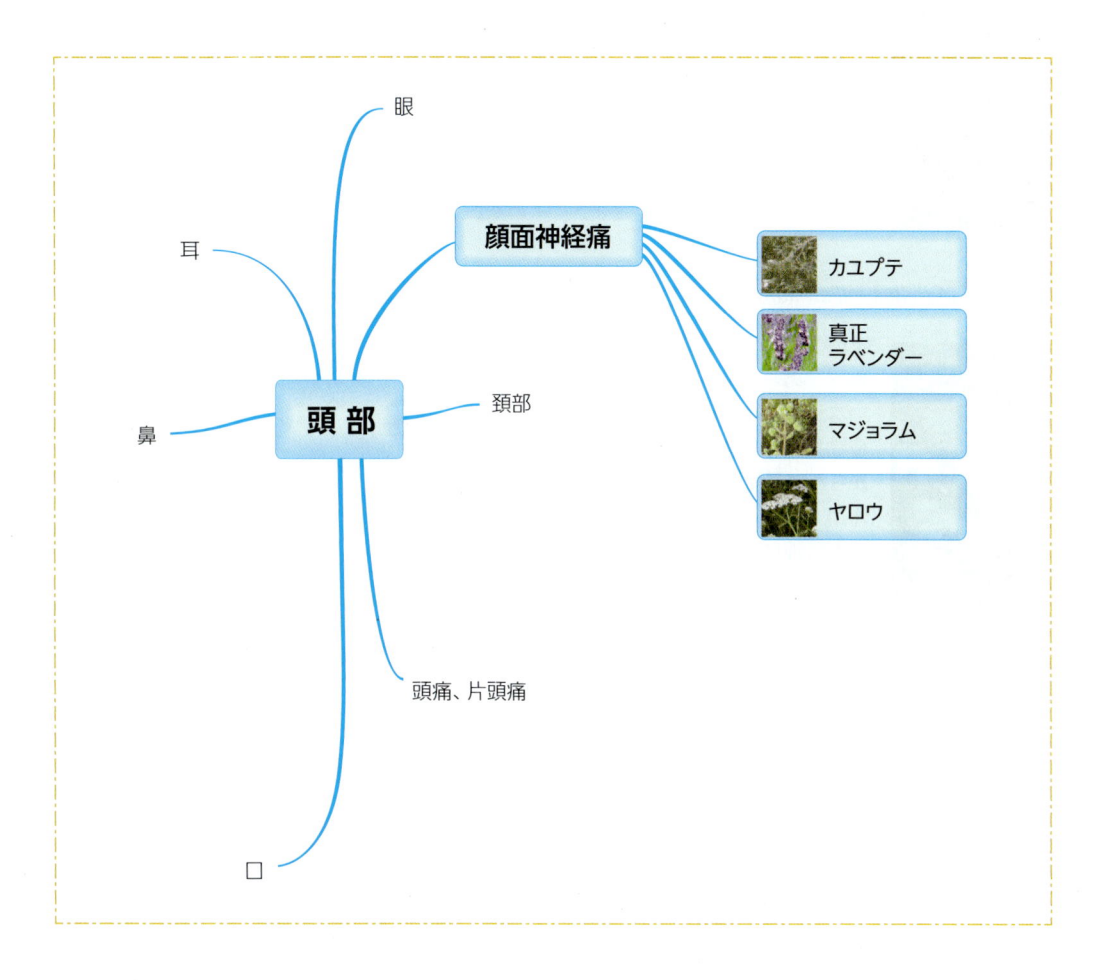

```
                        眼

        耳
                                                   ┌─────────────┐
                          ┌─────────┐              │  カユプテ      │
                          │顔面神経痛 │──────────────├─────────────┤
                          └─────────┘              │  真正         │
                               │                   │  ラベンダー    │
                               │                   ├─────────────┤
        鼻      ┌─────┐       頸部                  │  マジョラム    │
               │頭 部 │                             ├─────────────┤
               └─────┘                              │  ヤロウ       │
                                                   └─────────────┘




                       頭痛、片頭痛



                 口
```

カユプテ (Melaleuca cajeputi L. syn. Melaleuca leucadendron L.)

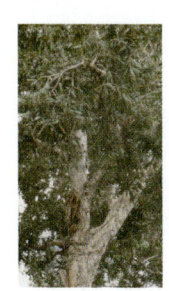

カユプテオイルは非常に皮膚に優しく、治りにくい神経痛や痛みを伴う神経炎に特に有効です。
からだに対する作用：鎮痛、消炎
心と精神に対する作用：神経強壮
代用できる精油：トルコ・マートル、メリッサ

真正ラベンダー (Lavandula angustifolia P. Miller syn. Lavandula vera)

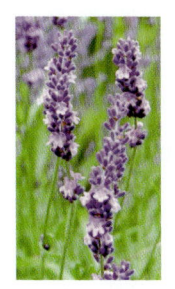

真正ラベンダーオイルは、数々の神経伝達物質を調整する作用を持ち、急性および慢性の疼痛に対して有効です。鎮静剤なしでも、神経が落ち着きます。
からだに対する作用：消炎、鎮痛
心と精神に対する作用：鎮静、不安解消
代用できる精油：ベルガモットミント

マジョラム *(Origanum majorana L.)*

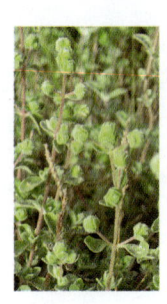

マジョラムオイルは、主に自律神経系に働きかけて、過剰に刺激された神経を落ち着かせます。
からだに対する作用：鎮痛
心と精神に対する作用：神経の強壮と鎮静

ヤロウ *(Achilles millefolium L.)*

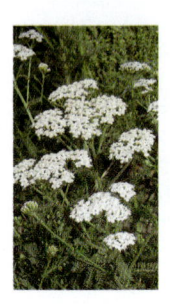

ヤロウにはカマズレン（セスキテルペンの一種）が多く含まれているため、神経炎や神経痛の治療効果が特に優れています。
からだに対する作用：強い消炎作用
心と精神に対する作用：神経強壮
代用できる精油：ジャーマン・カモミール（青色のカモミールオイル）

ブレンド

カユプテ　4滴
ヤロウ　1滴
真正ラベンダー　3滴
マジョラム　2滴
以上の精油をセントジョンズワートオイル20mℓに加えます。

額とこめかみにブレンドを塗ります。

3.3 頚部

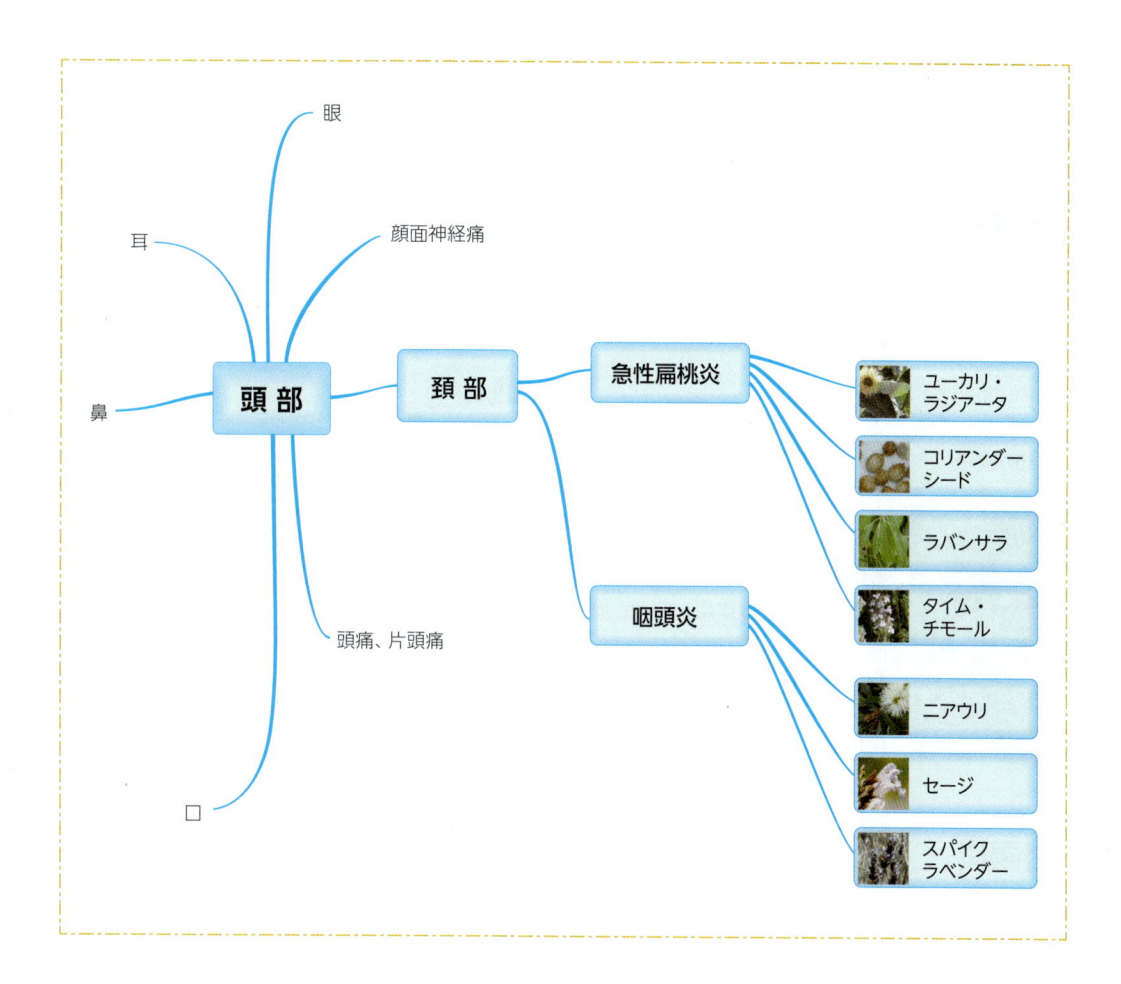

```
                眼
          耳    顔面神経痛
               ┌─────┐   ┌─────┐   急性扁桃炎 ─── ユーカリ・ラジアータ
          鼻   │頭 部│───│頚 部│                  コリアンダーシード
               └─────┘   └─────┘                  ラバンサラ
                                    咽頭炎         タイム・チモール
                頭痛、片頭痛                       ニアウリ
                                                  セージ
                □                                 スパイクラベンダー
```

急性扁桃炎

ユーカリ・ラジアータ
(Eucalyptus radiata Siebold)

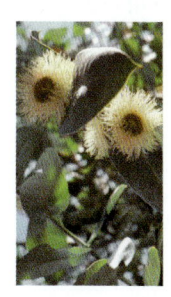

ユーカリ・ラジアータは、初期のウイルス性扁桃炎に対して、応急処置として使えます。
からだに対する作用：強い抗ウイルスと抗菌作用、消炎
心と精神に対する作用：活力向上、リフレッシュ
代用できる精油：カユプテ、タイムマストキナ、ベルガモットミント

コリアンダーシード
(Coriandrum sativum L.)

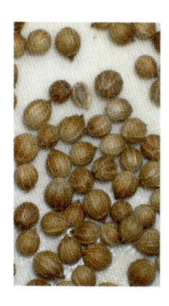

モノテルペン含有率の高いコリアンダーシードオイルは、強い抗菌作用のある精油の1つで、細菌由来の急性扁桃炎治療時に補助療法として有効です。
からだに対する作用：強い抗菌と抗ウイルス作用、消炎、鎮痛
心と精神に対する作用：強壮
代用できる精油：ローズウッド

ラバンサラ
(Cinnamomum camphora CT 1,8-Cineol)

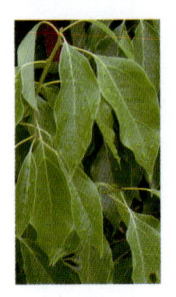

ラバンサラオイルは肌に優しく作用スペクトルの大きなオイルで、免疫力が低下しているときに、ウイルスからからだを守るためによく用いられます。
からだに対する作用：強い抗ウイルス作用、抗菌、消炎、免疫機能促進
心と精神に対する作用：活力と精神力の向上
代用できる精油：スパイクラベンダー

タイム・チモール
(Thymus vulgaris CT Thymol)

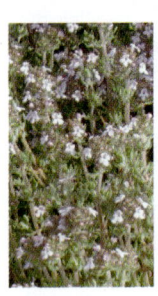

少量でも大きな殺菌作用があるほか、痛みを和らげ、炎症を抑える作用にも優れています。
からだに対する作用：抗菌、消炎、鎮痛、免疫機能促進
心と精神に対する作用：活力と精神力の向上
代用できる精油：クローブ

> **注意**
> 肌の敏感な人は低用量で使いましょう。子宮収縮作用があるため、妊娠中は適していません。小児の皮膚は繊細ですから、乳児および幼児には使わないようにします。

基本ブレンド（5㎖）
ユーカリ・ラジアータ　1㎖
コリアンダーシード　1.5㎖
ラバンサラ　2㎖
タイム・チモール　0.5㎖

◉ ペパーミントウォーター 50㎖に基本ブレンド10滴と、プロポリスチンキ5滴またはソルボール1㎖のどちらかを加えます。うがいには、小さなコップに水を入れ、ここにブレンド大匙1杯をよく振り混ぜてから加えます。

◉ 喉パック：少し温めたオリーブオイル20㎖に基本ブレンド3滴を加えます（P.194を参照）。

咽頭炎

ニアウリ
(Melaleuca viridiflora Solander ex Gaertner)

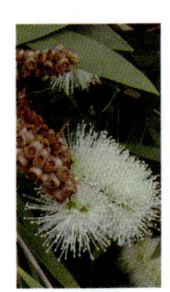

ニアウリは、細菌性とウイルス性の両方の感染症に効くオールラウンドプレーヤーです。さらに免疫機能も強化する作用があります。
からだに対する作用：抗菌（グラム陽性球菌、黄色ブドウ球菌、A群およびB群連鎖球菌）、抗ウイルス、消炎、鎮痛、免疫機能促進
心と精神に対する作用：精神力向上
代用できる精油：ティートリー、ラバンサラ

セージ *(Salvia officinalis L)*

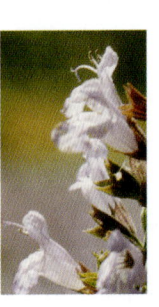

セージオイルは声が出なくなる前の予防に効果があるだけでなく、咽頭周辺に炎症が起こり負担がかかったときにも有効です。
からだに対する作用：強い抗ウイルス作用と抗菌作用
心と精神に対する作用：緊張緩和

> **注 意**
> セージはモノテルペンケトン含有率が高く、この種の他のオイルと同じように神経毒性があることと、流産を誘発する可能性があることに注意します。妊娠、乳児、小児には適していません。生理的用量(0.5％未満)で使用するのであれば、妊婦でも幼児でも副作用の心配はありません。

喉パック
以上の精油を温めたオリーブオイル 20mℓに1滴ずつ加えます。

スパイクラベンダー
(Lavandula latifolia L. Medicus)

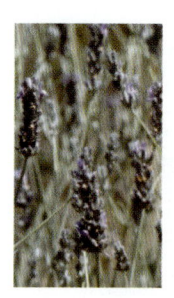

大部分が野生採取されたスパイクラベンダーから抽出される精油には、咽頭炎に対する強い治癒効果と消毒作用があります。
からだに対する作用：強い抗菌および抗ウイルス作用、消炎、鎮痛
心と精神に対する作用：活力向上

> **注 意**
> スペイン産とポルトガル産のスパイクラベンダーオイルは、フランス産のものとは異なりカンファー含有率が高く、最大50％にものぼります。そのため購入時には原産地を確認しましょう。カンファー含有率の高いスパイクラベンダーオイルは、小児と妊婦には適していません。

3.4 頭痛、片頭痛

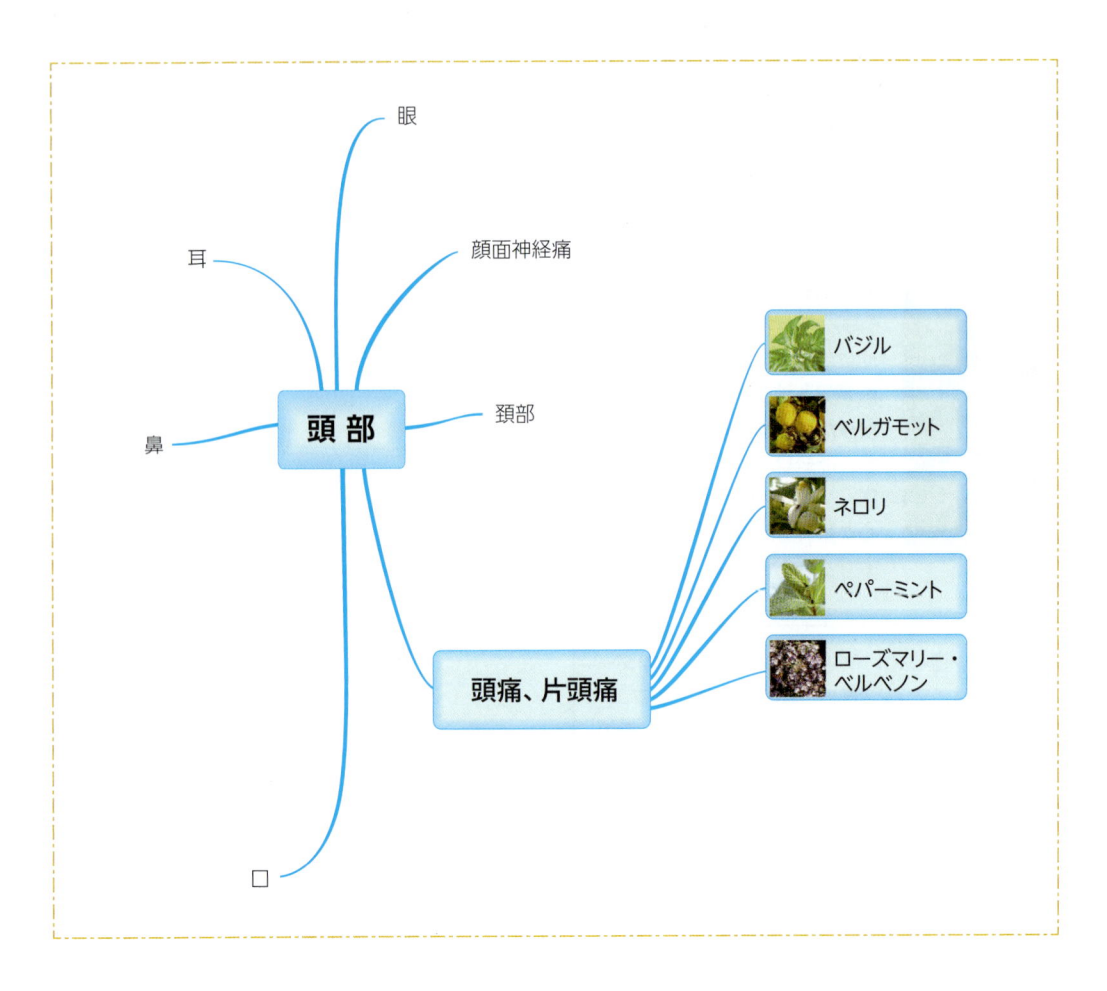

```
            眼
    耳      顔面神経痛
              ┐
              │        ┌─ バジル
    鼻 ── 頭 部 ── 頚部  ├─ ベルガモット
              │        ├─ ネロリ
              │        ├─ ペパーミント
         頭痛、片頭痛 ──┴─ ローズマリー・
              │             ベルベノン
              口
```

バジル *(Ocimum basilicum L. CT Linalool)*

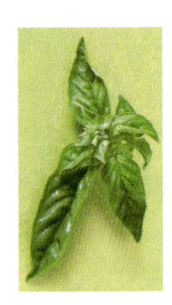

頭部全体に対するバジルの効能は、古代エジプトで既に知られていました。
からだに対する作用：痙攣抑制、鎮静
心と精神に対する作用：緊張緩和、元気回復、神経強壮

ベルガモット
(Citrus bergamia Risso & Poiteau)

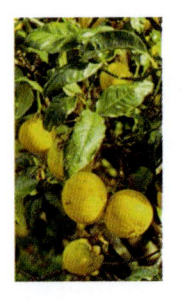

シトラスオイルの中で宝石とも呼ばれるベルガモットオイルの香りは、元気を回復させて、緊張を緩和します。片頭痛が始まったときに、痛みからくる不安を取り除いてくれます。
からだに対する作用：痙攣抑制
心と精神に対する作用：精神刺激、緊張緩和
代用できる精油：マンダリン・レッド

3.4 頭痛、片頭痛

> **注意**
> ベルガモットオイルにはフロクマリンが含まれているため、皮膚が光に敏感に反応するようになり、使用部位が紫外線に当たると光毒性皮膚炎が起こることもあります。生理的用量（成人で0.5％未満、幼児で0.1％未満）による副作用は報告されていません。最近ではフロクマリンを含まないベルガモットオイルも市販されています。

ネロリ (Citrus aurantium L. ssp. amara)

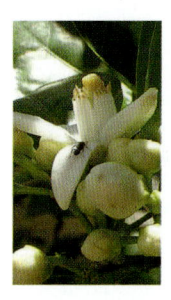

ネロリオイルは気分を爽快にする作用に優れているため、特にショック後や外傷後に生じる片頭痛に非常に有効です。
からだに対する作用：痙攣抑制、エネルギーバランスの調整
心と精神に対する作用：鎮静、緊張緩和
代用できる精油：プチグレン・マンダリン

ペパーミント (Mentha piperita L.)

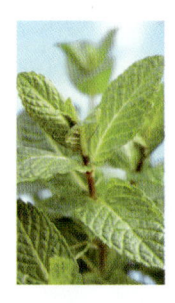

古くからよく知られているペパーミントオイルには、緊張緩和作用、鎮痛作用、冷却作用があるため、頭痛や片頭痛に非常に効果的です。これは科学的に証明されています。頚部から肩甲帯の領域が緊張して頭痛が現れたときなど、ペパーミントオイルに含まれるメントールの瞬間冷却作用で痛みが和らぎ、次に血行促進作用で快適な暖かさが得られます。
からだに対する作用：痙攣抑制、鎮痛
心と精神に対する作用：リフレッシュ、頭脳明晰
使用法：指先にペパーミントオイルを薄めずに付けて、額から首筋にかけて擦り込みます。

> **注意**
> 眼に近づけないこと。冷却作用があるため、入浴剤には適していません。ただし1～2滴であれば問題ないでしょう。声門痙攣が起こるおそれがあるため、3歳未満の小児の顔面には用いないこと。妊娠中は内用してはいけません。

ローズマリー・ベルベノン
(Rosmarinus off. L. CT Verbenon)

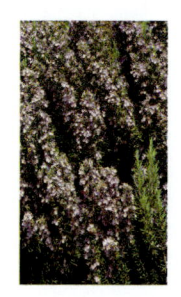

片頭痛の原因が肝障害にある場合は、ローズマリー・ベルベノンオイルが特に勧められます。肝臓をこのオイルでパックすれば緊張がほぐれて落ち着けるでしょう。
からだに対する作用：痙攣抑制
心と精神に対する作用：神経鎮静、気分爽快

> **ブレンド**
> ベルガモット　3滴
> バジル　2滴
> ネロリ　1滴
> 上述の精油をホホバオイル10mlに加えます。
>
> 🝆 茶色のガラス小瓶またはローラー付き容器にブレンドを入れます。必要に応じて、このオイルで額と首筋をマッサージします。

3.5 口

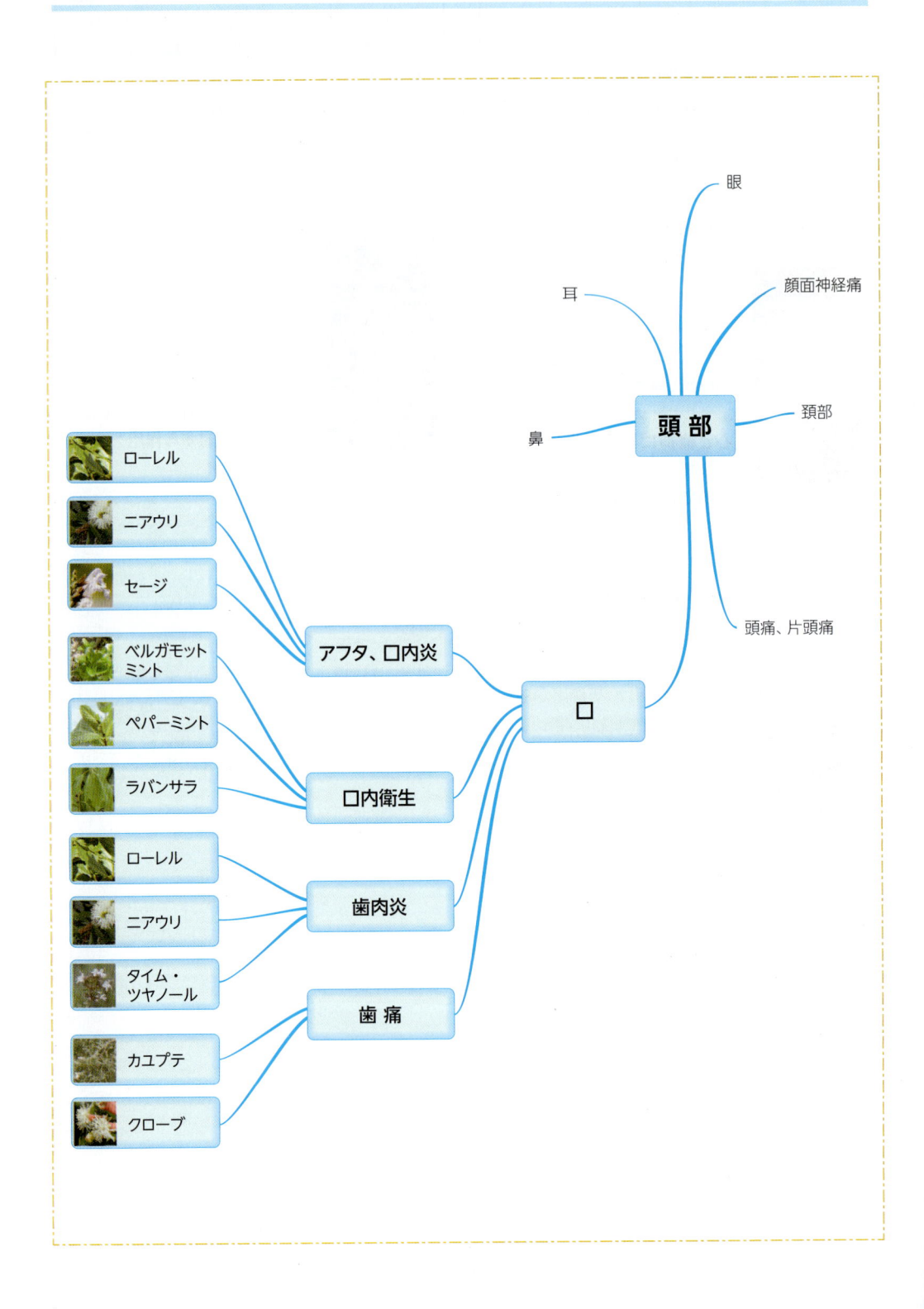

頭部 ─ 眼
頭部 ─ 顔面神経痛
頭部 ─ 頚部
頭部 ─ 耳
頭部 ─ 鼻
頭部 ─ 頭痛、片頭痛
頭部 ─ 口

口 ─ アフタ、口内炎
- ローレル
- ニアウリ
- セージ

口 ─ 口内衛生
- ベルガモットミント
- ペパーミント
- ラバンサラ

口 ─ 歯肉炎
- ローレル
- ニアウリ
- タイム・ツヤノール

口 ─ 歯痛
- カユプテ
- クローブ

アフタ、口内炎

ローレル(Laurus nobilis L.)

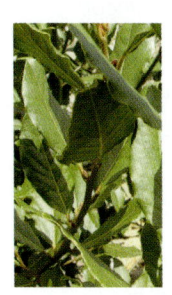

皮膚に優しいオイルで、アフタができて痛む箇所に薄めずに塗ることができます。口内炎にはローレルオイルで作ったマウスウォッシュで口内をすすぐのが良いでしょう。
からだに対する作用：抗菌（ブドウ球菌）、抗ウイルス、抗真菌、消炎、鎮痛

> **マウスウォッシュ用ブレンド**
> ローレル　2滴
> セージ　3滴
> ニアウリ　5滴
> プロポリスチンキ5滴またはソルボール1ml 以上の材料をペパーミントウォーター50mlに加えます。
> 小さなコップに水を入れて、この中にブレンド小さじ1杯をよく振り混ぜてから加えます。

ニアウリ(Melaleuca viridiflora)

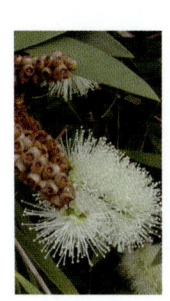

ニアウリオイルを局部に塗ると、アフタや口内炎の痛みがすばやく和らぎ、治りやすくなります。
からだに対する作用：強い滅菌と殺菌作用、消炎、心を癒しながら疼痛緩和、皮膚再生
代用できる精油：ティートリー

セージ(Salvia officinalis L.)

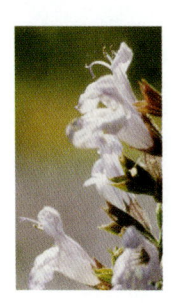

セージから採れる精油は、特に口内粘膜の炎症に対して効果があります。セージウォーターかペパーミントウォーター50mlに、2～3滴ほど加えれば、口内洗浄液ができます。
からだに対する作用：抗菌、抗ウイルス、抗真菌、創傷治癒

> **注意**
> セージオイルにはモノテルペンケトンが多く含まれ、神経毒性と流産誘発作用があるため、同類の精油のように使用に際しては注意を払います。妊婦、乳児、幼児には適していません。ただし、妊婦および幼児に生理的用量(0.5%)で用いるのであれば、副作用のおそれはありません。

口内衛生

ベルガモットミント (Mentha citrata L.)

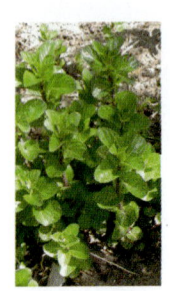

ベルガモットミントから採れる精油は、メントールもモノテルペンケトンも含まない非常に穏やかなオイルです。フレッシュミントの香りを嗅げば、心地よい気分になれるでしょう。
からだに対する作用：抗菌、抗ウイルス、消炎

ペパーミント (Mentha piperita L.)

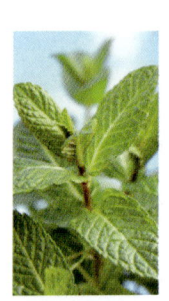

ペパーミントオイルの香りは、主成分であるメントールに由来します。健康、清潔、新鮮の象徴とされています。
からだに対する作用：抗菌、抗ウイルス、消炎、抵抗力増強

> **注意**
> 冷却作用があるため、入浴剤には適していません。1〜2滴でからだを冷やしてしまいます。声門痙攣を起こすおそれがあるため、3歳未満の小児の顔面には使用しないこと。妊娠中は内用してはいけません。

ラバンサラ (Cinnamomum camphora CT 1,8-Cineol)

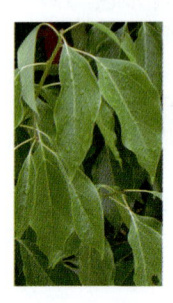

ラバンサラオイルは肌に優しく、作用スペクトルの大きなオイルで、免疫機能を強化するのに非常に有効です。リンパ咽頭輪（舌、口蓋、咽頭扁桃が作る輪状構造）の免疫系の働きを補助します。
からだに対する作用：抗ウイルス、抗菌、消炎、抵抗力増強
代用できる精油：ニアウリ

マウスウォッシュ用ブレンド

グレープフルーツ　6滴
ベルガモットミント　3滴
ラバンサラ　7滴
ペパーミント　4滴
プロポリスチンキ 5 滴またはソルボール 1ml
以上の材料をペパーミントウォーター 100ml に加えます。
小さなコップに水を入れ、この中にブレンド大匙 1 杯をよく振り混ぜてから加えます。

歯肉炎

ローレル (Laurus nobilis L.)

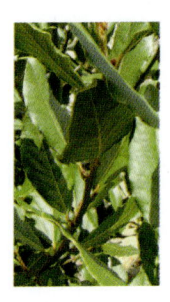

ローレルオイルは多彩な作用を持つ穏やかな精油で、炎症を起こした口内粘膜を強化して消毒します。
からだに対する作用：抗菌、消炎、鎮痛
代用できる精油：カルダモン

ニアウリ (Melaleuca viridiflora)

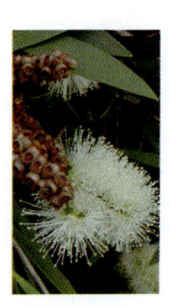

ニアウリから採れる精油は、口内粘膜の炎症を抑えると同時に歯肉を強化します。
からだに対する作用：強い滅菌作用と殺菌作用、消炎
代用できる精油：カユプテ、ペパーミント

タイム・ツヤノール
(Thymus vulgaris L. CT Thujanol-4)

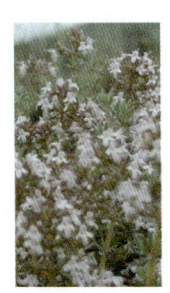

タイム・ツヤノールから採れる精油には、口内粘膜に穏やかな強い抗菌作用があります。
からだに対する作用：抗菌、消炎

マウスウォッシュ用ブレンド

ローレル　2滴
ニアウリ　5滴
タイム・ツヤノール　3滴
プロポリスチンキ5滴またはソルボール1mℓ
以上の材料をペパーミントウォーター50mℓに加えます。
小さなコップに水を入れて、この中にブレンド大匙1杯をよく振り混ぜてから加えます。

歯痛

カユプテ *(Melaleuca cajeputi L. syn. Melaleuca leucadendron L.)*

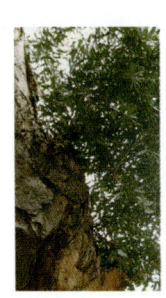

歯が痛いときは、痛む歯の周辺の粘膜にカユプテオイルを薄めず塗ると痛みが和らぎます。
からだに対する作用：滅菌、鎮痛
代用できる精油：ニアウリ

クローブ *(Syzygium aromaticum L.)*

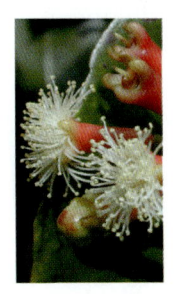

クローブオイルには強い消毒作用と鎮痛作用があり、何世代にもわたり歯科の世界で利用されています。
からだに対する作用：微生物の殺滅、強い鎮痛作用、麻酔作用
使用法：急性の痛みに対して外用のみとします。軽い麻酔効果が得られます。

> **注意**
> オイゲノール含有率が高いため、子宮緊縮作用があるほか、皮膚を刺激するおそれがあります。妊婦、乳児、幼児には適していません。低用量で外用すれば問題なく、アレルギー反応を起こすおそれもあまりありません。

3.6 鼻

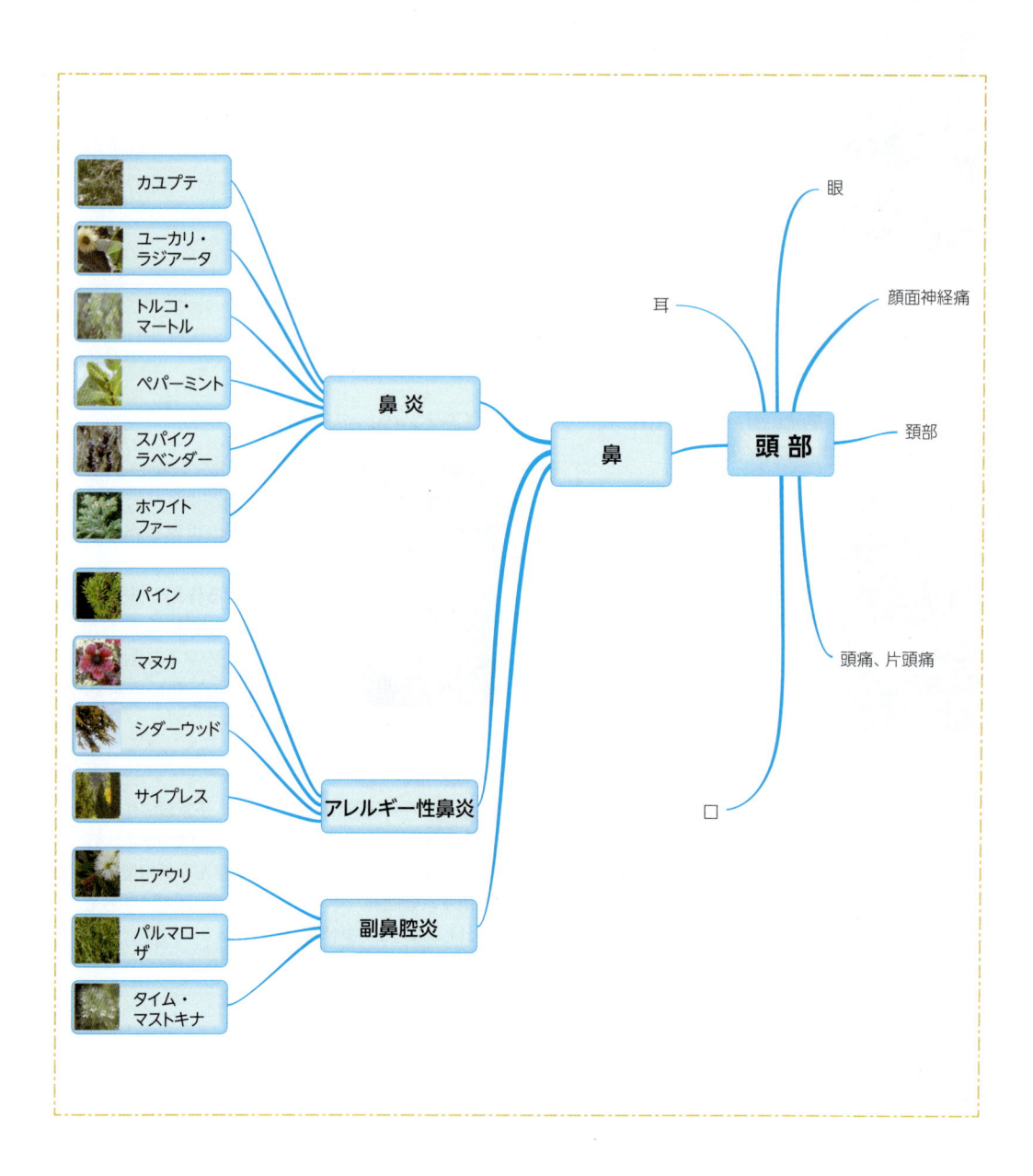

```
カユプテ ─┐
ユーカリ・ラジアータ ─┤
トルコ・マートル ─┤
ペパーミント ─┼─ 鼻炎 ─┐
スパイクラベンダー ─┤         │
ホワイトファー ─┘         │                        ─ 眼
                          ├─ 鼻 ─ 頭部 ─┼─ 顔面神経痛
パイン ─┐                 │            ├─ 頸部
マヌカ ─┤                 │            └─ 頭痛、片頭痛
シダーウッド ─┼─ アレルギー性鼻炎 ┘
サイプレス ─┘                              ─ 耳

ニアウリ ─┐
パルマローザ ─┼─ 副鼻腔炎
タイム・マストキナ ─┘
```

鼻炎

カユプテ (Melaleuca cajeputi syn. Melaleuca leucadedron L.)

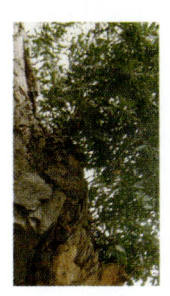

カユプテオイルには強い抗ウイルス作用がありますが、これはシネオールとモノテルペノールという2つの成分の相互作用に由来しています。
からだに対する作用：強い抗ウイルス作用、滅菌、抵抗力増強、粘液の溶解と排出
代用できる精油：トルコ・マートル、カルダモン、ローレル

ユーカリ・ラジアータ (Eucalyptus radiata Siebold)

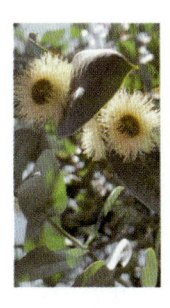

ユーカリ・ラジアータは、ユーカリ・グロブルスよりも抗ウイルス作用に優れ、しかも穏やかです。腫れを引かせる作用で鼻の詰まりもおさまります。
からだに対する作用：強い抗ウイルス作用と腫れを引かせる作用、粘液の溶解と排出
代用できる精油：タイム・マストキナ

トルコ・マートル (Myrtus communis L. CT Cineol)

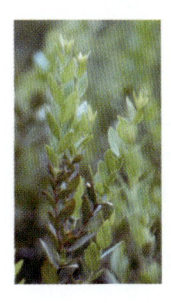

トルコ・マートルオイルは、マートル種の中でシネオール含有率の最も高いオイルです。皮膚に非常に優しく穏やかであるため、鼻の粘膜に使うのに適しています。
からだに対する作用：強い抗ウイルス作用と滅菌作用、強い抵抗力増強作用、粘液の溶解と排出
代用できる精油：カユプテ

ペパーミント (Mentha piperita L.)

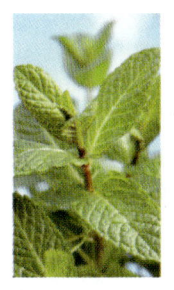

ペパーミントオイルには50％を超えるメントールが含まれ、冷却、リフレッシュ、気分爽快作用があります。鼻が詰まっているときに使うのに最適で、（鼻の中ではなく）舌の上に一滴のせるだけで効き目が現れます。
からだに対する作用：抗菌、抗ウイルス、滅菌、抵抗力増強

> **注意**
> 神経毒性のあるケトンを含んでいるため（20～25％）、セラピストは妊婦への使用を控えて下さい。また声門痙攣を起こすおそれがあるため、3歳未満の小児の顔面に使用してはいけません。

スパイクラベンダー (Lavandula latifolia L. Medicus syn. Lavandula spica)

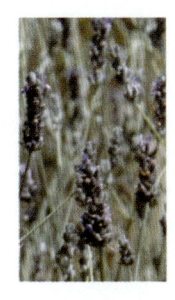

同じラベンダーでも、スパイクラベンダーと真正ラベンダーの成分を比べると、同じものが少ないことに気づくでしょう。スパイクラベンダーは、シネオールとカンファーの含有率が明らかに高いことがわかります。ただし、これも原産地によって大きく変わります。カンファーの含有率が最も低いのはフランス産のスパイクラベンダーオイルです。生理的用量（0.5％）による副作用は報告されていません。
からだに対する作用：強い抗ウイルス作用、粘液の溶解と排出

> **注意**
> スペイン産とポルトガル産のスパイクラベンダーオイルにはカンファーが最大50％も含まれます。必ず原産地を確認しましょう。カンファー含有率の高いスパイクラベンダーオイルは、小児および妊婦には使わないようにします。

ホワイトファー(Abies alba Mill.)

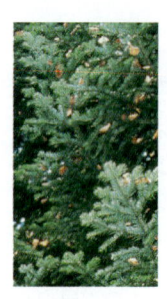

ホワイトファーオイルは、風邪の流行している時期に室内空気の殺菌に使うと良いでしょう。シトラスオイルを加えてエアゾールスプレーとして室内に散布すれば、病原菌数が顕著に少なくなります。
からだに対する作用： 強い抗ウイルス作用と抗菌作用、強い免疫機能促進作用
代用できる精油： シトラスオイル全種

基本ブレンド(5ml)

カユプテ　　　　　1.5ml
ユーカリ・ラジアータ　0.5ml
トルコ・マートル　　2ml
ホワイトファー　　　1ml

- 室内空気の殺菌：基本ブレンドを7滴使います。
- 鼻のケア用オイル：基本ブレンド5滴をスイートアーモンドオイル5mlに加えます。これを小鼻の内外に擦り込み、さらに額にも塗ります。
- ボウル1杯の熱湯に基本ブレンドを1〜2滴加えます。

室内殺菌用スプレー：ラベンダーウォーターまたはマートルウォーター50mlに基本ブレンドを10滴加えます（使用前に必ず十分に振り混ぜること）。

アレルギー性鼻炎

パイン(Pinus silvestris L.)

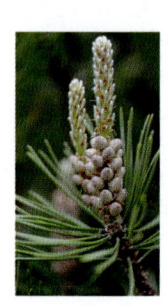

パインオイルは決してコルチゾンではありませんが、成分の相互作用によってコルチゾンに似た特質があります。
からだに対する作用： コルチゾン様作用、消炎、抗アレルギー
心と精神に対する作用： 精神力向上
代用できる精油： モンタナマツ

マヌカ(Leptospermum scoparium)

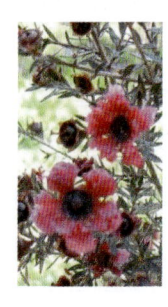

マヌカオイルは皮膚に非常に優しく、環境負荷や過剰な刺激から皮膚を守る作用があります。ストレスが原因で起こる異常なヒスタミン放出を調節します。
からだに対する作用： 抗アレルギー、消炎、止痒
心と精神に対する作用： 精神安定、ストレス解消

シダーウッド(Cedrus atlantica Manet)

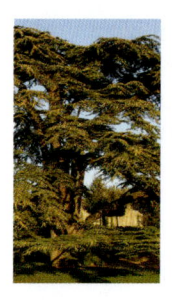

シダーウッドオイルは、肥満細胞の細胞膜に働きかけてヒスタミンの放出を抑制します（抗アレルギー作用）。これまでの経験から、サイプレスオイルと併用すると最大の効果が得られることがわかっています。
からだに対する作用： 抗アレルギー（抗ヒスタミン）、消炎、止痒
心と精神に対する作用： 気分爽快、鎮静、精神力向上

> **注意**
> 純正のシダーウッドオイルには、モノテルペンケトンは含まれておらず、問題のないセスキテルペンケトンが含まれています。ニオイヒバ属と混同しないように、正確なラテン語学術名を確認しましょう。

サイプレス (Cupressus sempervirens L.)

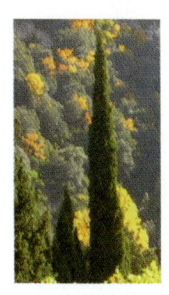

サイプレスオイルにはα-ピネンが多く含まれており、内用すると副腎皮質の働きを調節します（コルチゾン様作用）。これまでの経験から、シダーウッドオイルと併用すると最大の効果が得られることがわかっています。

からだに対する作用：抗アレルギー（抗ヒスタミン）、消炎、止痒

心と精神に対する作用：精神力向上

基本ブレンド

シダーウッド　1.5mℓ
サイプレス　2.0mℓ
マヌカ　1.0mℓ
パイン　0.5mℓ

- 基本ブレンド2滴を小さじ1杯の蜂蜜に加えて（激しい場合は1日に2回）飲用します。
マウススプレー：スプレー付きの小瓶（30mℓ）にマートルウォーターまたはローズウォーターを入れて、基本ブレンド2mℓと、ソルボール2mℓまたはプロポリスチンキ1mℓを加え、1日数回スプレーします。

副鼻腔炎

ニアウリ (Melaleuca viridiflora Solander ex Gaertner)

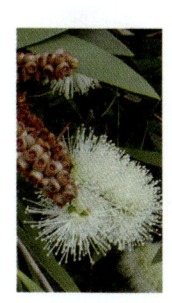

ニアウリの精油は、慢性副鼻腔炎に特によく効きます。これは、粘膜を溶解して鼻への圧迫感と疼痛を和らげる作用があるためです。

からだに対する作用：抗菌、滅菌、抗ウイルス、消炎、粘液排出

代用できる精油：ローレル、トルコ・マートル

タイム・マストキナ (Thymus mastichina)

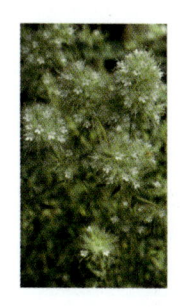

タイム・マストキナオイルは、モノテルペノールとシネオールを多く含む穏やかなオイルで、強い粘液を伴う慢性副鼻腔炎の治療に最適です。

からだに対する作用：抗菌、滅菌、抗ウイルス、消炎、粘液排出、免疫強化

代用できる精油：ユーカリ・ラジアータ

パルマローザ (Cymbopogon martinii var. motia)

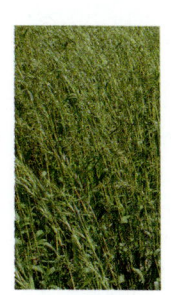

オキサイドを多く含む精油と併用すると、皮膚の元来の微生物叢を回復させて、効果的にウイルスと細菌を抑制します。

からだに対する作用：強い抗菌、抗ウイルスおよび抗真菌作用

基本ブレンド（5mℓ）

ニアウリ　2.5mℓ
パルマローザ　1.0mℓ
タイム・マストキナ　1.5mℓ

- 鼻のケア用オイル：基本ブレンド5滴をスイートアーモンドオイル5mℓに加えます。これを小鼻の内外に擦り込むとともに、額にも塗ります。
- ボウル1杯の熱湯に基本ブレンドを1～2滴加えます。

3.7 耳

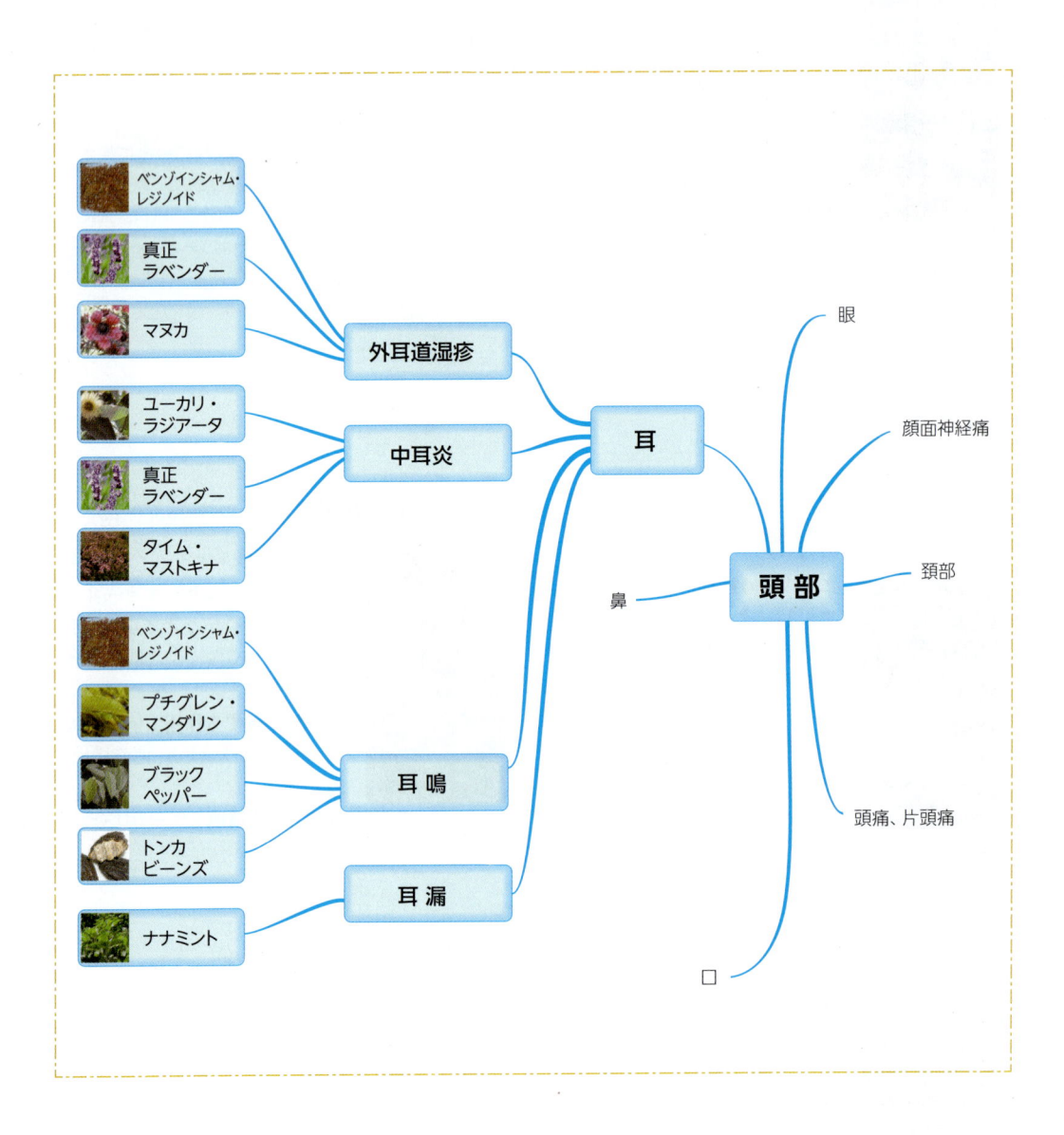

- 頭部
  - 眼
  - 顔面神経痛
  - 頚部
  - 頭痛、片頭痛
  - 鼻
  - 耳
    - 外耳道湿疹
      - ベンゾインシャム・レジノイド
      - 真正ラベンダー
      - マヌカ
    - 中耳炎
      - ユーカリ・ラジアータ
      - 真正ラベンダー
      - タイム・マストキナ
    - 耳鳴
      - ベンゾインシャム・レジノイド
      - プチグレン・マンダリン
      - ブラックペッパー
      - トンカビーンズ
    - 耳漏
      - ナナミント

外耳道湿疹

ベンゾインシャム・レジノイド
(Styrax tonkinensis)

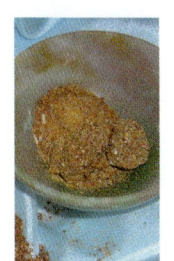

皮膚の微生物叢と代謝を調節する癒し系の精油で、痒みを止め、真菌症にも効きます。
からだに対する作用：強い抗真菌作用、消炎、上皮形成
代用できる精油：パルマローザ

マヌカ (Leptospermum scoparium)

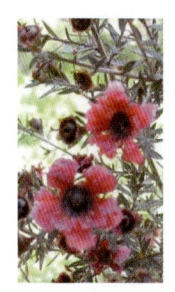

マヌカオイルは非常に穏やかな精油で、僅かな量で傷を受けた皮膚の細胞を再生、調整するほか、落ち着かせます。
からだに対する作用：消炎、止痒、上皮形成

真正ラベンダー (Lavandula angustifolia P. Miller syn. Lavandula vera)

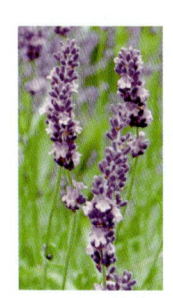

さまざまな皮膚の問題に効果があり、治癒プロセスを促進して、痒みを抑える作用があります。
からだに対する作用：滅菌、細胞再生、創傷治癒、消炎、鎮静
代用できる精油：ラバンジン・スーパー、プチグレン・ビターオレンジ

基本ブレンド

真正ラベンダー　2滴
マヌカ　1滴
ベンゾイン　2滴
以上の精油をセントジョンズワートオイル5mlに加えます。

◎ 綿棒を使ってブレンドを外耳道に塗布します。

中耳炎

ユーカリ・ラジアータ
(Eucalyptus radiata Siebold)

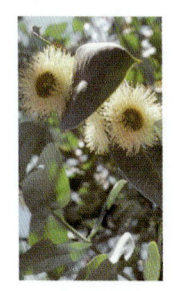

ユーカリ・ラジアータオイルは穏やかで非常に皮膚に優しく、炎症と腫れを抑えて痛みを和らげます。
からだに対する作用：強い抗菌作用と抗ウイルス作用、消炎
使用法：コットンパッドの上に1〜2滴落として、このパッドを内耳道の中に慎重に入れます。朝晩交換しましょう。オイルを内耳道に直接たらしてはいけません。

真正ラベンダー (Lavandula angustifolia P. Miller syn. Lavandula vera)

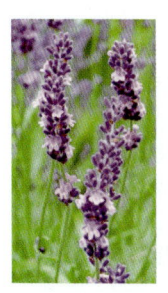

真正ラベンダーにはさまざまな作用がありますが、炎症が進行しているときにはこのオイルが最適です。ラベンダーオイルは痛みを抑えて落ち着かせます。
からだに対する作用：抗菌、抗ウイルス、滅菌、解熱、強い免疫機能促進作用
心と精神に対する作用：鎮静
代用できる精油：タイム・ツヤノール
使用法：コットンパッドに1〜2滴落として、このパッドを内耳道に入れます。朝晩交換しましょう。内耳道に直接たらしてはいけません。

タイム・マストキナ (Thymus masticina)

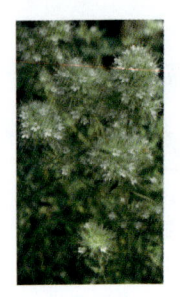

タイムオイルはとても良い香りのする効果の高い精油です。まだあまり広まっていませんが、耳鼻咽喉科疾患では非常に有効です。
からだに対する作用：強い抗菌作用と抗ウイルス作用、免疫強化
使用法：コットンパッドに1〜2滴落として、このパッドを慎重に内耳道に入れます。朝晩交換しましょう。オイルを内耳道に直接たらしてはいけません。

耳パック

耳パックをすると効果が増します。タイム・マストキナを浸み込ませたコットン製の布かパフを耳に当てて、帽子かヘッドバンドで固定します。

耳鳴

ベンゾインシャム・レジノイド (Styrax tonkinensis)

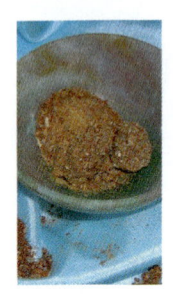

癒し系の香りを持つベンゾインシャム・レジノイドは、精神に負荷がかかっているときに安心感を与えて心を温めます。
からだに対する作用：痙攣抑制、バランス調整
心と精神に対する作用：鎮静、緊張緩和、不安解消
代用できる精油：バニラ

プチグレン・マンダリン (Citrus reticulata Blanco)

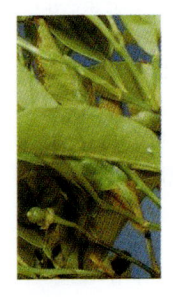

プチグレン・マンダリンオイルは、芳香族エステルを非常に多く含む（最大50％）唯一の精油です。この成分は緊張緩和作用に優れているため、ストレス性疾患に効果的です。
からだに対する作用：調和、痙攣抑制、活力向上
心と精神に対する作用：ストレス解消
代用できる精油：ローズ・アブソリュート、ジャスミン

ブラックペッパー (Piper nigrum L.)

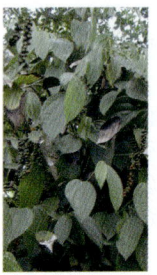

ブラックペッパーオイルは非常に穏やかで皮膚に優しく、筋肉の痙攣を抑えて血行を促進します。
からだに対する作用：血行促進、痙攣抑制、加温
心と精神に対する作用：気分爽快
代用できる精油：マジョラム

トンカビーンズ (Dipteryx odorata Wild)

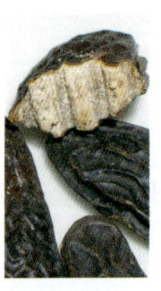

トンカビーンズオイルは、血行促進、頚部筋肉の緊張緩和という2つの作用で耳鳴を楽にします。
からだに対する作用：血行促進、加温、強い痙攣抑制作用と緊張緩和作用
心と精神に対する作用：気分爽快、不安解消

ボディオイル用ブレンド

プチグレン・マンダリン　4滴
マンダリン　6滴
ブラックペッパー　3滴
ベンゾイン　3滴
トンカビーンズ　4滴
以上の精油をスイートアーモンドオイル50mlに加えます。

◎ 耳の後ろ、頚部、太陽神経叢（第2胸椎あたり）に塗ります。

耳漏

ナナミント *(Mentha viridis L.)*

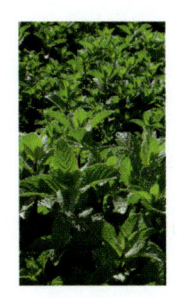

鼓膜の後側にたまった粘液を排出したいときには、ナナミントオイルと1,8-シネオール含有率の高いオイル（ラバンサラやユーカリ・ラジアータなど）を一緒に使うと非常に効果的です。
からだに対する作用：滅菌、粘液の希釈と排出
使用法：コットンパッドに1〜2滴浸み込ませ、耳道の中に慎重に入れます。朝晩交換しましょう。耳道にオイルを直接たらしてはいけません。
代用できる精油：スパイクラベンダー

注意

カルボン含有率が高いため、十分に注意を払って使用して下さい（神経毒性）。ブレンドに1〜2滴加えて、生理的用量（0.5〜1％）で使うのであれば問題ありません。妊娠中は高用量で使わないこと。ナナミントオイルは、乳児と幼児には適していません。

4 気管支、肺

```
                                          ┌─ モロッコ・マートル
                                  ┌ 気管支喘息 ─ ヒソップ匍匐性
                                  │          ├─ シダーウッド
                                  │          └─ サイプレス
                         ┌ 気管支炎 ┤
                         │        ├─ カルダモン
                         │        ├─ ニアウリ
                         │        ├─ ラバンサラ
                         │        └─ スパイクラベンダー

  ベンゾインシャム・        ┐
   レジノイド             │
  カユプテ ──── 刺激性咳嗽 ┤
  シベリアモミ           │
                         │
                         │
                         ├─ 気管支、肺
  カルダモン              │
  モロッコ・マートル ── 痙攣性咳嗽
  タイム・リナロール        │
                         │ 咳
                         │
                         │                    ┌─ アンジェリカルート
                         │                    ├─ グレープフルーツ
                         └ 風邪の予防 ─────────┤
                                              ├─ ローレル
                                              └─ ホワイトファー

  ジャーマン・カモミール ┐
  セージ              ├─ 乾性咳（空咳）
  タイム・マストキナ    ┘
```

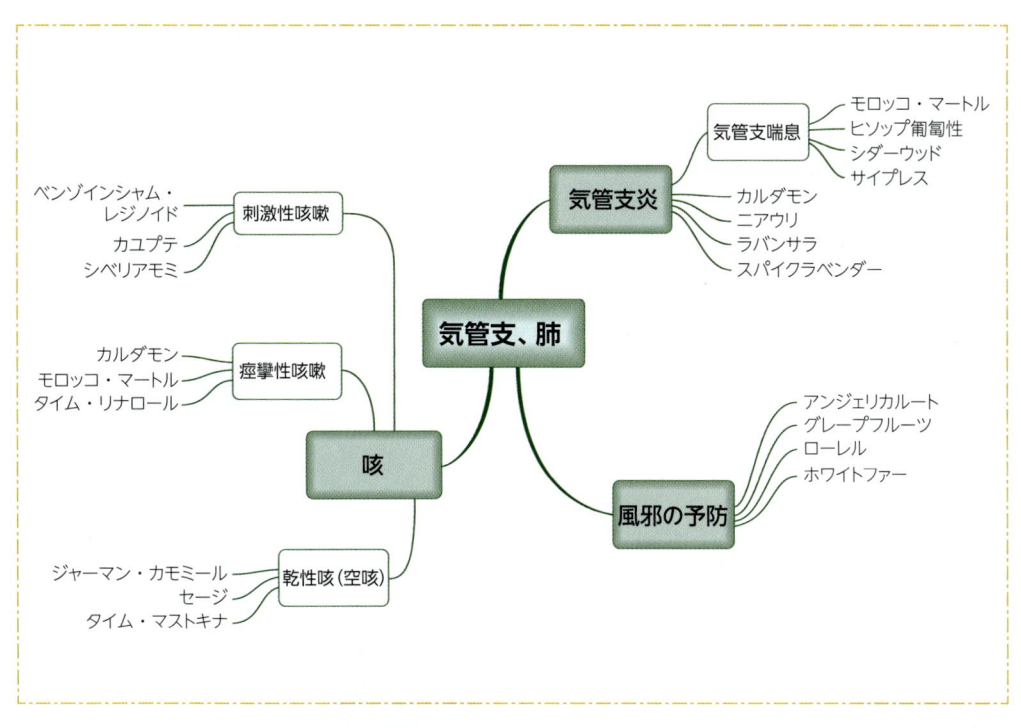

4.1 気管支炎

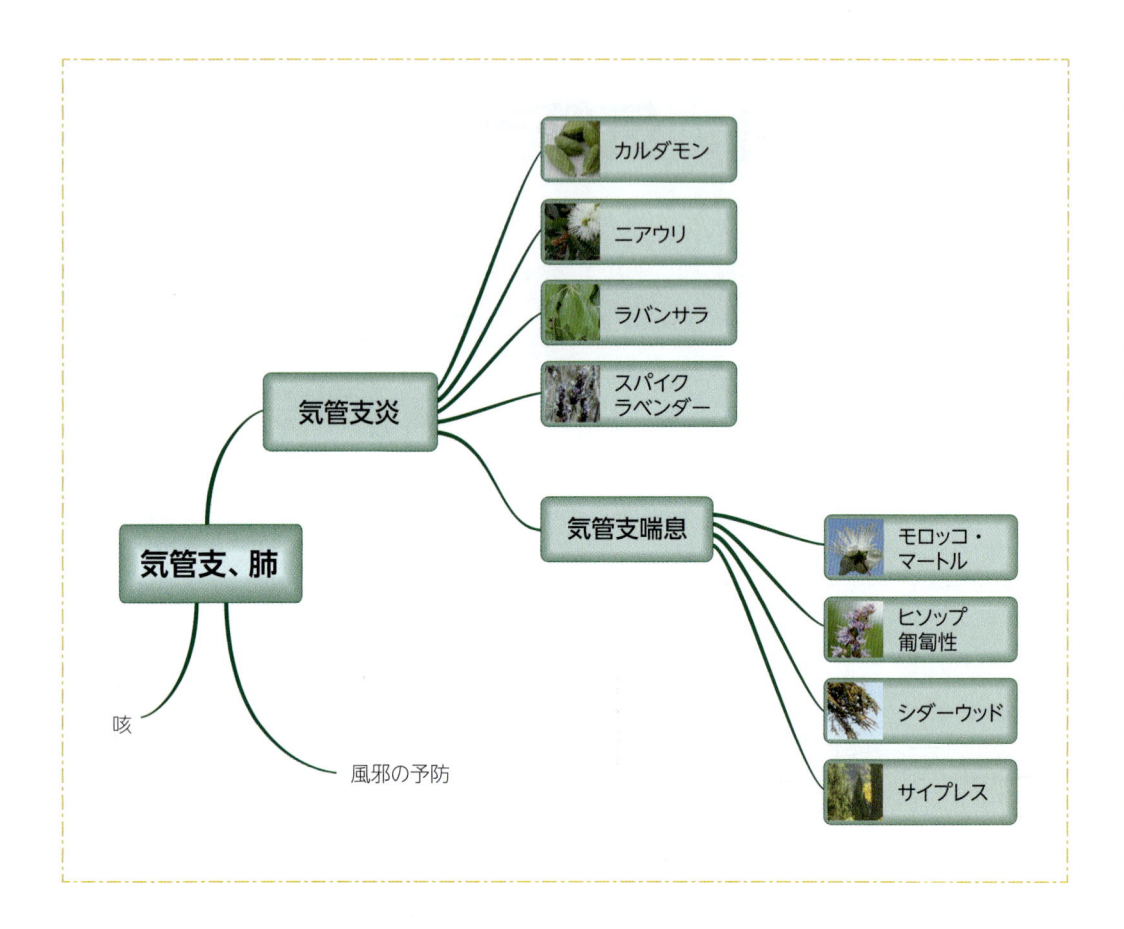

```
気管支、肺
├─ 気管支炎
│   ├─ カルダモン
│   ├─ ニアウリ
│   ├─ ラバンサラ
│   ├─ スパイクラベンダー
│   └─ 気管支喘息
│       ├─ モロッコ・マートル
│       ├─ ヒソップ匍匐性
│       ├─ シダーウッド
│       └─ サイプレス
├─ 咳
└─ 風邪の予防
```

カルダモン (Elettaria cardamomum L.)

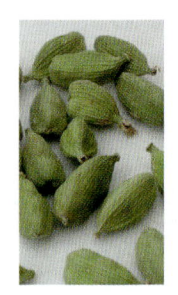

カルダモンは、ウイルス性と細菌性どちらの気管支炎の治療にも理想的な助っ人です。痰を切り喀出しやすくします。
からだに対する作用： 強い抗菌作用と抗ウイルス作用、消炎、痙攣抑制、粘液排出、去痰
心と精神に対する作用： 鎮静
代用できる精油： ローレル、ユーカリ・ラジアータ、ユーカリ・グロブルス、ローズマリー・シネオール

ニアウリ
(Melaleuka viridiflora Solander ex Gaertner)

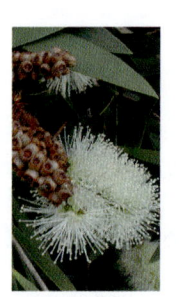

ニアウリオイルは非常に肌に優しく、さまざまな症状に用いることができます。主成分がテルピネオールであるため、特に気管支疾患と耳鼻咽喉科疾患に最適です。
からだに対する作用： 抗菌（グラム陽性球菌、黄色ブドウ球菌、A群およびB群連鎖球菌）、抗ウイルス、滅菌、消炎、粘液排出、去痰
心と精神に対する作用： 精神力向上、頭脳明晰
代用できる精油： カユプテ、ヒソップ匍匐性

ラバンサラ
(Cinnamomum camphora CT 1,8-Cineol)

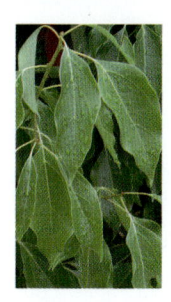

マダガスカル語でラバンサラは、葉(leaf)を意味する「ravina」と、優れた(good)を意味する「tsar」からなる造語で、「優れた葉」という意味があります。葉から採れる精油は皮膚に優しく、細菌性とウイルス性両方の感染症に有効で、免疫力低下時にも使えるなど作用も多岐です。

からだに対する作用：抗ウイルス、抗菌、消炎、粘液溶解、去痰、免疫機能促進
心と精神に対する作用：精神力向上
代用できる精油：タイム・マストキナ

スパイクラベンダー
(Lavandula latifolia L. syn. Lavandula spica)

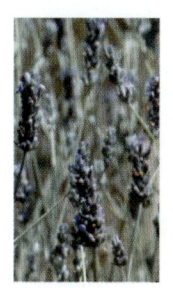

慢性気管支炎の補助療法でもっとも威力を発揮します。ラベンダー種の中で抗菌作用の最も高いオイルです。

からだに対する作用：強い抗菌作用と抗ウイルス作用、粘液溶解、去痰、鎮痙
心と精神に対する作用：活力向上、バランス調整
代用できる精油：ヒソップ匍匐性、ユーカリ・グロブルス

> **注意**
> スペイン産とポルトガル産のスパイクラベンダーオイルは、フランス産のものに比べてカンファー含有率が高いのが特徴です(最大50％)。購入時には原産地を確認しましょう。カンファー含有率の高いスパイクラベンダーオイルは、小児および妊婦には好ましくありません。

基本ブレンド(5mℓ)
カルダモン　　　　　　1.0mℓ
ラバンサラ　　　　　　1.5mℓ
スパイクラベンダー　　1.5mℓ
ニアウリ　　　　　　　1.0mℓ

- スイートアーモンドオイル30mℓに基本ブレンドを12滴加えて、これを胸部に塗ります。
  胸部パック：温めたオリーブオイル小さじ1杯に基本ブレンドを3〜5滴加えます。
- 基本ブレンド5〜6滴
- ボウル1杯の熱湯に基本ブレンドを1〜2滴加えます。

気管支喘息

モロッコ・マートル
(Myrtus communis L. CT Myrtenylacetat)

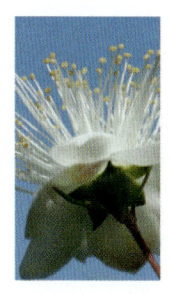

鎮痙作用に優れ、肺胞の機能異常を解消して呼吸を楽にします。

からだに対する作用：鎮痙、滅菌、抗菌
心と精神に対する作用：緊張緩和、不安解消
代用できる精油：カルダモン、ローレル

ヒソップ匍匐性
(Hyssopus officinalis L. var. montana)

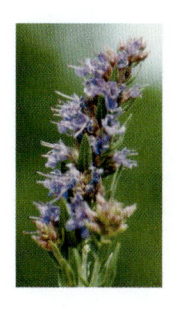

1,8-シネオールが多く含まれており、肺胞領域に粘膜斑が付着するのを防ぎます。また清浄作用によって、気管支の炎症を効果的に抑えます。

からだに対する作用：抗菌
心と精神に対する作用：活力と精神力の向上
代用できる精油：ニアウリ

シダーウッド *(Cedrus atlantica Manet)*

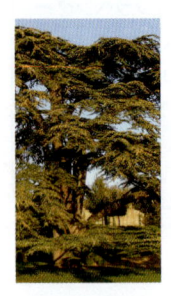

シダーウッドオイルは、稀なセスキテルペンという成分が含まれているのが特徴です。セスキテルペンには高い抗アレルギー作用があることも実証されています。このオイルには精神力を強化する作用もあり、困難な状況にあるときに不安を解消します。

からだに対する作用：消炎、抗アレルギー（抗ヒスタミン）
心と精神に対する作用：不安解消、精神力向上、鎮静
代用できる精油：マヌカ

> **注意**
> 純正のシダーウッドオイルにはモノテルペンケトンは含まれておらず、問題を起こさないセスキテルペンケトンが含まれています。ニオイヒバ属の植物と混同しないように、正確なラテン語学術名を確認しましょう。

サイプレス *(Cupressus sempervirens L.)*

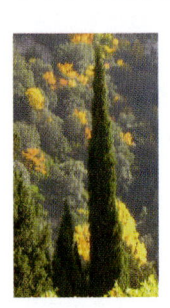

サイプレスオイルとシダーウッドオイルを併用すれば、アレルギー性喘息と花粉症に最大の効果が得られることが経験からわかっています。サイプレスオイルは肥満細胞の細胞膜を安定させ、ヒスタミンの放出を抑えます。

からだに対する作用：滅菌、抗アレルギー（抗ヒスタミン）
心と精神に対する作用：バランス調整、精神力向上
代用できる精油：フランキンセンス・アデン

基本ブレンド（5mℓ）

モロッコ・マートル　1.0mℓ
ヒソップ匍匐性　0.5mℓ
シダーウッド　1.5mℓ
サイプレス　2mℓ

- 急性アレルギー喘息には蜂蜜小さじ1杯にシダーウッド1滴とサイプレス2滴を加えて内用します。激しいときは1日2回服用します。
- ボディオイル：ホホバオイル50mℓに基本ブレンドを10滴加えます。
- 基本ブレンド5～6滴

4.2 風邪の予防

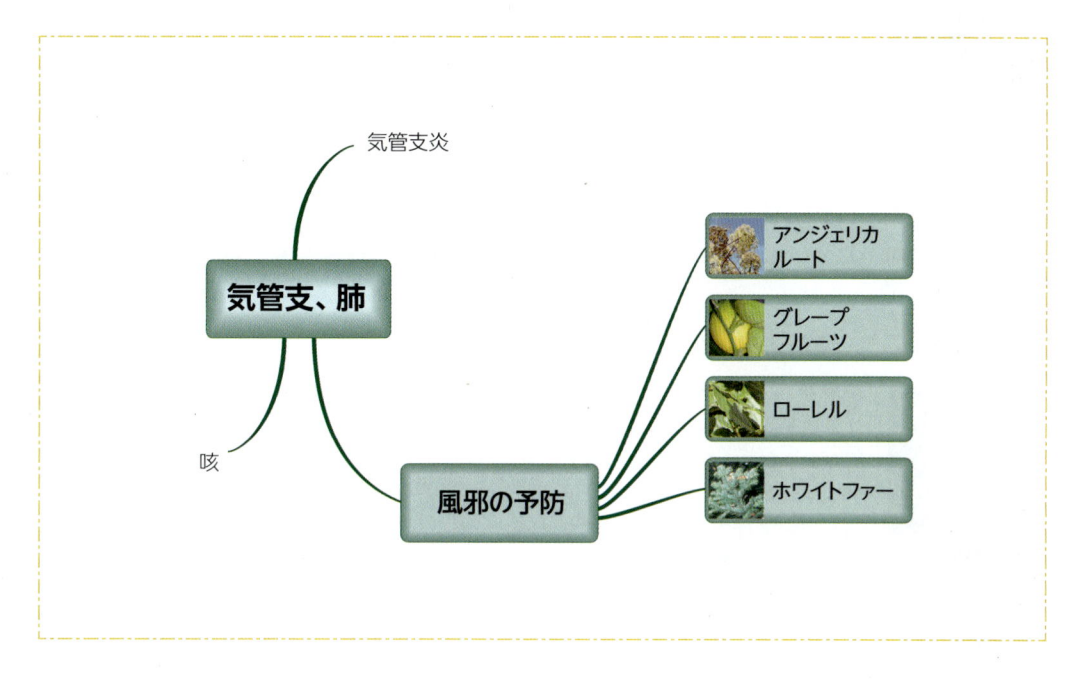

```
気管支炎 ─┐
         ├─ 気管支、肺 ─┐
咳     ─┘              │         ┌─ アンジェリカルート
                       ├─ 風邪の予防 ┼─ グレープフルーツ
                                   ├─ ローレル
                                   └─ ホワイトファー
```

アンジェリカルート
(Angelica archangelica L.)

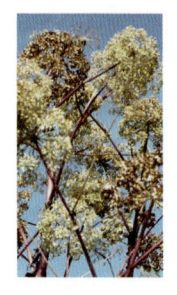

アンジェリカは中世の頃には既に感染の予防剤として認められていました。アンジェリカから採れる精油は、「パワーオイル」として強壮作用があるほか、モノテルペンを多く含むため非常に強い滅菌作用があります。

からだに対する作用：強い滅菌作用、抵抗力増強
心と精神に対する作用：精神安定

> **注 意**
> アンジェリカオイルにはフロクマリンが多く含まれ皮膚が光に敏感に反応するようになります。そのため、使用後に紫外線に当たると光毒性皮膚炎が生じるおそれがあります。生理的用量（成人で1％未満、幼児で0.5％未満）による副作用は報告されていません。

グレープフルーツ *(Citrus paradisi)*

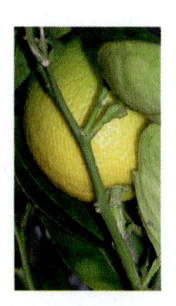

ストレスがたまると免疫系が弱くなり、やる気がなくなる、疲労感、不機嫌といった症状がでます。新鮮でフルーティなグレープフルーツオイルの香りを嗅げば、気分が良くなり、免疫系が強くなるでしょう。このオイルにはモノテルペンが多く含まれているので、消毒作用もあります。

からだに対する作用：免疫機能促進、空気浄化
心と精神に対する作用：気分爽快
代用できる精油：シトラスオイル全種

> **注 意**
> 皮膚が敏感な人は高用量（1％超）で用いると、皮膚を刺激することがあります。フロクマリンが含まれていますが微量ですので、生理的用量（1％）であれば日光過敏症になることはありません。

ローレル (Laurus nobilis L.)

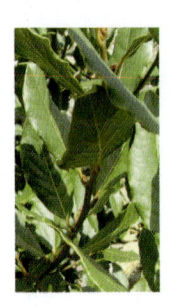

ローレルオイルには心身の強壮をはじめ、多種多様な作用があります。風邪の予防にも最適です。

からだに対する作用： 強い抗菌作用、抗ウイルス

心と精神に対する作用： 精神力と活力の向上

代用できる精油： カルダモン、モロッコ・マートル

ホワイトファー (Abies alba Mill.)

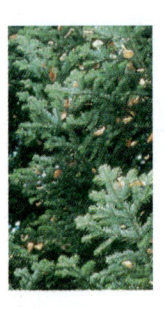

新鮮な香りのホワイトファーには、気分を爽快にさせる強い作用があります。シトラスオイルとブレンドすれば、非常に高い室内空気殺菌作用が得られます。

からだに対する作用： 強い抗菌作用、抗ウイルス、免疫機能促進

心と精神に対する作用： 気分爽快、精神力向上

代用できる精油： グランドファー、シベリアモミ

基本ブレンド (5ml)

グレープフルーツ　2.0ml
アンジェリカ　0.5ml
ローレル　1.0ml
ホワイトファー　1.5ml

以上の精油を茶色の5mlガラス小瓶に入れます。

- 応急処置：基本ブレンド1〜2滴をハンカチの上に落として吸入します。
- 基本ブレンド5〜6滴
- 全身浴（1回分）：生クリーム半カップに基本ブレンドを8〜10滴加えます。

4.3 咳

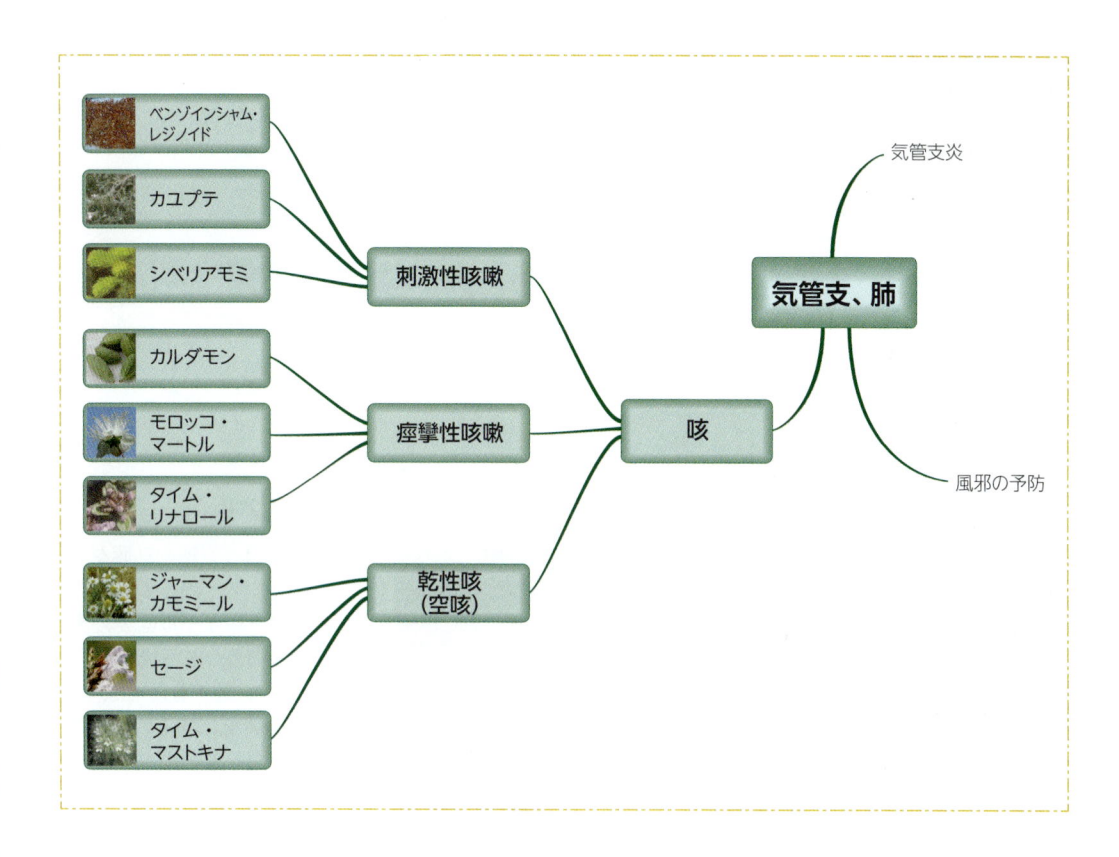

```
ベンゾインシャム・レジノイド ┐
カユプテ ─────────────────┼─ 刺激性咳嗽 ┐
シベリアモミ ────────────┘              │
                                        │           ┌─ 気管支炎
カルダモン ──────────────┐              │           │
モロッコ・マートル ──────┼─ 痙攣性咳嗽 ─┼─ 咳 ─ 気管支、肺
タイム・リナロール ──────┘              │           │
                                        │           └─ 風邪の予防
ジャーマン・カモミール ─┐              │
セージ ──────────────────┼─ 乾性咳（空咳）┘
タイム・マストキナ ──────┘
```

刺激性咳嗽

ベンゾインシャム・レジノイド
(Styrax tonkinensis)

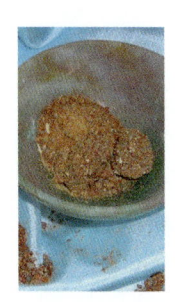

ベンゾインの気道鎮静作用は、すでに紀元後50年にペダニウス・ディオスコリデスによって記述され、経験医学で実証されています。ベンゾインから採れる精油は、敏感になった気道を癒す真のバルサムです。

からだに対する作用：消炎、穏やかな去痰作用、痙攣抑制
心と精神に対する作用：緊張緩和
代用できる精油：スチラックス

カユプテ *(Melaleuca cajeputi L. syn. Melaleuca leucadendron L.)*

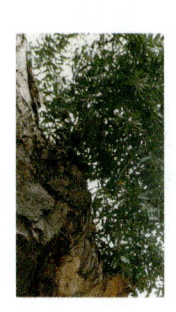

カユプテオイルはややユーカリに似た暖かな香りを持ち、皮膚に優しい反面、非常に有効な防腐剤でもあります。ペパーミントオイルやユーカリオイルよりも忍容性に優れます。

からだに対する作用：咳嗽軽減、粘液排出、去痰
心と精神に対する作用：神経強壮
代用できる精油：アニスシード、ニアウリ、ユーカリ・ラジアータ

シベリアモミ *(Abies sibirica L.)*

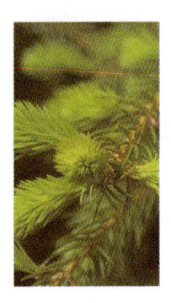

緊張緩和作用のある成分を含んでいるシベリアモミオイルは、ストレスで気道に障害が生じたときに喉のイライラを落ち着かせます。
からだに対する作用：粘液排出、強い鎮痙作用
心と精神に対する作用：神経強壮、ストレス解消
代用できる精油：パイン

胸部セラピー用オイル

- カユプテ　5滴
  シベリアモミ　3滴
  ベンゾイン　3滴
  スチラックス　1滴
  以上の精油をホホバオイル30mlに加えて、これで胸部をマッサージします。

- カユプテ　1滴
  ベンゾイン　1滴
  以上の精油をボウル1杯の熱湯に加えます。

痙攣性咳嗽

カルダモン *(Elettaria cardamomum L.)*

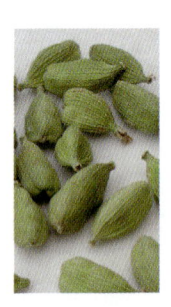

カルダモンは非常に古くから使われているスパイスです。そのカルダモンから採れるオイルには鎮静、抗痙攣作用のある成分が含まれているため、気道領域の痙攣性および炎症性障害の治療に理想的です。
からだに対する作用：痙攣抑制、去痰
心と精神に対する作用：鎮静、バランス調整
代用できる精油：ローレル、シベリアモミ

モロッコ・マートル
(Myrtus communis L. CT Myrtenylacetat)

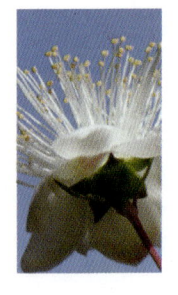

穏やかな癒し系ですっきりとしたモロッコ・マートルオイルの香りを嗅げば、呼吸が楽になるとともに、緊張した粘膜が落ち着き緊張が緩和します。
からだに対する作用：粘液溶解、去痰、鎮痙
心と精神に対する作用：気分爽快、精神力向上
代用できる精油：トルコ・マートル

タイム・リナロール
(Thymus vulgaris L. CT Linalool)

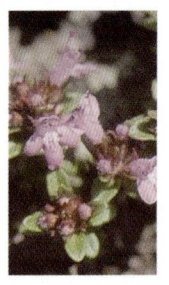

痙攣性咳嗽は、気道の粘膜を激しく損傷します。穏やかなタイム・リナロールオイルは免疫系強壮作用のほか、傷んだ粘膜の炎症を抑えて落ち着かせます。また気分を爽快にする効能もあり、新しい力とエネルギーが湧いてきます。
からだに対する作用：滅菌、免疫機能促進、痙攣抑制、スキンケア
心と精神に対する作用：気分爽快、活力向上
代用できる精油：タイム・ツヤノール、フランキンセンス・アデン

胸部セラピー用オイル

- カルダモン　4滴
  モロッコ・マートル　4滴
  タイム・リナロール　4滴
  以上の精油をスイートアーモンドオイル30mlに加えて、これを胸部に塗ります。

- カルダモン　1滴
  モロッコ・マートル　1滴
  タイム・リナロール　1滴
  以上の精油をボール1杯の熱湯に入れます。

乾性咳（空咳）

ジャーマン・カモミール
(Matricaria recutitia L.)

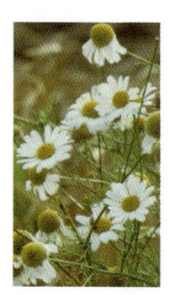

空咳で傷ついた気管支の粘膜を落ち着かせるには、カマズレンを多く含むジャーマン・カモミールオイルが効果的です。ヒリヒリ感を除き、回復を早めます。
からだに対する作用： 強い消炎作用、抗ウイルス、痙攣抑制
心と精神に対する作用： 鎮静、緊張緩和、バランス調整
代用できる精油： ヤロウ

タイム・マストキナ *(Thymus mastichina)*

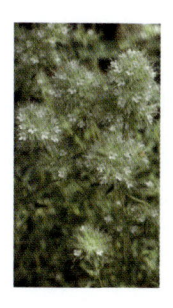

タイム・マストキナオイルは、イベリア半島に野生する独特なタイム種で、「スペインのフォレストマジュラム」という名称で販売されています。あらゆる気道疾患に効果があり、特に空咳を抑える作用に優れます。
からだに対する作用： 粘液溶解、粘液排出、去痰、粘膜のケア
心と精神に対する作用： 活力向上
代用できる精油： ヒソップ匍匐性

セージ *(Salvia officinalis L.)*

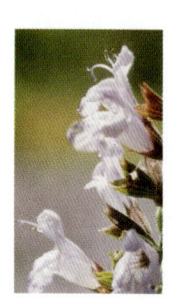

セージオイルの主成分はモノテルペンケトンですが、この成分と他の成分との相互作用によって、口内と咽頭部の炎症、咳、気管支炎に効果があるため、こうした疾患治療のスペシャリストとされています。
からだに対する作用： 強い抗ウイルス作用、粘液溶解作用および粘液排出作用、細胞再生
心と精神に対する作用： 緊張緩和
代用できる精油： ナナミント

> **注意**
> 他のモノテルペンケトン含有率の高いオイルと同様に、セージオイルにも神経毒性と流産誘発性があるため、使用に際しては十分に注意してください。妊婦、乳児、幼児には適していません。生理的用量（最大0.5％）であれば、妊婦や幼児にも副作用の心配はありません。

基本ブレンド（5mℓ）

タイム・マストキナ　3.5mℓ
セージ　1.0mℓ
ジャーマン・カモミール　0.5mℓ

- 胸部マッサージオイル：スイートアーモンドオイル30mℓに基本ブレンドを12滴加えます。
- ボウル1杯の熱湯に基本ブレンドを1～2滴加えます。

5　心臓、循環器

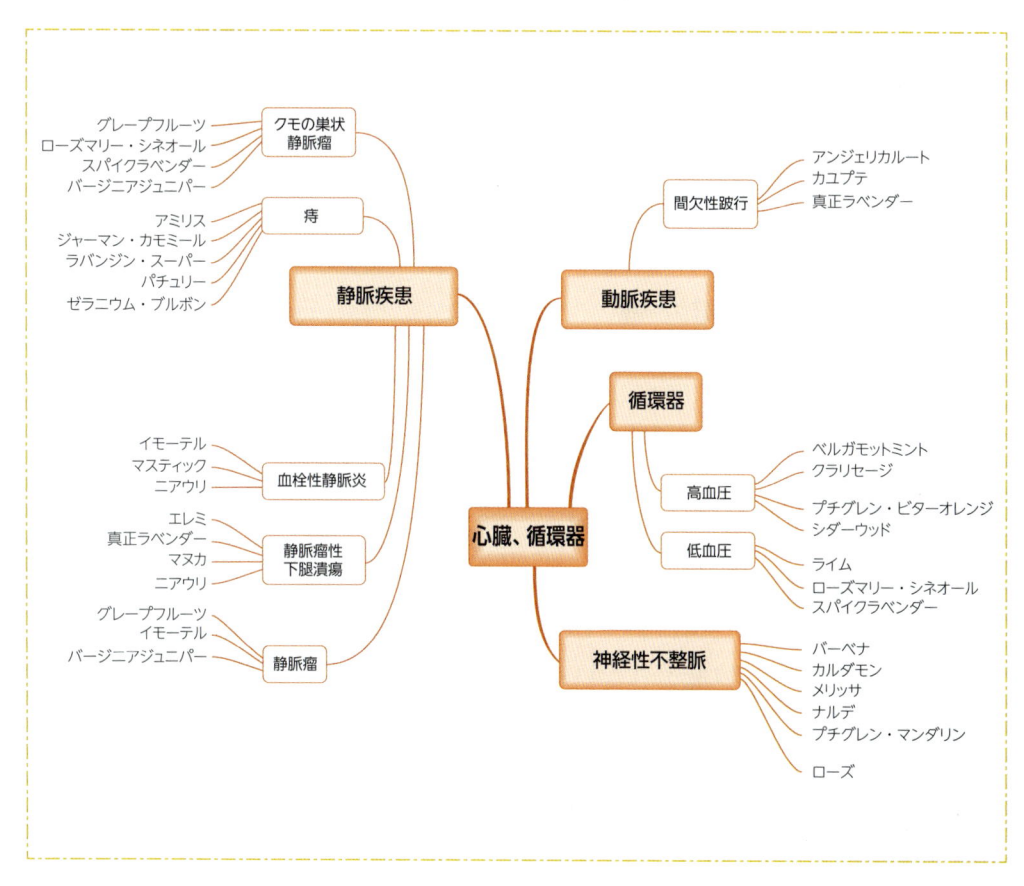

静脈疾患

クモの巣状静脈瘤
- グレープフルーツ
- ローズマリー・シネオール
- スパイクラベンダー
- バージニアジュニパー

痔
- アミリス
- ジャーマン・カモミール
- ラバンジン・スーパー
- パチュリー
- ゼラニウム・ブルボン

血栓性静脈炎
- イモーテル
- マスティック
- ニアウリ

静脈瘤性下腿潰瘍
- エレミ
- 真正ラベンダー
- マヌカ
- ニアウリ

静脈瘤
- グレープフルーツ
- イモーテル
- バージニアジュニパー

動脈疾患

間欠性跛行
- アンジェリカルート
- カユプテ
- 真正ラベンダー

循環器

高血圧
- ベルガモットミント
- クラリセージ
- プチグレン・ビターオレンジ
- シダーウッド

低血圧
- ライム
- ローズマリー・シネオール
- スパイクラベンダー

神経性不整脈
- バーベナ
- カルダモン
- メリッサ
- ナルデ
- プチグレン・マンダリン
- ローズ

5.1 動脈疾患

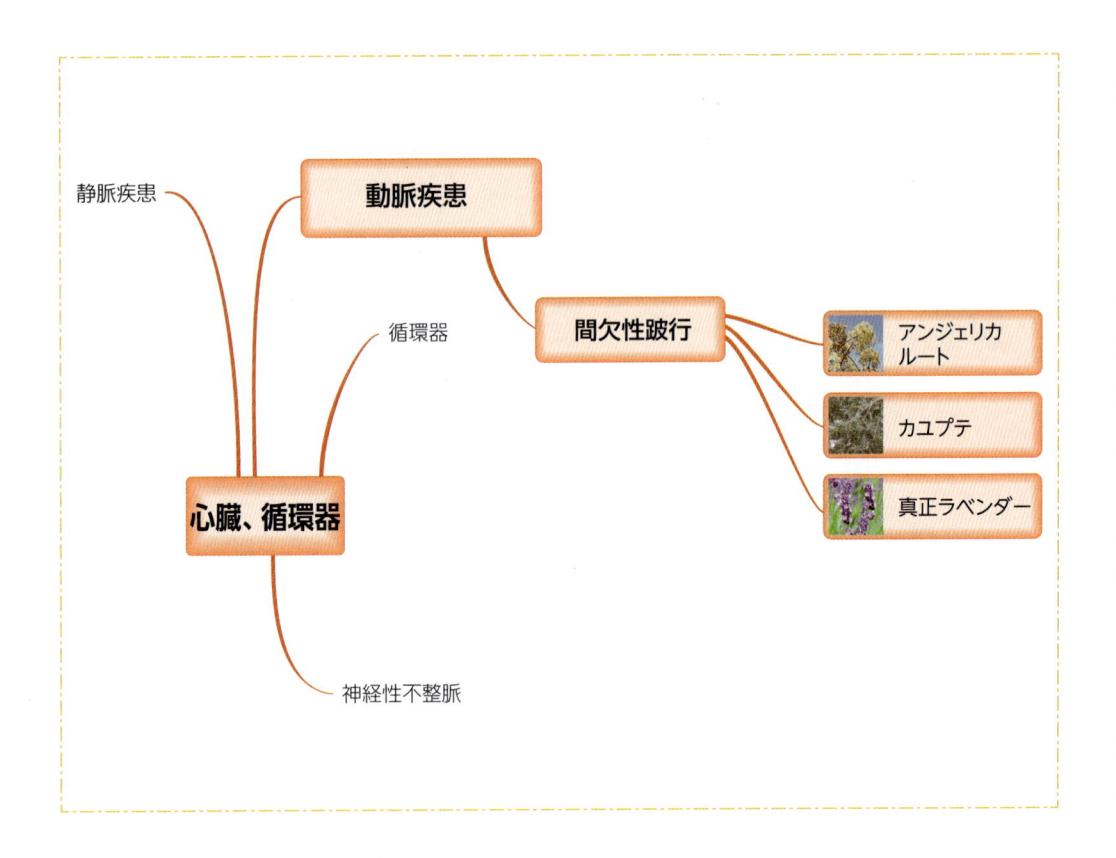

```
静脈疾患 ─┐
          │    ┌─────────┐
          │    │ 動脈疾患 │
          │    └────┬────┘
          │         │
          │    循環器│      ┌──────────┐      ┌──────────────┐
          │         │      │ 間欠性跛行 ├──────┤ アンジェリカルート │
          │         │      └────┬─────┘      └──────────────┘
          │         │           │            ┌──────────┐
          │   ┌─────┴──────┐    ├────────────┤  カユプテ  │
          └───┤ 心臓、循環器 │────┘            └──────────┘
              └─────┬──────┘                 ┌──────────────┐
                    │                         │ 真正ラベンダー │
                    │                         └──────────────┘
                    │
              神経性不整脈
```

間欠性跛行

アンジェリカルート
(Angelica archangelica L.)

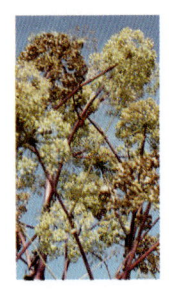

アンジェリカルートオイルの最大の特徴は、モノテルペン含有率が90～95％と高いことにあります。そのため高用量で用いると血行が促進されて、組織に酸素が行きわたり、疼痛を緩和します。アンジェリカルートオイル、カユプテオイル、真正ラベンダーオイルの3種をブレンドすれば、この作用がもっと増強されます。

からだに対する作用：強い血行促進作用、鎮痛

> **注意**
> フロクマリンが含まれており、皮膚が光に敏感に反応するようになるため、使用後に紫外線に当たると光毒性皮膚炎が現われるおそれがあります。生理的用量（成人で1％未満、幼児で0.5％未満）による既知の副作用はありません。

カユプテ (Melaleuca cajeputi L. syn. Melaleuca leucadendron L.)

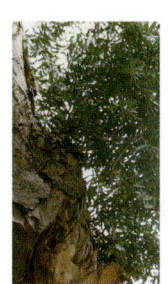

カユプテオイルは、結合組織の物質代謝を促進することによって痛みを和らげます。
からだに対する作用：血行促進、皮膚の代謝促進、鎮痛
代用できる精油：トルコ・マートル

ボディオイル用ブレンド

アンジェリカルート　25滴
カユプテ　12滴
真正ラベンダー　10滴
以上の精油をセントジョンズワートオイル30mlとカロフィラムオイル20mlに加えます。

真正ラベンダー (Lavandula angustifolia P. Miller syn. Lavandula vera)

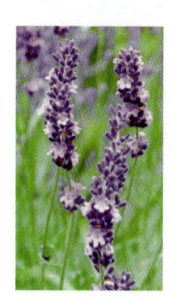

真正ラベンダーオイルには、脈管と筋肉の痙攣を抑えて鎮静させる作用があります。その結果、痛みが和らぎます。
からだに対する作用：鎮痛、血行促進、鎮痙
代用できる精油：ラバンジン・スーパー

5.2 循環器

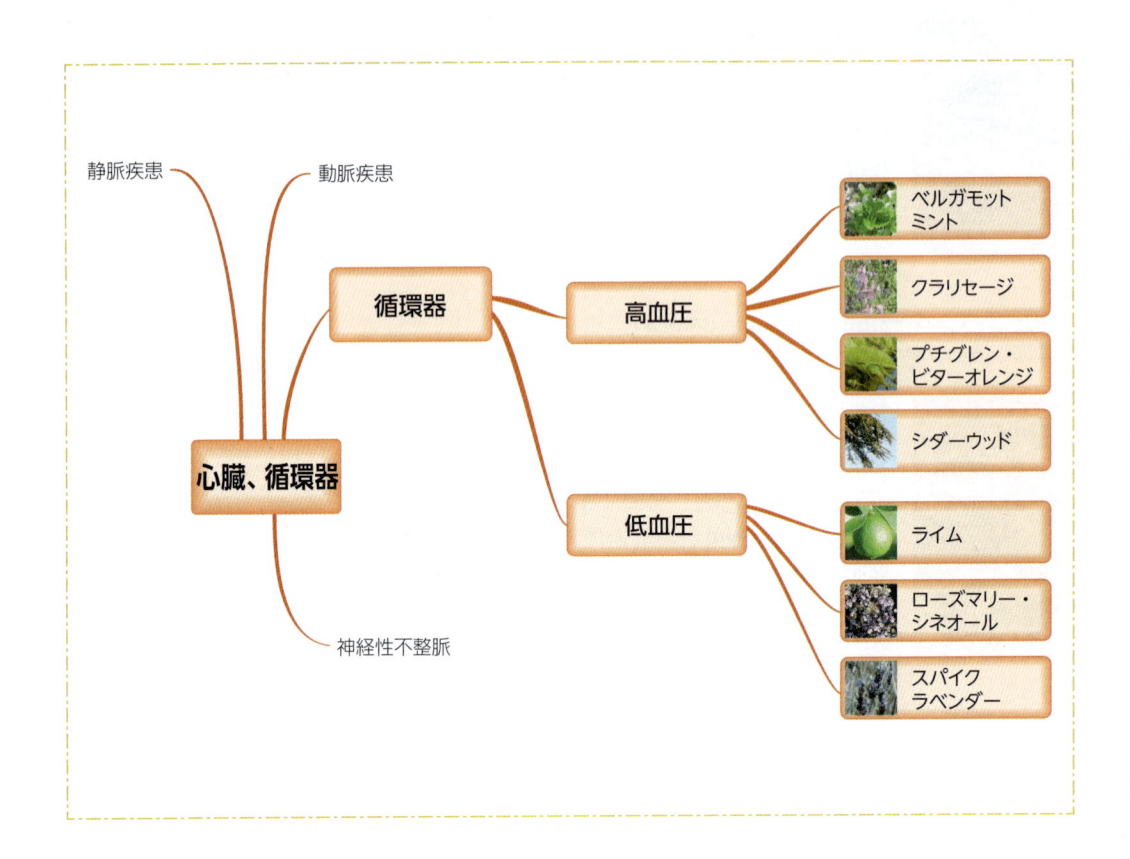

```
心臓、循環器
├── 静脈疾患
├── 動脈疾患
├── 循環器
│   ├── 高血圧
│   │   ├── ベルガモットミント
│   │   ├── クラリセージ
│   │   ├── プチグレン・ビターオレンジ
│   │   └── シダーウッド
│   └── 低血圧
│       ├── ライム
│       ├── ローズマリー・シネオール
│       └── スパイクラベンダー
└── 神経性不整脈
```

高血圧

ベルガモットミント (Mentha citrata L.)

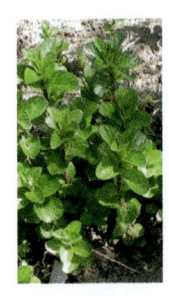

フローラルミントの優しい香りのするベルガモットミントオイルは、作用が真正ラベンダーオイルと非常に良く似ており、ラベンダーの香りが苦手な人には最適な代用オイルです。
からだに対する作用：鎮痙、血行促進
心と精神に対する作用：バランス調整、鎮静、緊張緩和
代用できる精油：真正ラベンダー

クラリセージ (Salvia sclarea L.)

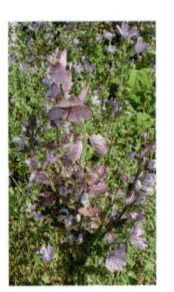

高血圧の最大の原因は精神の緊張と硬直であるとされていますが、クラリセージオイルはこうした問題を解消する作用があります。
からだに対する作用：鎮痙、緊張緩和
心と精神に対する作用：バランス調整、活力向上
代用できる精油：イランイラン

5.2 循環器

> **注意**
> クラリセージ（Salvia sclarea）から採れる精油とコモンセージ（Salvia officinalis）から採れる精油を混同してはいけません。クラリセージオイルにはモノテルペンケトンが多く含まれており、経口で高用量使用すると流産を誘発したり、神経組織に有毒な影響を与えるおそれがあります。マッサージオイルに2～3滴加える程度であれば心配する必要はありません。

プチグレン・ビターオレンジ
(Citrus aurantium L. ssp. amara)

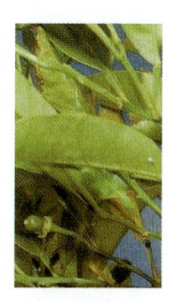

ネロリオイルに似た香りのするプチグレン・ビターオレンジオイルは比較的安価ですが、作用は真正ラベンダーオイルに似ています。特に、イライラしているときや情緒が不安定なときに、からだの調子を整える作用に優れます。
からだに対する作用：鎮痙、バランス調整、血圧調整
心と精神に対する作用：気分爽快、緊張緩和
代用できる精油：真正ラベンダー

シダーウッド (Cedrus atlantica Manet)

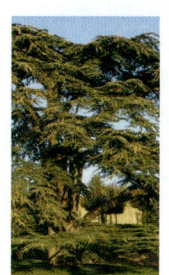

変化に対する不安のため血圧が上昇したときに、精神力強化作用のあるこのオイルを使えば、落ち着いて安心感が得られます。
心と精神に対する作用：鎮静、調和、不安解消
代用できる精油：バージニアジュニパー

> **注意**
> 純正のシダーウッドオイルにはモノテルペンケトンは含まれておらず、問題のないセスキテルペンケトンが含まれています。ニオイヒバ属と混同しないよう、購入時には正確なラテン語学術名を確認しましょう。

> **ブレンド**
> ベルガモット　6滴
> プチグレン・ビターオレンジ　2滴
> クラリセージ　2滴
> シダーウッド　3滴
> 以上の精油をホホバオイル50mlに加えます。
> ◎ このブレンドを定期的に心臓と腹腔神経叢に塗ります。

低血圧

ライム (Citrus medica L.)

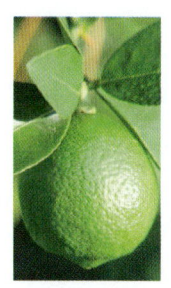

果皮をコールドプレスして得たこのオイルは、繊細で「未熟な」独特の香りがし、その鋭くフレッシュな香りを嗅ぐだけで、気分が爽快になり、からだのエンジンもかかるでしょう。
からだに対する作用：血行促進、強壮
心と精神に対する作用：気分爽快、活気づけ
代用できる精油：レモン、グレープフルーツ、リツェアクベバ

ローズマリー・シネオール
(Rosmarinus off. L. CT 1,8-Cineol)

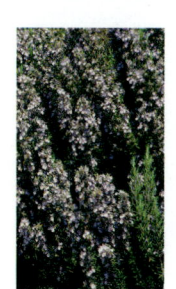

主な作用物質はシネオールとカンファーで、両者が互いに作用して心身を大きく活気づけます。したがって低血圧の人に理想的です。
からだに対する作用：（低用量）からだの刺激と活力向上
心と精神に対する作用：（低用量）気分高揚
代用できる精油：ローズマリー・カンファー

> **注意**
> 生理的用量（0.5〜1%）による副作用は報告されていません。高血圧の人は、ローズマリーオイルを入浴剤として用いないこと。妊婦、乳児、幼児には適していませんが、ブレンドに1〜2滴加える程度であれば問題ありません。

スパイクラベンダー
(Lavandula latifolia L. Medicus)

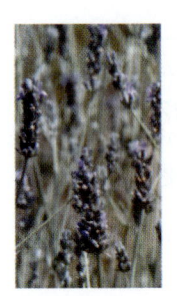

1,8-シネオールとボルネオン（カンファー）が含まれているスパイクラベンダーオイルの暖かな香りを嗅げば、元気が湧き活力が向上します。循環器の働きを回復させたいときに非常に役立ちます。

からだに対する作用：心臓と循環器の活性化

心と精神に対する作用：活力向上

> **注意**
> スペイン産とポルトガル産のスパイクラベンダーオイルは、フランス産のものに比べるとカンファー含有率が高く、最大で50%にものぼります。したがって、購入時には原産地を確かめましょう。カンファーを多く含むスパイクラベンダーオイルは、小児および妊婦には好ましくありません。

基本ブレンド（5mℓ）

ライム　2mℓ
ローズマリー・シネオール　1.5mℓ
スパイクラベンダー　1.5mℓ

◉ このブレンドを定期的に心臓と腹腔神経叢に塗ります。
シャワージェル：Bio品質の中性クリームソープ100mℓに基本ブレンドを20滴加えます。
ボディオイル：スイートアーモンドオイル50mℓに基本ブレンドを10滴加えます。

低血圧の人は、毎朝、全身をブラッシングして冷水浴をすることをお勧めします。

5.3 神経性不整脈

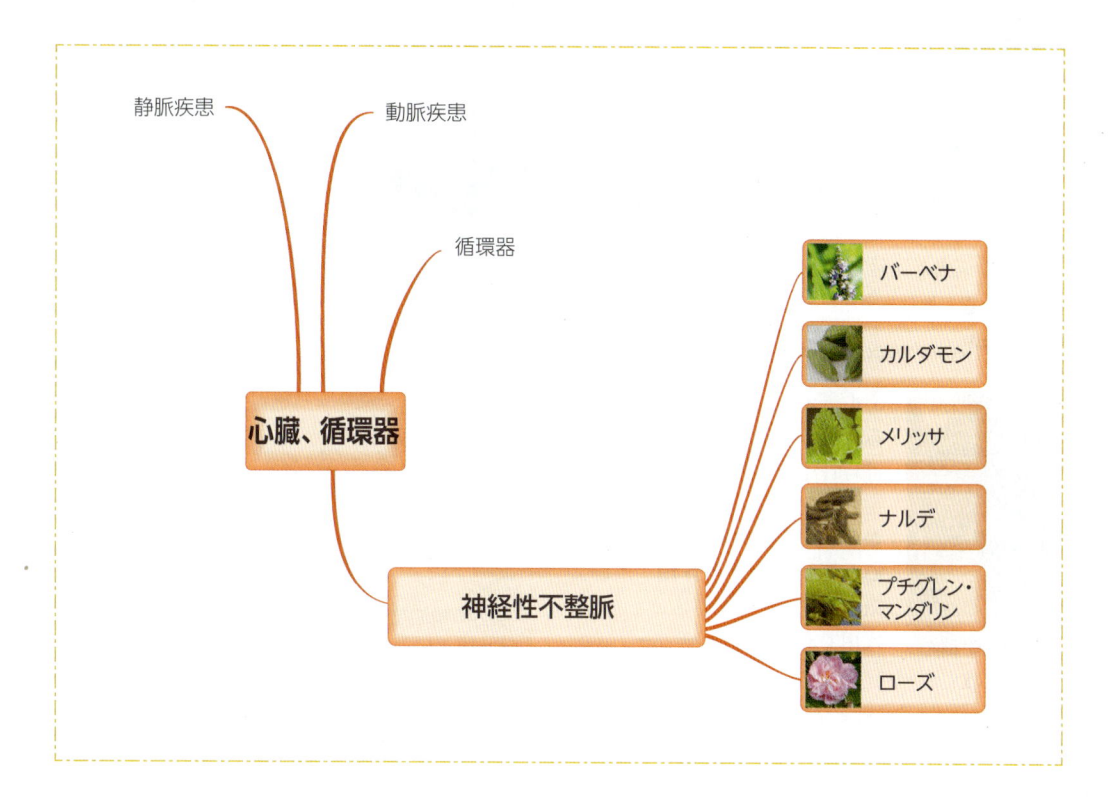

```
静脈疾患        動脈疾患

            循環器                    バーベナ

                                     カルダモン

        心臓、循環器                   メリッサ

                                     ナルデ

        神経性不整脈                   プチグレン・
                                     マンダリン

                                     ローズ
```

バーベナ (Lippia citriodora Kuntze)

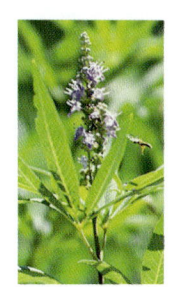

バーベナオイルは非常に高価ですが、微量で気分を爽快にする作用がある点を考慮に入れれば、採算がとれるといえます。この精油はさらに、神経性のからだの不調、特に不整脈として現れる健康障害の治療にも有効です。

からだに対する作用： 心臓の強壮と調整、神経強壮
心と精神に対する作用： 気分爽快（「心臓病恐怖症」時など）

> **注意**
> 直接肌につけると刺激を感じることがありますが、マッサージ用ブレンドに数滴加えるのであれば、問題はありません。

カルダモン (Elettaria cardamomum L.)

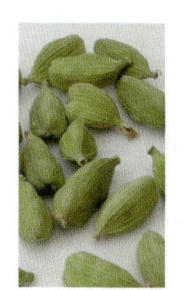

器官に原因のない心臓疾患（狭心症など）、エステルと1,8-シネオールを多く含むカルダモンオイルを使えば、呼吸が楽になります。

からだに対する作用： 強心
心と精神に対する作用： 鎮静、バランス調整

メリッサ(Melissa officinalis L.)

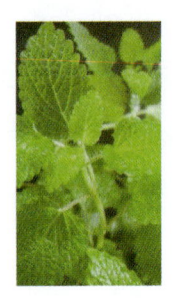

アヴィケンナ（980～1037）が「メリッサは心を喜ばせ、生きる力を強くする」と述べている通り、メリッサオイルは疲れ切った神経を癒し、心悸亢進や頻泊が生じるのを防ぎます。

からだに対する作用：強心、鎮静
心と精神に対する作用：活力が低下しているときは向上させ、更新しているときは落ち着かせる、精神力向上、保護

ナルデ(Nardostachys jatamansi DC.)

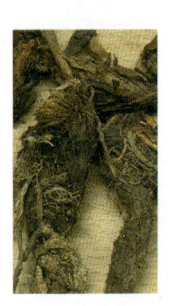

ナルデオイルには調整作用のある成分が大量に含まれており、神経性不整脈に対して心拍を安定させる効果があります。

からだに対する作用：緊張緩和
心と精神に対する作用：鎮静、気分爽快、精神安定
代用できる精油：ベチバー

プチグレン・マンダリン
(Citrus reticulata Blanco)

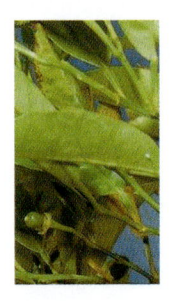

プチグレン・マンダリンオイルは、心臓障害を伴うストレス性自律神経失調症に利用できます。この精油には自律神経系を鎮静し、緊張を緩和する作用があります。

からだに対する作用：調和、緊張緩和
心と精神に対する作用：感情の調節、強いストレス解消作用
代用できる精油：ローズ・アブソリュート

ローズ(Rosa damascena P. Miller)

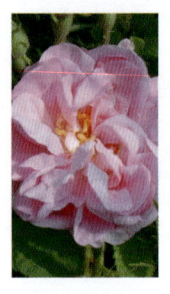

ローズオイルの香りほど、私たちの心に働きかける香りはありません。その力は頑なに閉ざされた心を開き、不安定な心拍を再びリズミカルにします。

からだに対する作用：鎮痙、鎮静、神経および心臓の強壮
心と精神に対する作用：ストレス解消、心の開放
代用できる精油：ゼラニウム・ブルボン、パルマローザ

ブレンド

プチグレン・マンダリン　3滴
バーベナ　1滴
ローズ　1滴
メリッサ　2滴
カルダモン　3滴
以上の精油をスイートアーモンドオイル50mℓに加えます。

◎ このブレンドを定期的に心臓と腹腔神経叢に塗ります。

5.4 静脈疾患

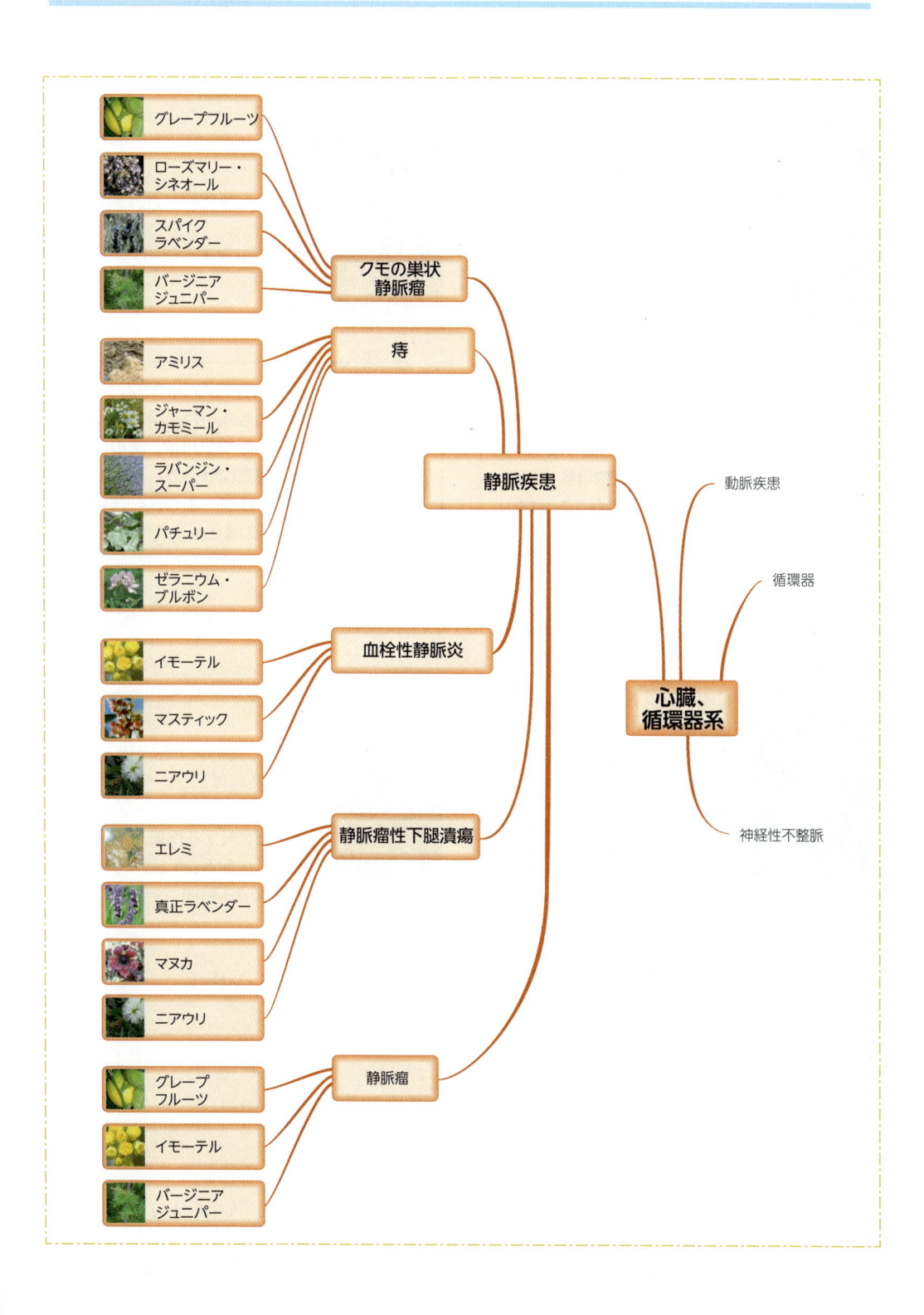

- グレープフルーツ
- ローズマリー・シネオール
- スパイクラベンダー
- バージニアジュニパー

→ クモの巣状静脈瘤

- アミリス
- ジャーマン・カモミール
- ラバンジン・スーパー
- パチュリー
- ゼラニウム・ブルボン

→ 痔

- イモーテル
- マスティック
- ニアウリ

→ 血栓性静脈炎

- エレミ
- 真正ラベンダー
- マヌカ
- ニアウリ

→ 静脈瘤性下腿潰瘍

- グレープフルーツ
- イモーテル
- バージニアジュニパー

→ 静脈瘤

静脈疾患 → **心臓、循環器系**
- 動脈疾患
- 循環器
- 神経性不整脈

クモの巣状静脈瘤

グレープフルーツ
(Citrus paradisi Macfayden J.)

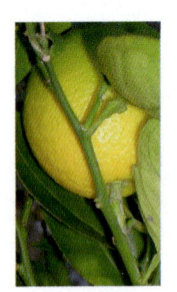

グレープフルーツオイルには結合組織に働きかける作用があるため、結合組織の虚弱が原因であるクモの巣状静脈瘤の治療に効果があります。
からだに対する作用：血行促進、皮膚の代謝促進、毒素排出
代用できる精油：オレンジ、レモン

> **注意**
> グレープフルーツオイルは高濃度（1％超）で用いると皮膚を刺激することがあります。フロクマリンが微量含まれていますが、生理的用量（1％）で用いれば皮膚に日光過敏症が現われることはありません。

スパイクラベンダー
(Lavandula latifolia L. Medicus)

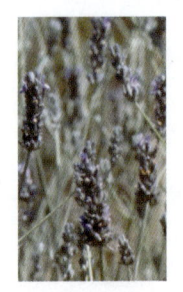

スパイクラベンダーオイルに含まれる成分、特にオキサイドとモノテルペンケトンの相互作用によって、皮膚の代謝が促進されます。
からだに対する作用：皮膚の代謝促進

> **注意**
> スペイン産とポルトガル産のスパイクラベンダーオイルは、フランス産のものよりもカンファー含有率が高く、最大50％にものぼります。そのため、購入時には原産地を確認しましょう。カンファーを多く含むスパイクラベンダーオイルは、小児および妊婦には好ましくありません。

ローズマリー・シネオール
(Rosmarinus officinalis L. CT 1,8-Cineol)

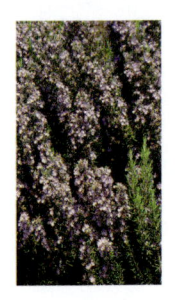

主成分である1,8-シネオールには血行促進作用があり、結合組織に血液を供給し浄化します。
からだに対する作用：血行促進、皮膚の代謝促進

> **注意**
> 生理的用量（0.5～1％）による副作用は報告されていません。高血圧の人は、入浴剤として用いてはいけません。妊婦、乳児、幼児には適していませんが、ブレンドに1～2滴加える程度であれば問題はないでしょう。

バージニアジュニパー
(Juniperus virginiana L.)

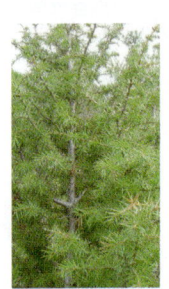

バージニアジュニパーオイルの主成分であるセドロール（セスキテルペノールの一種）には、結合組織の強化および浄化と、リンパの循環促進という作用があります。
からだに対する作用：静脈強壮、リンパ流促進、毒素排出
代用できる精油：マスティック

ボディオイル用ブレンド

グレープフルーツ　6滴
スパイクラベンダー　2滴
ローズマリー・シネオール　3滴
バージニアジュニパー　4滴
以上の精油をセサミオイル50mlに加えます。

痔

アミリス (Amyris balsamifera L.)

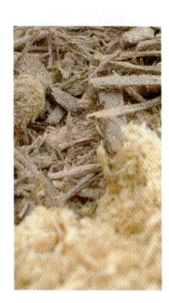

アミリスオイルのからだに対する作用はあまり知られていませんが、アロマセラピーの実践から静脈とリンパ系のうっ滞を解消する働きがあることがわかっています。
からだに対する作用：静脈とリンパ系のうっ滞解消
心と精神に対する作用：ストレス解消

ジャーマン・カモミール (Matricaria recutitia Rauschert)

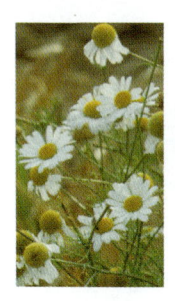

痔裂には強い痒みが伴うことが多いものです。こうした痒みを抑えて傷を癒すには、セスキテルペンを多く含むジャーマン・カモミールオイルを使うとよいでしょう。
からだに対する作用：強い消炎作用、静脈強壮、痙攣抑制
心と精神に対する作用：鎮静
代用できる精油：ヤロウ

ラバンジン・スーパー (Lavandula burnati Briquet)

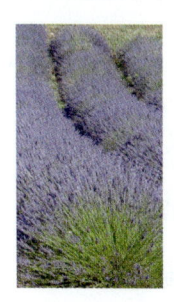

エステルを多く含むラバンジン・スーパーオイルには、痙攣抑制作用と鎮痛作用があり、肛門周囲にできた痛みを伴う静脈瘤を解消します。さらに痒い痔裂を治癒する優れた作用もあります。
からだに対する作用：消炎、細胞再生、創傷治癒
心と精神に対する作用：鎮静
代用できる精油：ラバンジン・アブリアル、ラバンジン・グロッソ、真正ラベンダー、クラリセージ

パチュリー (Pogostemon cablin Bentham)

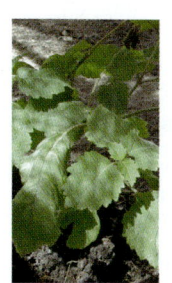

パチュリーから採れる精油は、静脈とリンパ系の疾患治療用として注目されています。
からだに対する作用：緊張緩和、うっ滞解消、静脈強壮、スキンケア、皮膚再生
代用できる精油：バージニアジュニパー、マスティック

ゼラニウム・ブルボン (Pelargonium x asperum Ehrhart ex Willdenow)

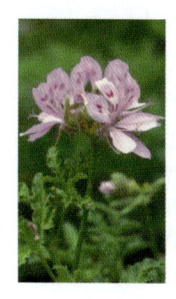

ゼラニウム・ブルボンオイルにはリンパ流の促進とうっ滞解消作用だけではなく、傷を癒す作用もあることから、痔の治療用として注目されています。
からだに対する作用：リンパ流の促進、痙攣抑制、鎮痛、創傷治癒
代用できる精油：パルマローザ

肛門ケアオイル用ブレンド

アミリス　4滴
ジャーマン・カモミール　1滴
ラバンジン・スーパー　2滴
パチュリー　1滴
ゼラニウム・ブルボン　3滴
以上の精油をセントジョンズワートオイル30mlとカロフィラムオイル20mlに加えます。

血栓性静脈炎

イモーテル (Helichrysum italicum G. Don.)

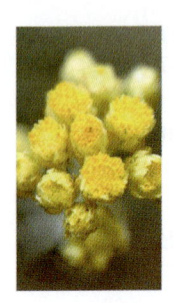

イモーテルオイルは、残念なことに最近では高価になりましたが、非常に役に立つオイルで、微量でも優れた効果が得られます。表在静脈の血栓に対して、驚くほど有効にうっ血を減少させます。
からだに対する作用：強いうっ血減少作用と消炎作用、リンパ流の促進、うっ滞解消

ニアウリ (Melaleuca viridiflora Solander ex Gaertner)

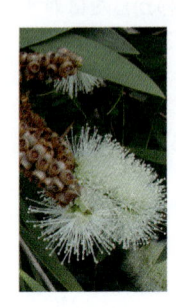

特に下腿に見られる限局した強い炎症には、ニアウリオイルが適しています。このオイルは、組織の炎症を抑えて、強い圧痛を緩和します。
からだに対する作用：強い消炎作用、抗菌、抗ウイルス、結合組織の安定化
代用できる精油：ティートリー

マスティック (Pistacia lentiscus L.)

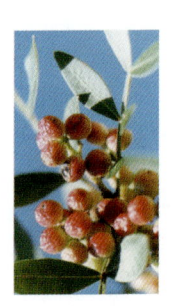

マスティックオイルは強い消炎作用があるだけではなく、毒素排出作用と浄化作用にも優れているため、血栓性静脈炎の補助療法に役立ちます。
からだに対する作用：滅菌、強い静脈とリンパ系のうっ滞解消作用
代用できる精油：アンジェリカルート

ボディオイル用ブレンド

イモーテル　6滴
ニアウリ　8滴
マスティック　6滴
以上の精油をセントジョンズワートオイル30mlとカロフィラムオイル20mlに加えます。

静脈瘤性下腿潰瘍

エレミ (Canarium luzonicum (Miq.) A.)

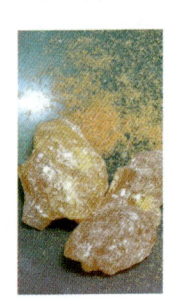

エレミは、アジアではすでに数百年前から創傷軟膏の成分として使われています。創傷を治癒して、皮膚の機能を促進します。
からだに対する作用：強い抗菌作用、消炎、上皮形成、皮膚再生
代用できる精油：フランキンセンス・アデン/イエメン

真正ラベンダー (Lavandula angustifolia P. Miller syn. Lavandula vera)

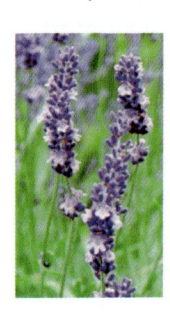

万能薬でもあるラベンダーオイルは、傷を治す作用と消毒作用があることがよく知られ、重宝されています。
からだに対する作用：創傷治癒、細胞再生、消炎
代用できる精油：ラバンジン・スーパー、スパイクラベンダー

マヌカ (Leptospermum scoparium)

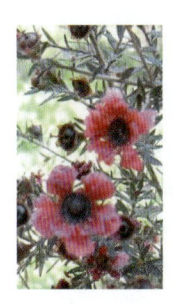

非常に肌に優しいマヌカオイルは、微量でも傷んだ肌を治す力を持っています。
からだに対する作用：肉芽形成促進、上皮形成、創傷治癒
代用できる精油：スチラックス

ニアウリ (Melaleuca viridiflora Solander ex Gaertner)

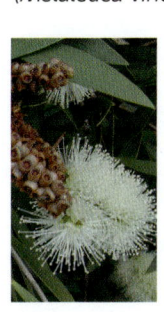

肌に優しいニアウリオイルは、皮膚を保護、消毒、消炎作用を持っているほか、特に静脈の結合組織が損傷したときに有効です。
からだに対する作用：強い抗菌作用、消毒、細胞再生、皮膚の代謝促進
代用できる精油：ティートリー

基本ブレンド（10㎖）

エレミ　2㎖
真正ラベンダー　3㎖
マヌカ　1㎖
ニアウリ　4㎖

- 基本ブレンド20滴をセントジョンズワートオイル30㎖とカロフィラムオイル20㎖に加えて傷の周辺を保護するオイルを作ります。このオイルを殺菌した圧迫ガーゼに浸み込ませて潰瘍部に当て、ガーゼで覆ってからリンゲル液で濡らした包帯を巻きます。鉱油ベースの軟膏は使わないこと。
- フットバス：大さじ1杯の海塩に基本ブレンドを5滴加えます。

静脈瘤

グレープフルーツ (Citrus paradisi Macfayden. J.)

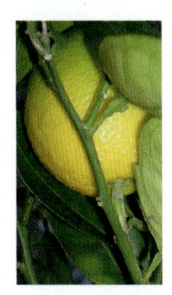

グレープフルーツオイルは他の精油と一緒に使うと相乗作用を発揮して、弱くなった結合組織を強くして血行を促進し、だるさを解消します。
からだに対する作用：血行促進、皮膚の代謝促進、結合組織の安定
心と精神に対する作用：気分爽快
代用できる精油：シトラスオイル全種

> **注意**
> 高用量（1％超）で用いると皮膚を刺激するおそれがあります。

イモーテル (Helichrysum italicum G. Don.)

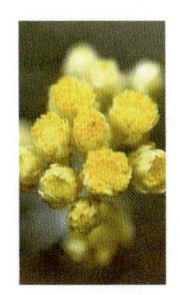

静脈の虚弱が進みリンパの流れが悪くなると、脚に血液がうっ滞して、痛くなることが少なくありません。イモーテルオイルは、リンパをうまく排出させるのに役立ちます。
からだに対する作用：リンパ流の促進、うっ滞解消
代用できる精油：マスティック

バージニアジュニパー
(Juniperus virgiana L.)

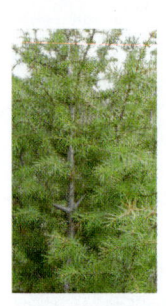

バージニアジュニパーオイルは、静脈瘤と弱った結合組織を治すスペシャリストで、結合組織を強くして安定させ、毒素排出を促進します。サイプレスオイルと一緒に使うと、より高い効果が得られます。

からだに対する作用： 静脈強壮、リンパ流促進、毒素排出

代用できる精油： パチュリー、サイプレス、アミリス

ボディオイル用ブレンド

グレープフルーツ　4滴
イモーテル　3滴
バージニアジュニパー　5滴

以上の精油をセントジョンズワートオイル20mlとカロフィラムオイル30mlに加えます。
静脈瘤にはこのオイルでマッサージするほか、弾性ストッキングを履いたり、冷温交互浴をしたりするのもよいでしょう。

6　消化器系

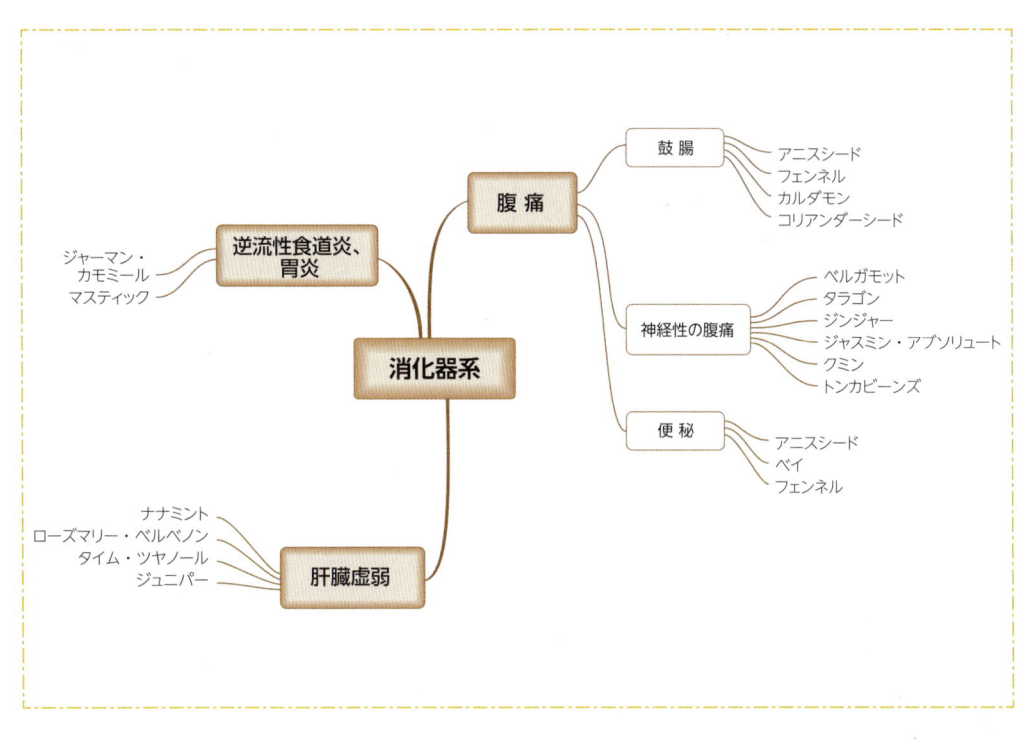

```
消化器系
├─ 逆流性食道炎、胃炎
│    ├─ ジャーマン・カモミール
│    └─ マスティック
├─ 腹痛
│    ├─ 鼓腸
│    │    ├─ アニスシード
│    │    ├─ フェンネル
│    │    ├─ カルダモン
│    │    └─ コリアンダーシード
│    ├─ 神経性の腹痛
│    │    ├─ ベルガモット
│    │    ├─ タラゴン
│    │    ├─ ジンジャー
│    │    ├─ ジャスミン・アブソリュート
│    │    ├─ クミン
│    │    └─ トンカビーンズ
│    └─ 便秘
│         ├─ アニスシード
│         ├─ ベイ
│         └─ フェンネル
└─ 肝臓虚弱
     ├─ ナナミント
     ├─ ローズマリー・ベルベノン
     ├─ タイム・ツヤノール
     └─ ジュニパー
```

6.1 腹痛

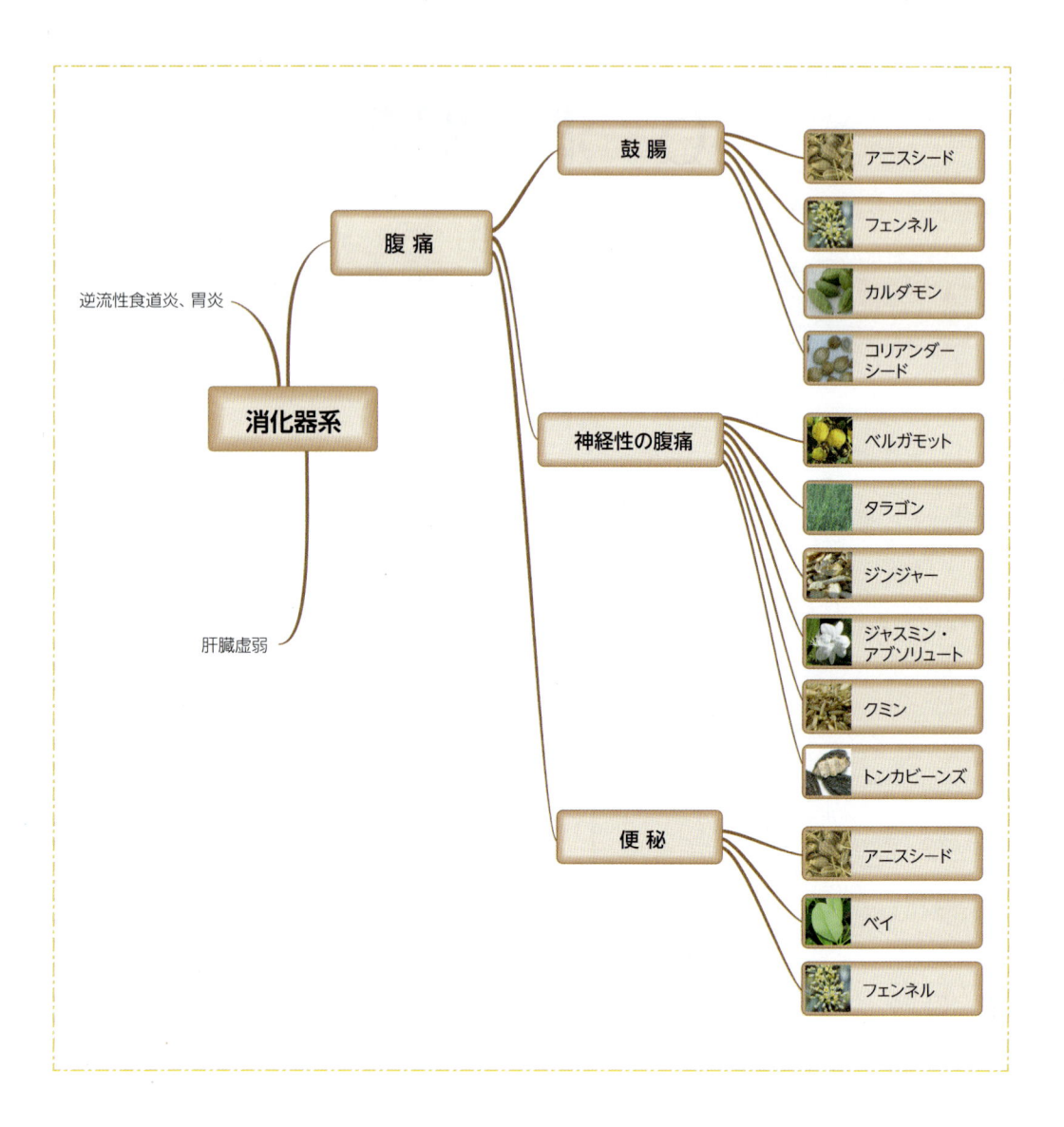

```
消化器系 ─── 逆流性食道炎、胃炎
         ─── 腹痛 ─── 鼓腸 ─── アニスシード
                              フェンネル
                              カルダモン
                              コリアンダーシード
                      神経性の腹痛 ─── ベルガモット
                                     タラゴン
                                     ジンジャー
                                     ジャスミン・アブソリュート
                                     クミン
                                     トンカビーンズ
                      便秘 ─── アニスシード
                              ベイ
                              フェンネル
         ─── 肝臓虚弱
```

鼓腸

アニスシード *(Pimpinella anisum L.)*

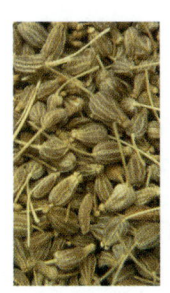

アニスシードオイルには、鎮痙、駆風作用がありますが、これはエーテルを多く含んでいることと、他の緊張緩和作用のある成分と相互作用することに由来します。
からだに対する作用：消化促進、鎮痙、駆風
代用できる精油：バジル

コリアンダーシード *(Coriandrum sativum L.)*

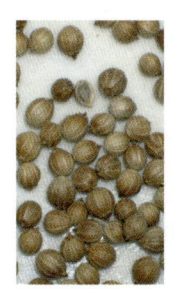

忍容性に優れたコリアンダーオイルには、強い駆風、鎮静作用がありますが、これは腸の活動を促進する特性に由来します。
からだに対する作用：消化促進、鎮痛、駆風

フェンネル *(Foeniculum vulgare Miller var. dulce)*

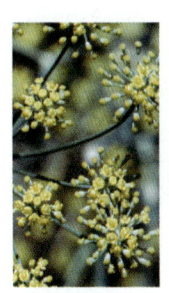

痙攣を伴う消化障害には、鎮痛作用のあるスイートフェンネルオイルが役に立ちます。ブレンドで腹部をマッサージするのが特に効果的です。
からだに対する作用：消化促進、鎮痙、駆風
代用できる精油：タラゴン

ブレンド

アニスシード　3滴
フェンネル　3滴
カルダモン　3滴
コリアンダー　4滴
以上の精油をセサミオイル30mlに加えます。

- ブレンドを使って腹部を時計回りにマッサージします。

注意
スイートフェンネルオイルとビターフェンネルオイルとを混同してはいけません。ビターフェンネルオイルには、フェンコン（モノテルペンケトンの一種）が多く含まれています。

カルダモン *(Elettaria cardamomum L.)*

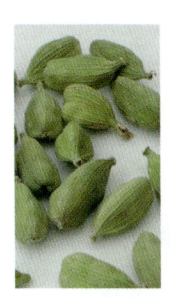

アユルヴェダでもアラビア医学でも、繊細でブーケにも似た香りのするカルダモンオイルは、消化促進に非常に大きな役割を担っています。
からだに対する作用：消化促進、鎮痙、駆風
代用できる精油：クミン

神経性の腹痛

ベルガモット
(Citrus bergamia Risso & Poiteau)

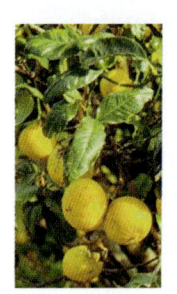

精神的ストレスから腹部に障害が起こる人は少なくありません。こうして起こる腹痛や痙攣には、フレッシュな香りのベルガモットオイルを使えば、気分が爽快になり痙攣が緩和されます。
からだに対する作用：痙攣抑制
心と精神に対する作用：緊張緩和、気分爽快
代用できる精油：マンダリン、プチグレン・ビターオレンジ、ローレル

> **注意**
> フロクマリンが含まれるため、皮膚が光に敏感に反応するようになり、使用後に紫外線に当たると光毒性皮膚炎が現れることがあります。生理的用量（成人で0.5%未満、幼児で0.1%未満）による副作用は報告されていません。最近ではフロクマリンを含まないベルガモットオイルも販売されています。

タラゴン *(Artemisia dracunculus L.)*

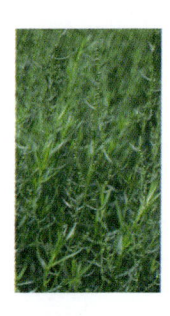

精神的負担が腹痛として現われることは稀ではありません。タラゴン（別名Dragon plant）で腹部をやさしくマッサージすれば、お腹の中にいる大小の竜が静かになると言われています。
からだに対する作用：筋肉の痙攣抑制
心と精神に対する作用：緊張緩和、鎮静
代用できる精油：アニス、フェンネル

ジンジャー *(Zingiber off. Roscoe)*

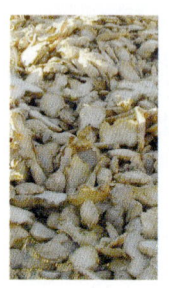

スパイシーでフルーティな香りで、根茎にある辛味成分は含まれていません。気分を爽快にして精神を安定させることで、精神障害が要因の腹痛に偉大な効果を発揮します。
からだに対する作用：鎮痛
心と精神に対する作用：気分爽快、心身のバランス調整

ジャスミン・アブソリュート
(Jasminum grandiflorum L.)

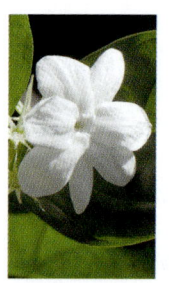

心身の両方に働きかけます。溢れるばかりの花の香りを持つこのオイルは、不安を解消し気分を明るくさせると同時に、からだの調子を整え痙攣を抑えます。
心と精神に対する作用：気分爽快、調和
代用できる精油：イランイラン・コンプリート、イランイラン・エクストラ、ローズ・アブソリュート

> **注意**
> 人によってはこのオイルの香りで感覚が麻痺したり吐き気をもよおしたりするため、低用量で使用します。

クミン *(Cuminum cyminum L.)*

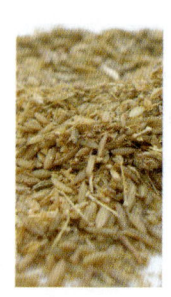

腹部と心が暖かさを必要としているときには、血行促進作用と不安解消作用のあるクミンオイルは、マッサージ用ブレンドに欠かせません。
からだに対する作用：痙攣抑制、鎮静、鎮痛
心と精神に対する作用：気分爽快、心身のバランス調整
代用できる精油：メリッサ

> **注意**
> クミンオイル (Cuminum cyminum) と、モノテルペンケトンを最大60%も含むキャラウェイオイル (Carum carvi) とを混同してはいけません。

トンカビーンズ (Dipteryx odorata Wild)

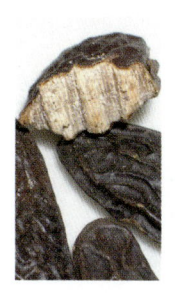

クマリン（フロクマリンではなくα-ベンゾピロン）が多く含まれ、緊張緩和作用と「腹脳」鎮静作用に優れています。
からだに対する作用：強い痙攣抑制作用、緊張緩和
心と精神に対する作用：気分爽快、穏やかな不安解消

ブレンド

ベルガモット　6滴
タラゴン　1滴
ジンジャー　2滴
ジャスミン　1滴
クミン　1滴
トンカビーンズ　1滴
以上の精油をセサミオイル50mlに加えます。

- このブレンドを使って腹部を時計回りにマッサージします。湯たんぽを使うとより効果的です。

便秘

アニスシード (Pimpinella anisum L.)

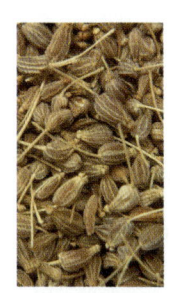

腸が「疲れている」ときは、アニスシードオイルの香りが消化液の分泌を助けます。
からだに対する作用：痙攣抑制、消化促進
代用できる精油：バジル

ベイ (Piments racemosa (Miller) J. Moore)

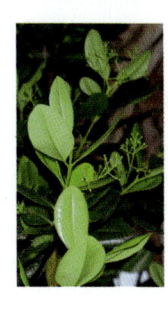

「消化器の動きが完全に止まった」と感じるときは、ベイオイルで腹部をマッサージすると血行が促進されて腹部が温まり、消化運動が再開します。
からだに対する作用：消化促進、鎮痛、血行促進
代用できる精油：クローブ、クミン、メリッサ

フェンネル (Foeniculum vulgare Miller var. dulce)

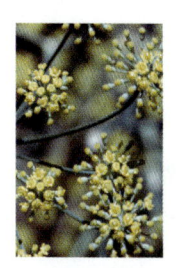

消化液分泌促進作用と痙攣抑制作用で、精神的な便秘を解消します。
からだに対する作用：消化器系の運動促進
代用できる精油：タラゴン

> **注意**
> スイートフェンネルオイルと、フェンコン（モノテルペンケトン）を多く含むビターフェンネルオイルとを混同しないようにしましょう。

ブレンド

オレンジ　6滴
アニスシード　5滴
ベイ　4滴
フェンネル　5滴
以上の精油をセサミオイル50mlに加えます。

- ブレンドで腹部を時計回りにマッサージします。水分を多くとり運動しましょう。

6.2 肝臓虚弱

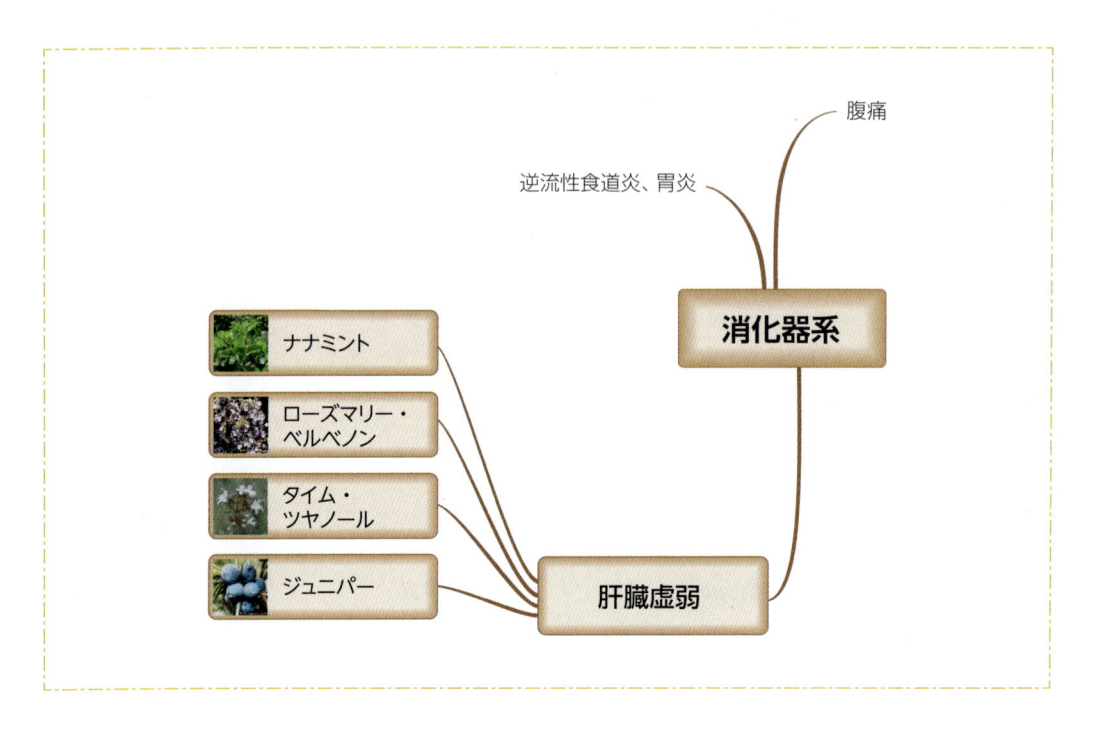

```
                                          腹痛
                              逆流性食道炎、胃炎

                                    ┌─────────┐
                     ┌──────┐       │ 消化器系 │
                     │ナナミント│     └─────────┘
                     ├──────────┤
                     │ローズマリー・│
                     │ベルベノン  │
                     ├──────────┤
                     │タイム・   │
                     │ツヤノール │
                     ├──────────┤        ┌────────┐
                     │ジュニパー │        │ 肝臓虚弱 │
                     └──────────┘        └────────┘
```

ナナミント (Mentha viridis var. nanah)

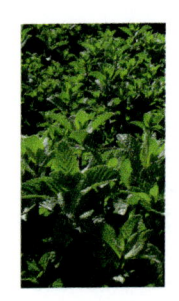

低用量（1％未満）を経口摂取すると、胆汁の流れを促進して肝臓のうっ滞を解消し、解毒します。肝臓パックに使うのであれば、経口摂取ののように用量を気にする必要はありません。

からだに対する作用：解毒、肝臓のうっ滞解消、胆汁流の促進
代用できる精油：セージ

> **注意**
> カルボンを多く含むため、神経毒性のおそれがあります。特に長期で内用する場合は注意してください。生理的用量（0.5〜1％）で外用するのであれば、全く問題ありません。妊娠中は、高用量で用いないこと。ナナミントオイルは乳児と幼児には適していません。

ローズマリー・ベルベノン
(Rosmarinus Off. L. CT Verbenon)

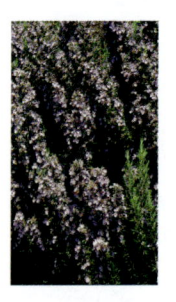

麻酔、医薬品、環境有害物質によってからだに大きな負荷がかかると、肝臓の解毒機能が開始しますが、ローズマリー・ベルベノンオイルはこの機能を補助する働きがあります。このオイルには胆嚢の痙攣を抑制する作用があるため、胆嚢疝痛の治療に役立ちます。

からだに対する作用：解毒、肝臓のうっ滞解消、胆汁の分泌促進

タイム・ツヤノール
(Thymus off. CT Thujanol)

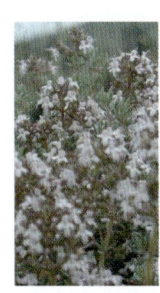

タイム・ツヤノールオイルは決して安価ではありませんが、カプセルに入れたり、植物性オイルに溶かしたりして内用すると、消化促進、肝臓強壮など非常に効果のあるオイルです。

からだに対する作用：肝細胞刺激、痙攣抑制

ジュニパー *(Juniperus communis L.)*

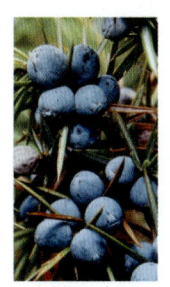

ジュニパーから採れる精油は、尿路の排尿機能に作用します。さらに、特に肝臓や胆嚢など消化器を刺激するほか、穏やかな解毒作用と浄化作用があるため、全身の物質代謝も促進します。

からだに対する作用：消化促進、肝臓と胆嚢の刺激、電解質を失わずに駆水、代謝活性化、毒素排出
心と精神に対する作用：活力向上、刺激
代用できる精油：バージニアジュニパー

肝臓パック

肝臓の温パックにはナナミント、ローズマリー・ベルベノン、タイム・ツヤノール、ジュニパーを1滴ずつ使います。パックは正午から午後3時までが最適です。

6.3 逆流性食道炎、胃炎

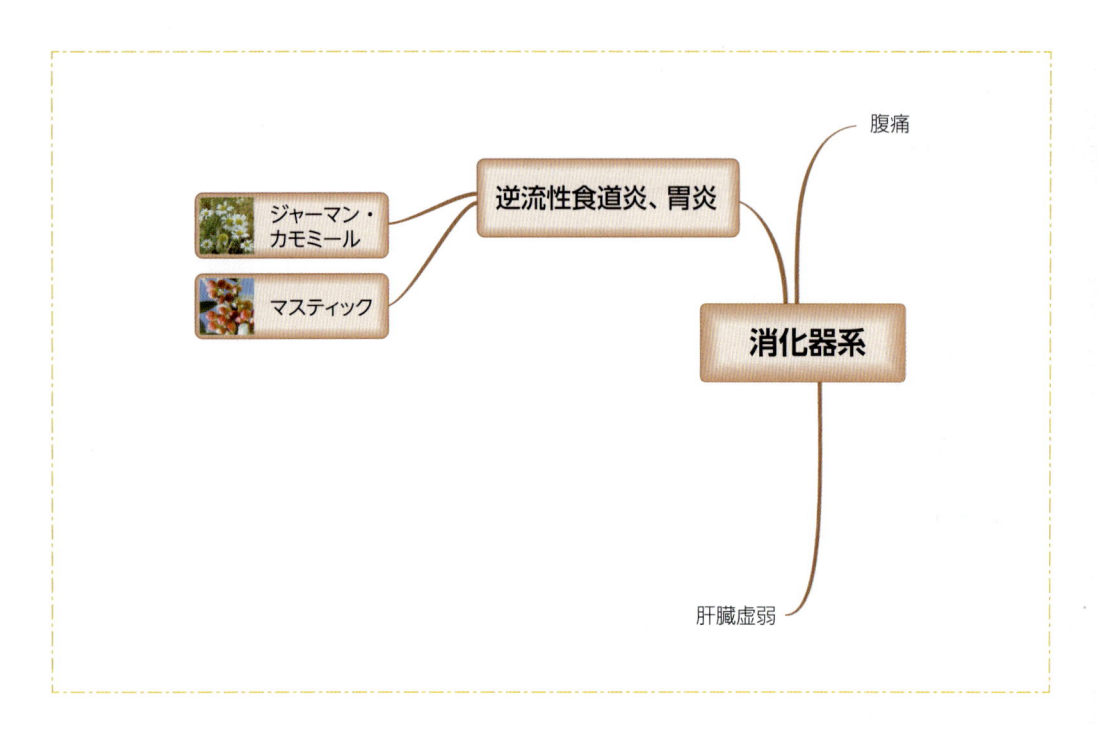

```
ジャーマン・カモミール ─┐
                     ├─ 逆流性食道炎、胃炎 ─── 腹痛
マスティック ──────────┘        │
                              消化器系
                                │
                              肝臓虚弱
```

ジャーマン・カモミール
(Matricaria recutitia Rauschert)

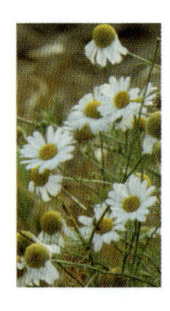

古代から知られ高く評価されている薬草カモミールから採れる精油は、潰瘍の発現を抑制したり、治癒を促進します。粘膜を保護する脂肪油（ヒッポファエオイル、セントジョンズワートオイルなど）とともに経口摂取すると、胃や食道の粘膜の炎症を抑えて、胸やけや逆流による痛みを緩和します。

からだに対する作用：強い消炎作用、抗菌、細菌毒素抑制
心と精神に対する作用：鎮静
代用できる精油：ヤロウ

マスティック (Pistacia lentiscus L.)

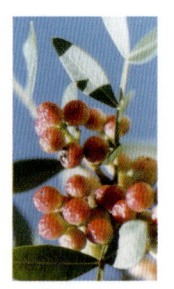

マスティックオイルには強い消炎作用だけではなく、胃粘膜を鎮静する作用もあります。そのため胃炎に対する標準的な治療法で満足できる効果が得られないときに、補助療法として有用です。

からだに対する作用：抗微生物、収斂、痙攣抑制

ブレンド

ジャーマン・カモミール　3滴
マスティック　3滴
この2種の精油をヒッポファエオイル30mlとセントジョンズワートオイル20mlに加えます。

◎ 毎日、朝と就寝前にブレンドを小さじ1杯ずつ服用します。

7　泌尿器系

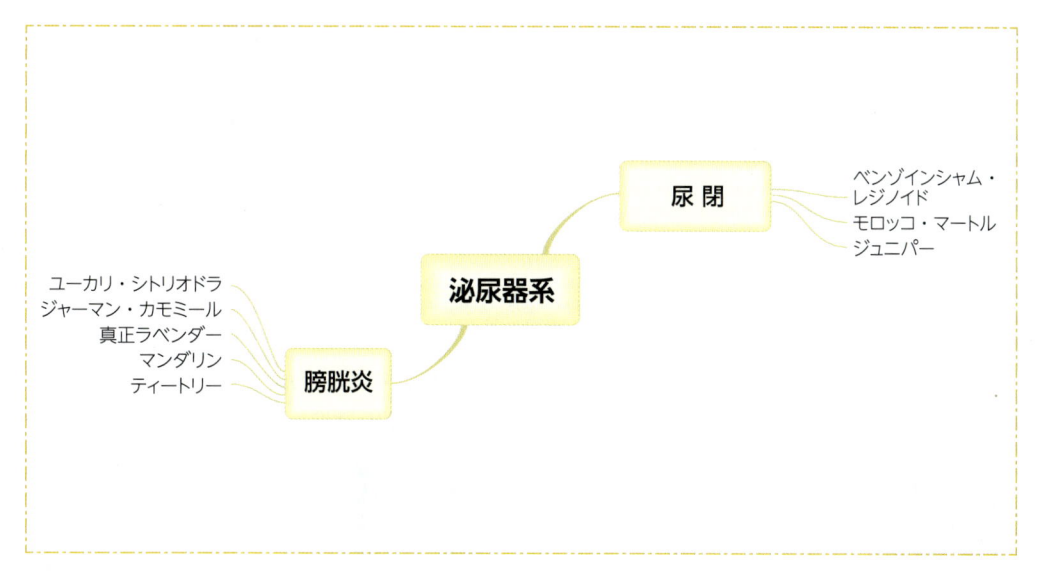

```
                                        ベンゾインシャム・
                                        レジノイド
                              尿 閉 ─── モロッコ・マートル
                             ╱          ジュニパー
                            ╱
                      泌尿器系
                          ╲
  ユーカリ・シトリオドラ    ╲
  ジャーマン・カモミール    ╲
  真正ラベンダー ─────── 膀胱炎
  マンダリン
  ティートリー
```

7.1 尿閉

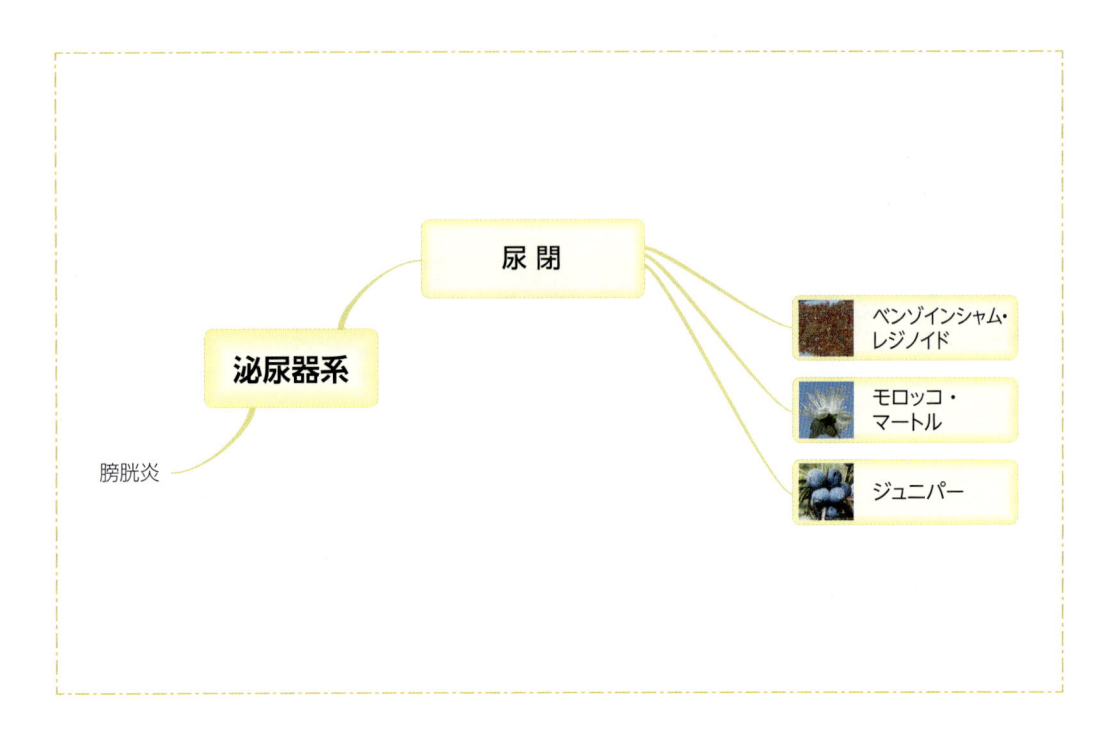

```
泌尿器系 ── 尿閉 ── ベンゾインシャム・レジノイド
                  モロッコ・マートル
                  ジュニパー
  └ 膀胱炎
```

ベンゾインシャム・レジノイド
(Styrax tonkinensis)

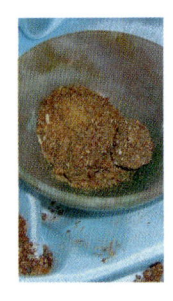

「ジャワの乳香」とも呼ばれるベンゾインから採れる精油は、非常に皮膚に優しいオイルです。心身の緊張を緩和する強い作用は、柔らかで暖かい香りだけではなく、成分にも起因しています。ベンゾインオイルの香りを嗅げば、暖かさと安心感が得られ、解放された気分になれるでしょう。

からだに対する作用：痙攣抑制、バランス調整
心と精神に対する作用：緊張緩和

モロッコ・マートル
(Myrtus communis L. CT Myrtenylacetat)

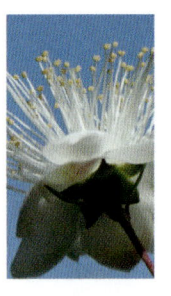

モロッコ・マートルオイルには強い抗痙攣作用と温和作用があるため、手術後の尿閉に対しては、ベンゾインシャム・レジノイドとのブレンドを使った下腹部用パッドで下腹部を温めれば非常に有効です。

からだに対する作用：鎮痙、うっ滞解消
心と精神に対する作用：緊張緩和
代用できる精油：シベリアモミ、ユーカリ・ラジアータ

ジュニパー *(Juniperus communis L.)*

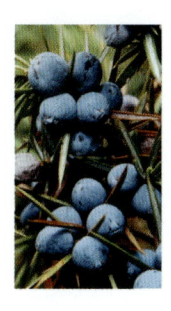

ジュニパーの持つ排尿困難に対する優れた作用は、すでに昔の文献に記載されています。ジュニパーオイルは尿路の通りを良くするだけではなく、平滑筋の痙攣も抑制します。ジュニパーそのものにはないこのオイルのメリットは、経口で服用しても腎臓組織を刺激することがない点にあります。

からだに対する作用：穏やかな利尿作用、電解質を喪失せず駆水、痙攣抑制
心と精神に対する作用：活力向上、刺激
代用できる精油：バージニアジュニパー

膀胱を温める下腹部用パッド

◎ 以上3種の精油を1滴ずつ小さじ1杯のオリーブオイルに加えて、下腹部用パッドを作り膀胱を温めます。さらに湯たんぽを使うとよいでしょう。

7.2 膀胱炎

```
ユーカリ・シトリオドラ ─┐
ジャーマン・カモミール ─┤
真正ラベンダー ─────┼──→ 膀胱炎 ──→ 泌尿器系 ──→ 尿閉
マンダリン ───────┤
ティートリー ──────┘
```

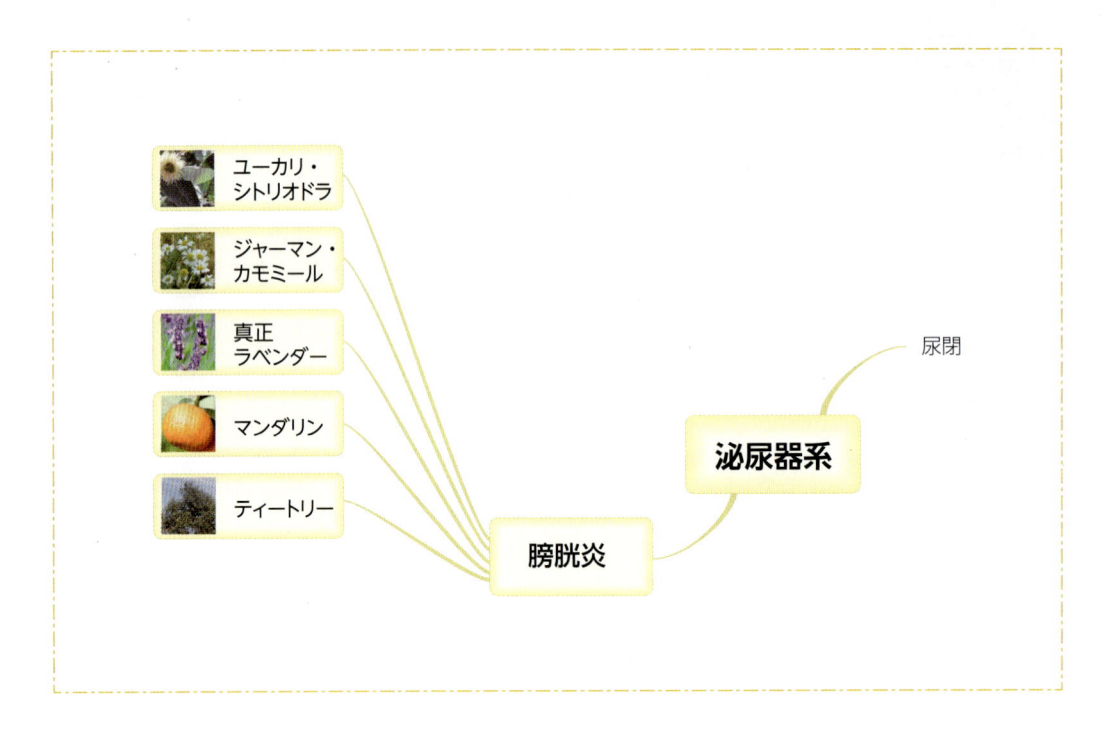

ユーカリ・シトリオドラ
(Eucalyptus citriodora Hook)

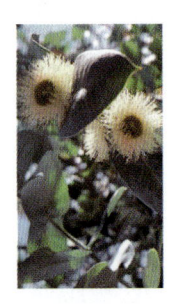

ユーカリ・シトリオドラは、他のユーカリ種とは異なり、シトロネラールの含有量が高く、そのためにレモンのようなフレッシュな香りがします。このオイルは、膀胱炎の治療に特に威力を発揮します。

からだに対する作用：強い抗菌作用、抗ウイルス、消炎、鎮痛
心と精神に対する作用：精神力向上
代用できる精油：タイム・ツヤノール

ジャーマン・カモミール
(真のカモミール、Matricaria recutita L.)

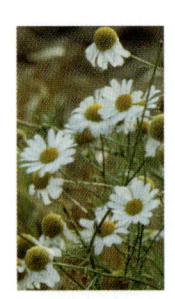

細菌性膀胱炎の治療には、消炎作用に優れたジャーマン・カモミールオイルを使った下腹部用パッドで膀胱を温めるのが最適です。

からだに対する作用：強い消炎作用、抗菌（特に黄色ブドウ球菌と連鎖球菌）、細菌毒素抑制（ブドウ球菌、連鎖球菌）
心と精神に対する作用：鎮静、バランス調整

真正ラベンダー *(Lavandula angustifolia P. Miller syn. Lavandula vera)*

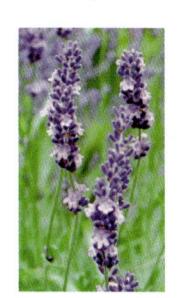

鎮痛作用と消毒作用のある真正ラベンダーオイルは、痛みを伴う膀胱炎の治療用ブレンドには欠かせません（相乗作用）。
からだに対する作用：抗菌、滅菌、抗ウイルス、消炎、鎮痛、鎮痙、免疫機能促進
心と精神に対する作用：鎮静
代用できる精油：ラバンジン・スーパー、ベルガモットミント、プチグレン・ビターオレンジ

マンダリン *(Citrus reticulata Blanco)*

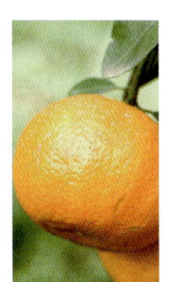

マンダリンオイルの特徴は、モノテルペン含有率が高いために滅菌作用に優れていることだけではなく、優しく穏やかで甘い香りによって緊張が大きく緩和される点にあります。
からだに対する作用：滅菌、鎮痙、免疫機能促進
心と精神に対する作用：気分爽快
代用できる精油：ネロリ

> **注意**
> 適量を超えると、気分が高揚したり、興奮したりします（逆作用）。

ティートリー *(Melaleuca alternifolia Maiden)*

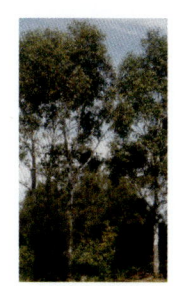

ティートリーオイルの抗菌作用は、文献にはっきりと記載されています。特に尿路感染症に対して有効であることが実証されています。
からだに対する作用：広範な菌に対する抗菌作用（グラム陽性ブドウ球菌、プロテウス菌、その他の腸内細菌）、滅菌、消炎、抵抗力増強、鎮痛
代用できる精油：ニアウリ

基本ブレンド（5mℓ）

マンダリン　0.5mℓ
真正ラベンダー　1mℓ
ジャーマン・カモミール　0.5mℓ
ユーカリ・シトリオドラ　1.5mℓ
ティートリー　1.5mℓ

- 下腹部用パッド：基本ブレンド20滴をセサミオイル50mℓに加えて塗り、膀胱を温めます。
- 座浴：基本ブレンド5滴をお湯に加えます。

重要！　膀胱炎にかかったら、足を温めましょう。

8　婦人科

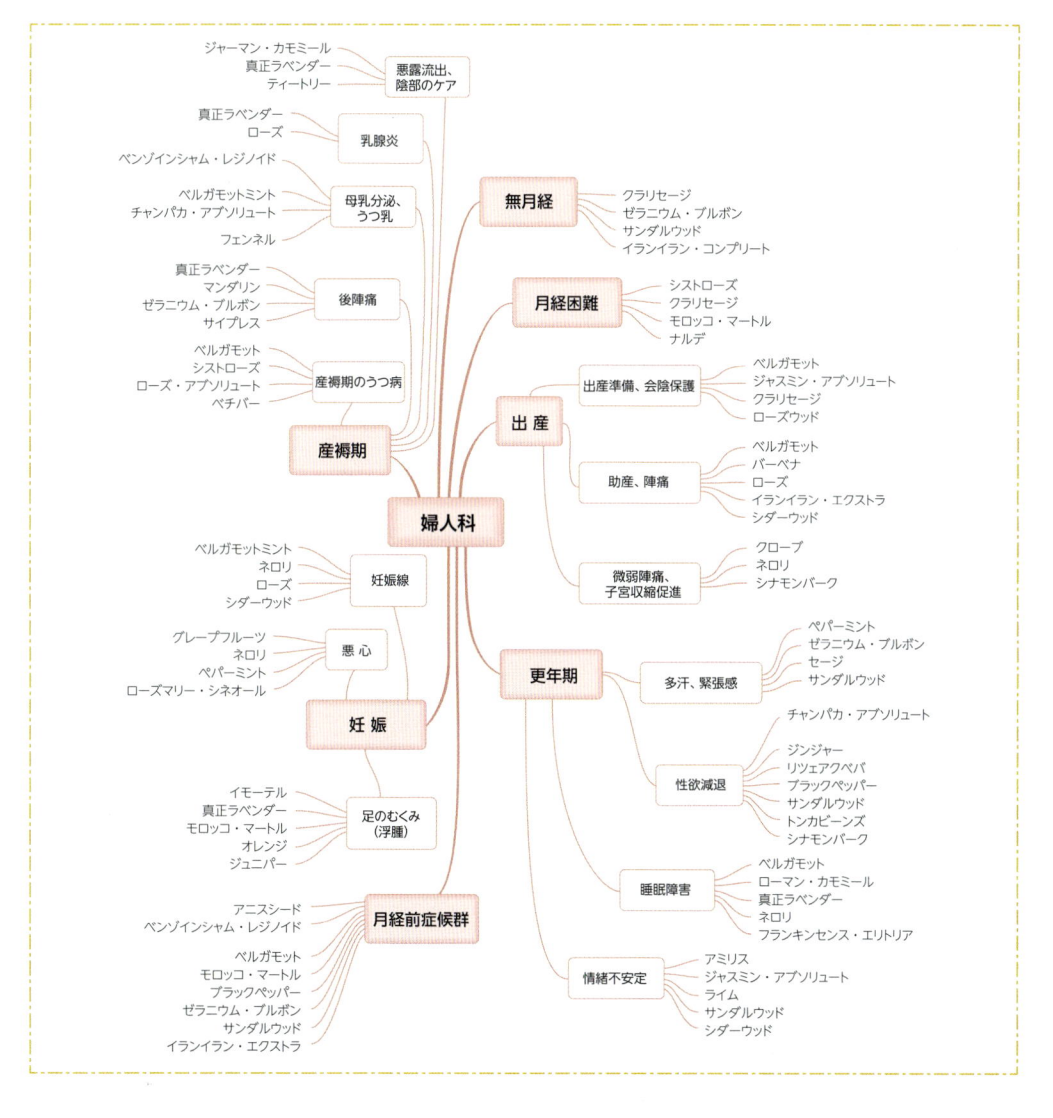

婦人科

産褥期

- 悪露流出、陰部のケア
  - ジャーマン・カモミール
  - 真正ラベンダー
  - ティートリー
- 乳腺炎
  - 真正ラベンダー
  - ローズ
- 母乳分泌、うつ乳
  - ベンゾインシャム・レジノイド
  - ベルガモットミント
  - チャンパカ・アブソリュート
  - フェンネル
- 後陣痛
  - 真正ラベンダー
  - マンダリン
  - ゼラニウム・ブルボン
  - サイプレス
- 産褥期のうつ病
  - ベルガモット
  - シストローズ
  - ローズ・アブソリュート
  - ベチバー

無月経
- クラリセージ
- ゼラニウム・ブルボン
- サンダルウッド
- イランイラン・コンプリート

月経困難
- シストローズ
- クラリセージ
- モロッコ・マートル
- ナルデ

出産
- 出産準備、会陰保護
  - ベルガモット
  - ジャスミン・アブソリュート
  - クラリセージ
  - ローズウッド
- 助産、陣痛
  - ベルガモット
  - バーベナ
  - ローズ
  - イランイラン・エクストラ
  - シダーウッド
- 微弱陣痛、子宮収縮促進
  - クローブ
  - ネロリ
  - シナモンバーク

妊娠
- 妊娠線
  - ベルガモットミント
  - ネロリ
  - ローズ
  - シダーウッド
- 悪心
  - グレープフルーツ
  - ネロリ
  - ペパーミント
  - ローズマリー・シネオール
- 足のむくみ（浮腫）
  - イモーテル
  - 真正ラベンダー
  - モロッコ・マートル
  - オレンジ
  - ジュニパー

更年期
- 多汗、緊張感
  - ペパーミント
  - ゼラニウム・ブルボン
  - セージ
  - サンダルウッド
- 性欲減退
  - チャンパカ・アブソリュート
  - ジンジャー
  - リツェアクベバ
  - ブラックペッパー
  - サンダルウッド
  - トンカビーンズ
  - シナモンバーク
- 睡眠障害
  - ベルガモット
  - ローマン・カモミール
  - 真正ラベンダー
  - ネロリ
  - フランキンセンス・エリトリア
- 情緒不安定
  - アミリス
  - ジャスミン・アブソリュート
  - ライム
  - サンダルウッド
  - シダーウッド

月経前症候群
- アニスシード
- ベンゾインシャム・レジノイド
- ベルガモット
- モロッコ・マートル
- ブラックペッパー
- ゼラニウム・ブルボン
- サンダルウッド
- イランイラン・エクストラ

8.1 無月経

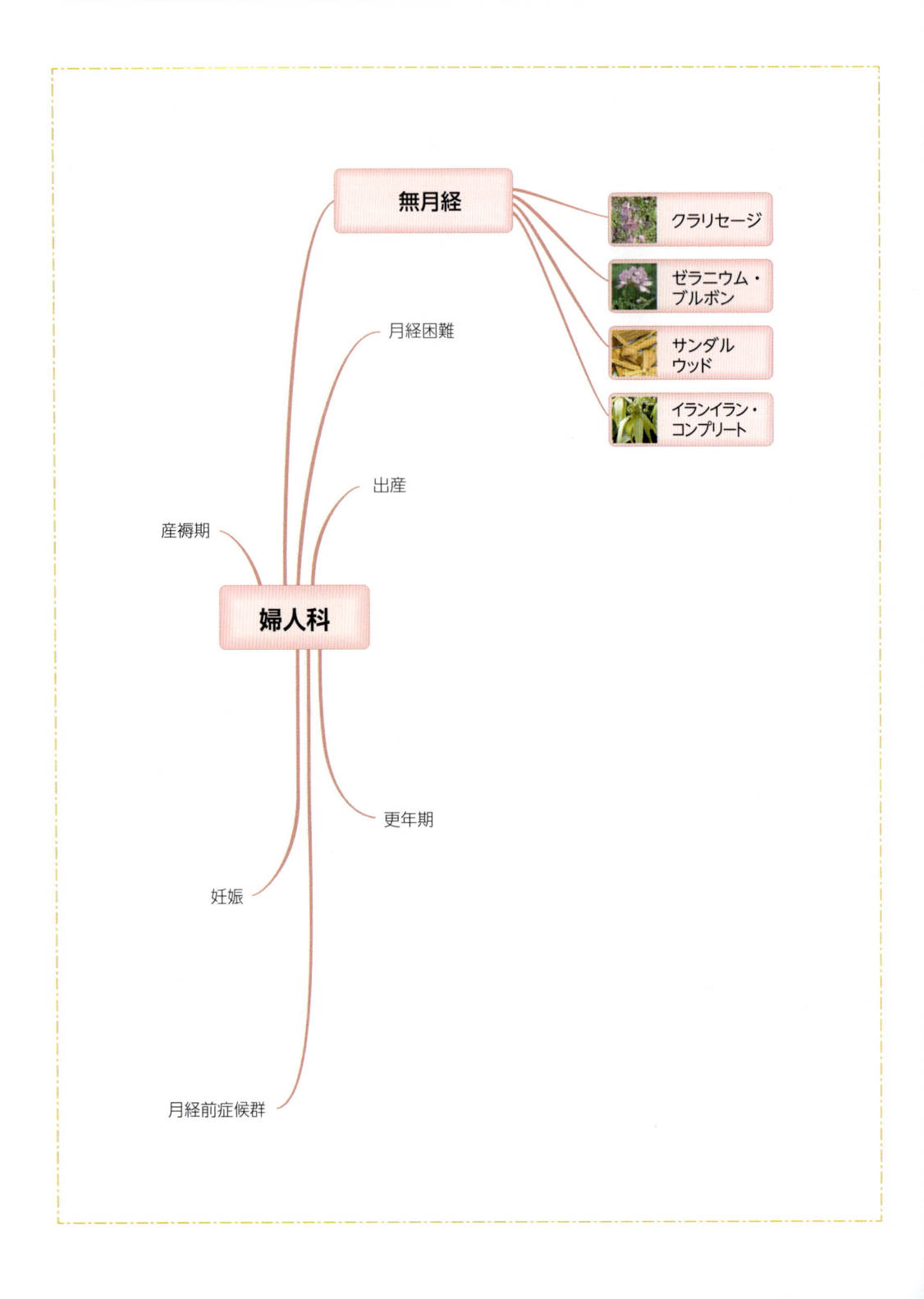

```
婦人科
├── 産褥期
├── 出産
├── 月経困難 ── 無月経 ──┬── クラリセージ
│                      ├── ゼラニウム・ブルボン
│                      ├── サンダルウッド
│                      └── イランイラン・コンプリート
├── 更年期
├── 妊娠
└── 月経前症候群
```

クラリセージ (Salvia sclarea L.)

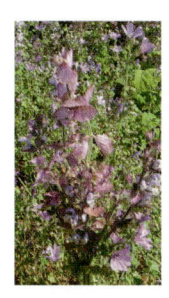

クラリセージには、下垂体に働きかけて全身の調子を整え（ストレス解消）、ホルモン系全体を調節する作用があります。これは1つの成分の効能ではなく、含まれる全成分の相互作用によるものです。

からだに対する作用：痙攣抑制、緊張緩和、ホルモン調節
心と精神に対する作用：バランス調整、活力向上

> **注意**
> クラリセージ (Salvia sclarea) オイルと庭でよく見られるコモンセージ (Salvia officinalis) を混同してはいけません。コモンセージにはモノテルペンケトンが多く含まれているため、高用量を経口摂取すると流産を誘発したり、神経毒性の症状が現れたりするおそれがあります。マッサージオイルに2〜3滴加える程度であれば問題はありません。

ゼラニウム・ブルボン (Pelargonium x asperum Typ Bourbon Erhart ex Willdenow)

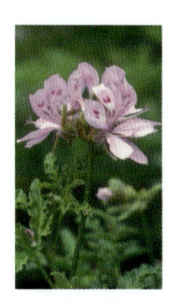

ゼラニウム・ブルボンから採れる精油には多様な調整作用があり、ストレスからくる問題に効果があります。穏やかに心身のバランスを整えて、ストレスホルモンの過剰分泌を抑えます。「ホルモンバランスオイル」とも呼ばれるゼラニウムオイルは、ホルモンそのものではないものの、ホルモン調節作用を持ったオイルです。

からだに対する作用：ホルモン調節、鎮静、痙攣抑制
心と精神に対する作用：精神力向上、調和
代用できる精油：ローズ

サンダルウッド (Santalum album L.)

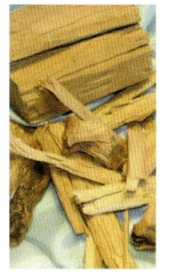

サンダルウッドの香りには強いフェロモンの性質があります。残念ながら最近では非常に数が少なくなってきたため、この性ホルモンとストレスホルモンの両方の調節作用を持つサンダルウッドオイルの価格も上昇しました。

からだに対する作用：ホルモン調節、バランス調整
心と精神に対する作用：精神力向上、気分高揚、調和
代用できる精油：ニューカレドニア産サンダルウッド

イランイラン・コンプリート
(Canango odorata (Lam.) Hook. f. et Thomson)

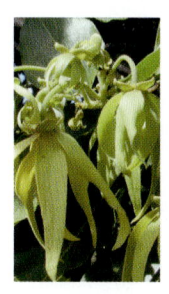

摂食障害（神経性食欲不振、神経性大食症）は、ホルモンのバランスが崩れる原因の1つです。官能的な香りを持つイランイラン・コンプリートは、精油の中でもっとも女性的だといわれ、自分のからだに対する感性を磨くのに役立ちます。

からだに対する作用：緊張緩和、痙攣抑制、強壮
心と精神に対する作用：気分爽快、活力向上、心の安定化、バランス調整
代用できる精油：ジャスミン、ローズ・アブソリュート

ブレンド

オレンジ　6滴
ゼラニウム・ブルボン　5滴
クラリセージ　3滴
イランイラン・コンプリート　2滴
サンダルウッド　2滴
セサミオイル　50㎖

このブレンドで腰部と下腹部を優しくマッサージします。

8.2 月経困難

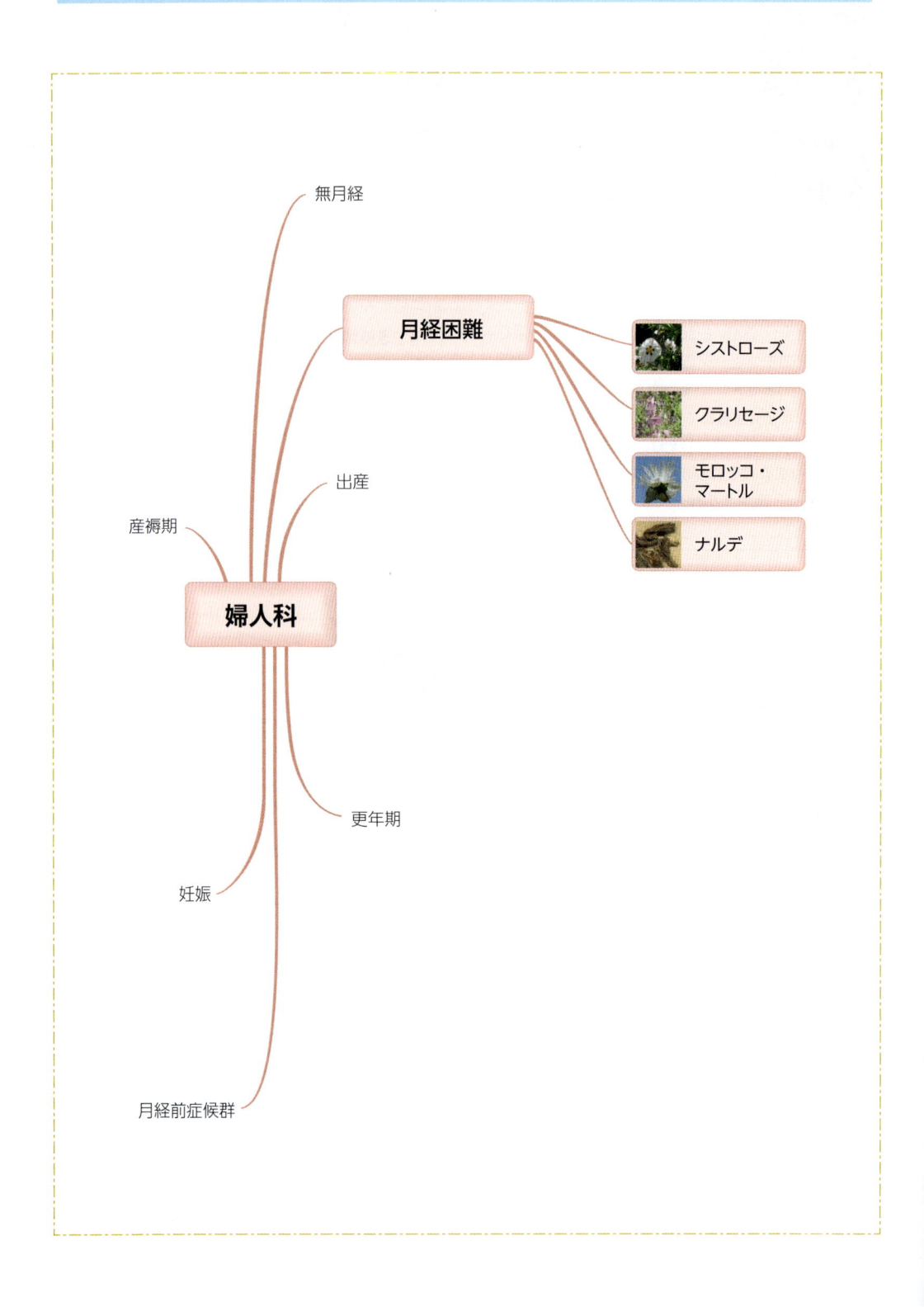

- 婦人科
  - 産褥期
  - 出産
  - 月経困難
    - シストローズ
    - クラリセージ
    - モロッコ・マートル
    - ナルデ
  - 無月経
  - 更年期
  - 妊娠
  - 月経前症候群

シストローズ *(Cistus ladaniferus L.)*

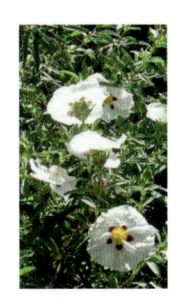

月経困難では、経血量が多いこともあります。恥骨結合部と腰椎のあたりにシストローズオイルを塗ると、経血過多を抑えるのに役立ちます。

からだに対する作用：痙攣抑制、強い止血作用
心と精神に対する作用：精神力向上、バランス調整、気分爽快

クラリセージ *(Salvia sclarea L.)*

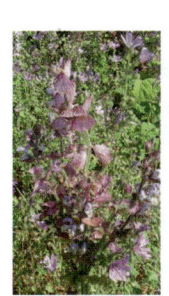

月経困難で腹痛の激しいときは、クラリセージが効果を発揮します。クラリセージオイルを使って腹部と腰椎部を優しくマッサージするだけで、ホルモン系のバランスが整うとともに痙攣が抑えられます。

からだに対する作用：鎮痙、緊張緩和、ホルモン調節
心と精神に対する作用：緊張緩和、バランス調整、活力向上

> **注意**
> クラリセージ (Salvia sclarea) オイルと、庭によく見られるコモンセージ (Salvia officinalis) とを混同してはいけません。コモンセージにはモノテルペンケトンが多く含まれており、高用量で経口摂取すると流産を誘発したり、神経毒性症状が現れたりします。マッサージ用ブレンドに2〜3滴加える程度であれば問題はありません。

モロッコ・マートル *(Myrtus communis L. CT Myrtenylacetat)*

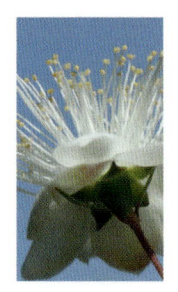

モロッコ・マートルオイルは、強い抗痙攣作用と加温作用を持つマイルドなオイルです。痙攣を抑制するエステルの含有量が高く、下腹部の疝痛に効くマッサージ用ブレンドに欠かせません。また、モロッコ・マートルの包み込むようなフレッシュで癒し系の香りを嗅げば、充実感が増すでしょう。

からだに対する作用：鎮痙、リンパうっ滞解消、血行促進
心と精神に対する作用：気分爽快、緊張緩和、バランス調整
代用できる精油：カルダモン

ナルデ *(Nardostachys jatamansi DC)*

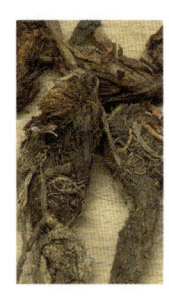

月経困難は、からだに障害が現われるだけではなく、からだの不調が原因となり情緒不安定や過剰な興奮など精神の障害となって現われることがあります。セスキテルペン含有率の高いナルデオイルは、こうした心身の健康障害に対するスペシャリストです。

からだに対する作用：ホルモン調節、緊張緩和
心と精神に対する作用：ストレス解消、気分爽快、鎮静
代用できる精油：ベチバー

ブレンド

ライム　6滴
モロッコ・マートル　3滴
クラリセージ　2滴
シストローズ　2滴
ナルデ　1滴
セサミオイル　50mℓ

▶ このブレンドで腰と下腹部を優しくマッサージします（さらに湯たんぽを使うと良いでしょう）。

8.3 出産

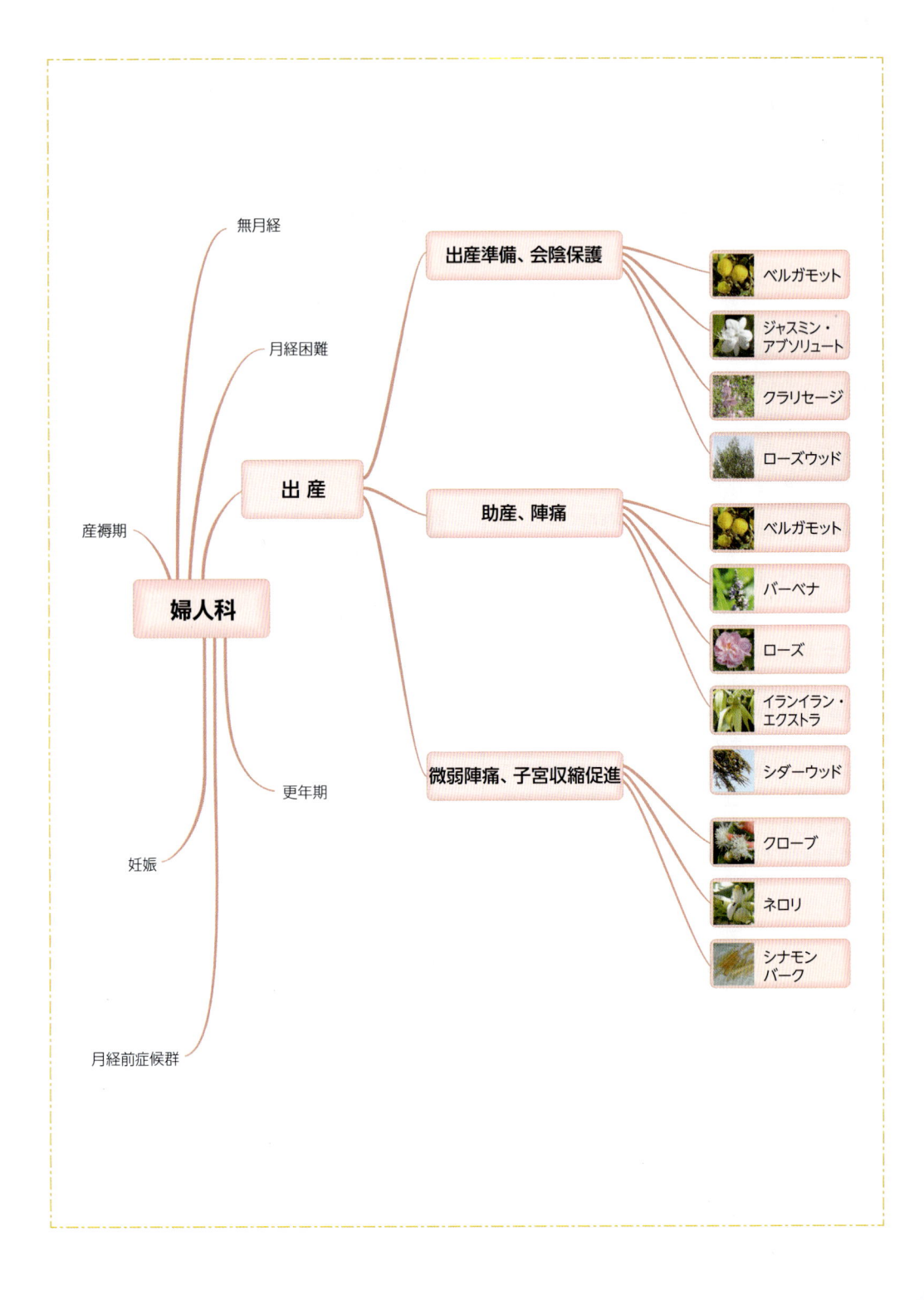

婦人科
- 無月経
- 月経困難
- 出産
  - 出産準備、会陰保護
    - ベルガモット
    - ジャスミン・アブソリュート
    - クラリセージ
    - ローズウッド
  - 助産、陣痛
    - ベルガモット
    - バーベナ
    - ローズ
    - イランイラン・エクストラ
  - 微弱陣痛、子宮収縮促進
    - シダーウッド
    - クローブ
    - ネロリ
    - シナモンバーク
- 産褥期
- 更年期
- 妊娠
- 月経前症候群

出産準備、会陰保護

ベルガモット
(Citrus bergamia Risso & Poiteau)

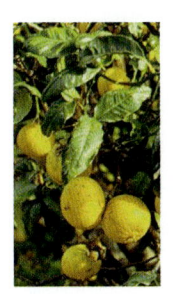

ベルガモットを利用する人がまず期待するのは、精神に対する作用です。そのためベルガモットの持つからだに対する非常に興味深く効果の高い作用は忘れられがちです。そのうちの1つが会陰の伸張性を高める働きです。
からだに対する作用：痙攣抑制、血行促進
心と精神に対する作用：精神の高揚と鎮静、気分爽快

> **注意**
> ベルガモットオイルにはフロクマリンが含まれており皮膚が光に敏感に反応するようになるため、使用後に紫外線に当たると、光毒性皮膚炎が現われることがあります。生理的用量（成人で0.5％未満、幼児で0.1％未満）による副作用は報告されていません。最近ではフロクマリンを含まないベルガモットオイルも市販されています。

ジャスミン・アブソリュート
(Jasminum grandiflorum L.)

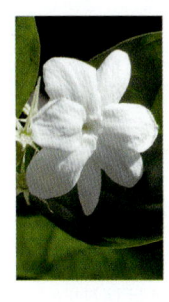

高価なジャスミンオイルの香りは、独特な作用で感情に働きかけます。女性の不安を取り除き、自信を回復させるのに役立つでしょう。
からだに対する作用：痙攣抑制
心と精神に対する作用：気分爽快、精神の調和

> **注意**
> 濃度が高すぎると、その香りで感覚が麻痺したり吐き気をもよおしたりすることがあるので、使用時には用量に注意しましょう。

クラリセージ *(Salvia sclarea L.)*

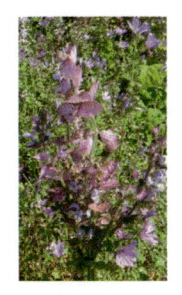

多くの助産師が、骨盤底の弾性を高めるために、妊娠34週を過ぎた頃から週に3～4回会陰マッサージをすることを勧めています。クラリセージオイルには会陰を柔軟にして伸びやすくする働きがあるため、マッサージ用ブレンドに欠かせません。
からだに対する作用：痙攣抑制、緊張緩和
心と精神に対する作用：緊張緩和、バランス調整、活力向上

> **注意**
> クラリセージ（Salvia sclarea）オイルは、庭によく見られるコモンセージ Salvia officinalis）と混同してはいけません。コモンセージにはモノテルペンケトンが多く含まれており、高用量で経口摂取すると流産を引き起こしたり、神経毒性症状が現れたりするおそれがあります。マッサージ用ブレンドに2～3滴加える程度であれば、問題はありません。

ローズウッド
(Aniba parviflora Mez. syn.aniba rosaeodora)

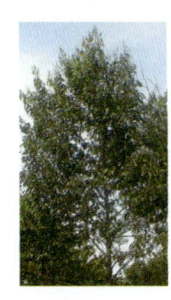

定期的に会陰マッサージをすれば、会陰裂傷が起こりにくくなります。ユリに似た優しい香りのローズウッドオイルは、精神を落ち着かせて緊張を緩和するとともに、皮膚の再生能力を向上させます。
からだに対する作用：スキンケア、皮膚の代謝促進
心と精神に対する作用：緊張緩和、バランス調整
代用できる精油：ローズ

ブレンド

ベルガモット　3滴
ジャスミン　1滴
クラリセージ　4滴
ローズウッド　2滴
ヒッポファエオイル　2滴
セントジョンズワートオイル　30ml
スイートアーモンドオイル　20ml

> 出産予定日の6週間前から、週3〜4回会陰をマッサージします。その際には必ず助産師に相談して、指示を受けてください。

助産、陣痛

ベルガモット
(Citrus bergamia Risso & Poiteau)

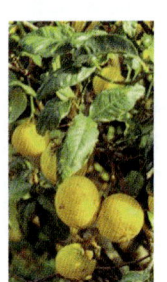

ベルガモットオイルは、心身を大きな緊張から解放したいときに威力を発揮します。このオイルを使えば、陣痛にも耐えられやすくなる上、緊張緩和作用によって会陰の弾性も向上します。
からだに対する作用：痙攣抑制、血行促進、鎮痛
心と精神に対する作用：精神の高揚と鎮静、気分爽快、不安解消

> **注意**
> ベルガモットオイルはフロクマリンを含んでおり、皮膚が光に敏感に反応するようになるため、使用後に紫外線に当たると光毒性皮膚炎が現われることがあります。生理的用量（成人で0.5％未満、幼児で0.1％未満）による副作用は報告されていません。最近ではフロクマリンを含まないベルガモットオイルも市販されています。

バーベナ *(Lippia citriodora Kuntze)*

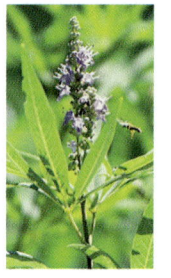

モノテルペンアルデヒド含有率が高いバーベナオイルは、組織ホルモン（プロスタグランジン）に直接働きかけて痛みを和らげます。力不足を感じるときに使えば、活力が湧いてきます。
からだに対する作用：活力向上、神経強壮、鎮痛
心と精神に対する作用：気分を改善

> **注意**
> 直接肌に塗ると、刺激を感じることがあります。マッサージ用ブレンドに数滴入れる程度であれば問題はありません。

ローズ *(Rosa damascena P. Miller)*

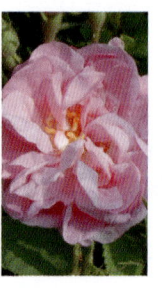

素晴らしい香りのローズオイルは、出産時に使えば精神的に開放され陣痛が楽になるでしょう。
からだに対する作用：痙攣抑制、鎮静、神経強化、強心
心と精神に対する作用：心の開放、強壮、ストレス解消
代用できる精油：ローズ・アブソリュート

イランイラン・エクストラ
(Cananga odorata (Lam.) Hook. f. et Thomson)

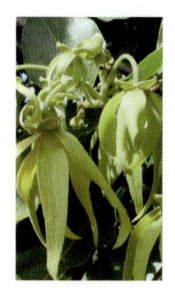

イランイランは官能的な香りを持つ最も女性的なオイルで、女性が自分のからだを感知し、感情を素直に表現する助けとなります。

からだに対する作用：強い鎮痙作用、鎮痛

心と精神に対する作用：気分爽快、活力向上、心の安定化、バランス調整

代用できる精油：ジャスミン

シダーウッド *(Cedrus atlantica Manet)*

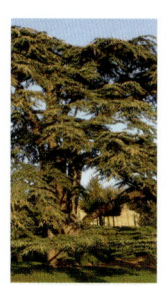

出産は母親と子供にとって大きな転機です。シダーウッドオイルはこうした重要な状況に立ち向かう力を与え、出産を助けます。

からだに対する作用：鎮痛

心と精神に対する作用：精神力向上、不安解消、気分爽快

> **注意**
> 純正のシダーウッドオイルに含まれているのは、モノテルペンケトンではなく、問題のないセスキテルペンケトンです。ニオイヒバ属と混同しないために、正しいラテン語学術名を確認しましょう。

ブレンド

ベルガモット　4滴
バーベナ　1滴
ローズ　1滴
イランイラン・エクストラ　1滴
シダーウッド　3滴

- ブレンド全量
- ボディオイル：ブレンドをスイートアーモンドオイル50mℓに加えます。

微弱陣痛、子宮収縮促進

クローブ *(Syzygium aromaticum L.)*

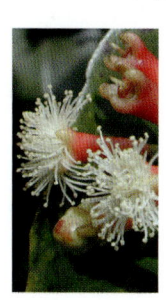

加温作用のあるクローブオイルは、からだと心を興奮させ、エネルギーと力を与えます。心身が虚弱状態にあるときに役に立つオイルです。

からだに対する作用：子宮強壮、血行促進、加温

心と精神に対する作用：気分爽快、精神力向上

> **注意**
> 高用量で使用すると皮膚を刺激し、アレルギー反応を起こすおそれがありますが、低用量（0.5%）であれば心配ありません。子宮収縮作用があるため、妊娠中は使用しないこと。

ネロリ *(Citrus aurantium L. ssp. amara)*

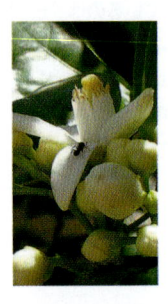

不安になるとからだが麻痺し、陣痛虚弱になる可能性もあります。フレッシュで官能的な香りのネロリオイルには、気分を爽快にする優れた作用があり、不安を解消して、精神を解放するのに役立ちます。

からだに対する作用： 血行促進、エネルギーバランスの調整
心と精神に対する作用： 鎮静、気分爽快、緊張緩和
代用できる精油： プチグレン・マンダリン、真正ラベンダー

ブレンド

マンダリン　3滴
ネロリ　2滴
クローブ　2滴
シナモンバーク　3滴
スイートアーモンドオイル　50mℓ

💧 ブレンドを助産師に塗ってもらいます。

シナモンバーク
(Cinnamomum ceylanicum syn. verum Blume)

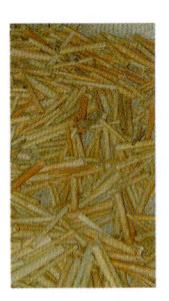

シナモンオイルには心身を温める作用があります。マッサージ用ブレンドに欠かせないオイルで、子宮強壮に適していることが多くの例で実証されています。

からだに対する作用： 血行促進、加温、子宮強壮
心と精神に対する作用： 気分高揚、活力向上、精神力向上
代用できる精油： シナモンリーフ

> **注意**
> 皮膚に直接塗ると刺激を感じることがあります。マッサージ用ブレンドに数滴加える程度であれば問題はありません。

8.4 更年期

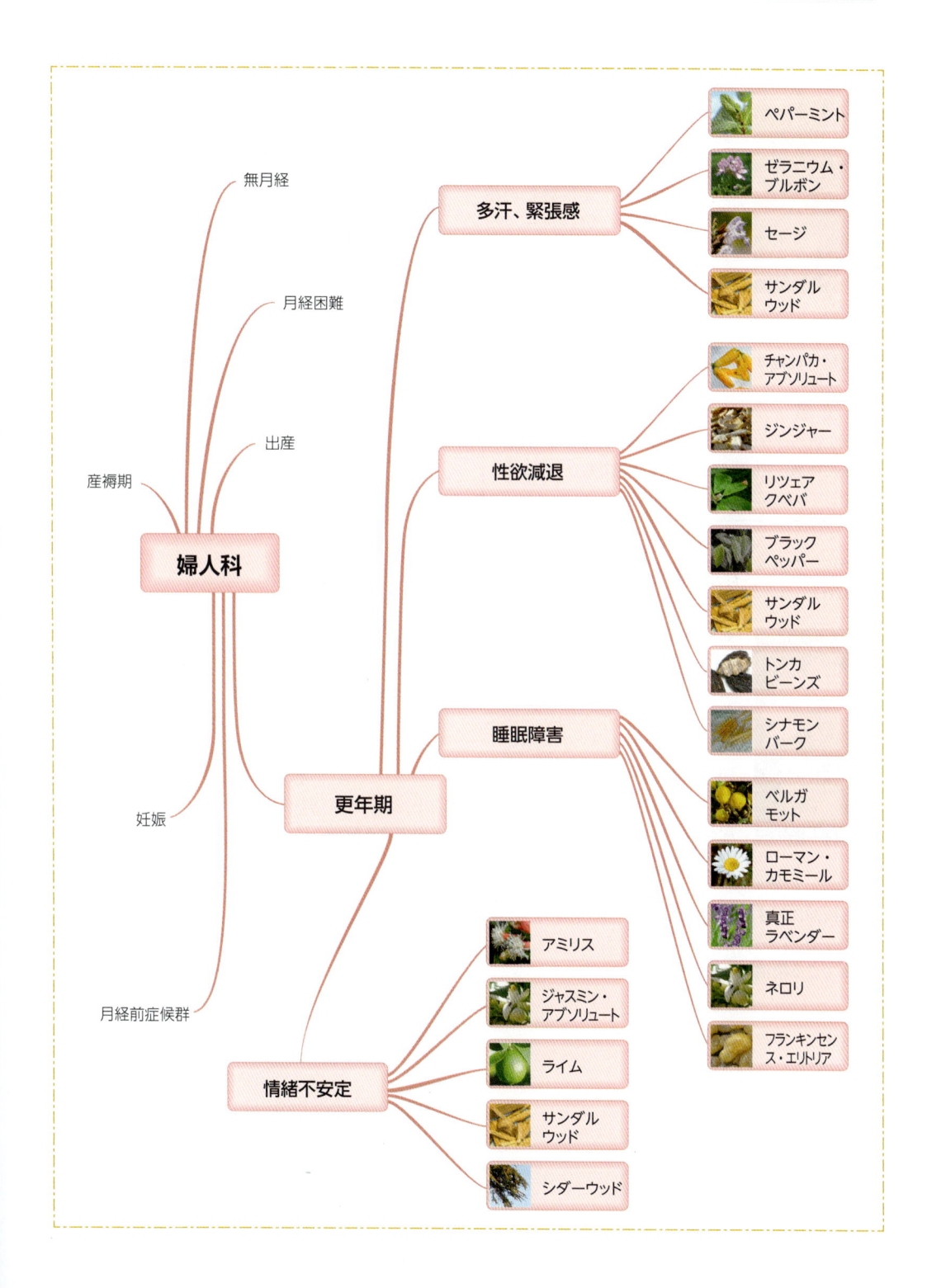

婦人科
- 産褥期
- 無月経
- 月経困難
- 出産
- 妊娠
- 月経前症候群
- 更年期
  - 多汗、緊張感
    - ペパーミント
    - ゼラニウム・ブルボン
    - セージ
    - サンダルウッド
  - 性欲減退
    - チャンパカ・アブソリュート
    - ジンジャー
    - リツェアクベバ
    - ブラックペッパー
    - サンダルウッド
    - トンカビーンズ
    - シナモンバーク
  - 睡眠障害
    - ベルガモット
    - ローマン・カモミール
    - 真正ラベンダー
    - ネロリ
    - フランキンセンス・エリトリア
  - 情緒不安定
    - アミリス
    - ジャスミン・アブソリュート
    - ライム
    - サンダルウッド
    - シダーウッド

多汗、緊張感

ペパーミント (Mentha piperita L.)

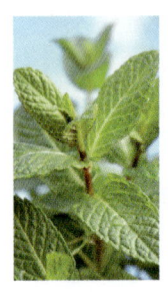

急に汗が噴き出した時には、ペパーミントオイルを使って部分浴をすれば快適になれるでしょう。これは、含有されるメントールが皮膚の冷覚受容器を刺激し、実際には冷たくないのに、ひんやりとした感じになれるためです。

からだに対する作用：冷却、浄化、解毒
心と精神に対する作用：リフレッシュ、頭脳明晰

> **注意**
> 眼に近づけないこと。冷却作用があるため、入浴剤には適していません。1～2滴でもからだを冷やしてしまうことがあります。

ゼラニウム・ブルボン (Pelargonium x asperum Typ Bourbon Erhart ex Willdenow)

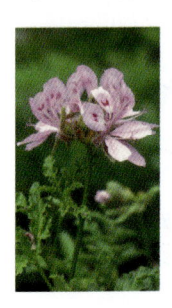

ゼラニウム・ブルボンから採れる精油にはホルモン調節作用があり、よく起こる顔面潮紅も抑えます。さらに、精神的な問題に由来する血圧動揺や心悸亢進といったからだの症状も緩和します。

からだに対する作用：ホルモン調節、リンパ流の促進、血圧調整、鎮静、痙攣抑制
心と精神に対する作用：精神力向上、調和、ストレスホルモンの分泌調節
代用できる精油：ローズウッド

セージ (Salvia officinalis L.)

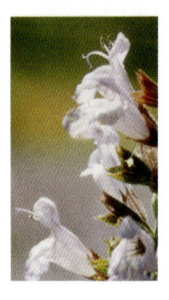

セージオイルにはエストロゲンに似た作用があり、発汗だけではなく、うっ滞感も解消します。

からだに対する作用：ホルモン調節、エストロゲン類似作用、リンパ流の促進
心と精神に対する作用：緊張緩和、頭脳明晰

> **注意**
> モノテルペンケトン含有率が高い他の精油と同じように、セージオイルにも神経毒性があるため、使用時には注意すること。生理的用量（0.5％未満）であれば、副作用の心配はありません。

サンダルウッド (Santalum album L.)

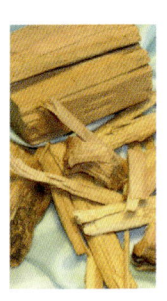

サンダルウッドオイルの主成分は稀なサンタロール（セスキテルペノールの1種）で、下垂体を介してホルモンのバランスを調和させ、ホルモンの変化に心身をうまく対応させます。

からだに対する作用：ホルモン調節、バランス調整
心と精神に対する作用：精神力向上、気分高揚、調和
代用できる精油：ニューカレドニア産サンダルウッド

基本ブレンド (5ml)

グレープフルーツ　0.5ml
ゼラニウム・ブルボン　1.0ml
セージ　2.0ml
サンダルウッド　1.5ml

- **陰部ケア用オイル**：基本ブレンド6滴をスイートアーモンドオイル30mlに加えます。
- **ボディオイル**：基本ブレンド8滴とペパーミントオイル2滴をスイートアーモンドオイル50mlに加えます。

性欲減退

チャンパカ・アブソリュート
(Michelia champaca L.)

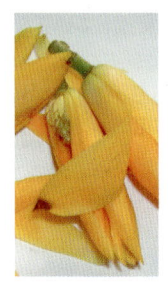

チャンパカオイルの最大の特徴は、インドール（ヒトの糞尿のにおい成分）とアントラニル酸メチル（芳香族エステル）が含んでいることで、その組み合わせが催淫作用をもたらせています。重厚で官能的な香りは陰部の匂いにも似ており、愛情を求めるようになったり、性欲が増進したりします。

からだに対する作用：緊張緩和、痙攣抑制
心と精神に対する作用：催淫、抗うつ、気持ちを温める作用、性欲増進
代用できる精油：ジャスミン、ローズ・アブソリュート、フランジュパニ

ジンジャー (Zingiber off. Roscoe)

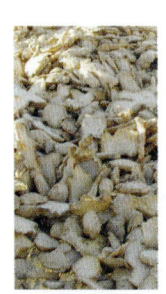

スパイシーでフルーティーな香りのジンジャーオイルには、根茎のように代謝を促進する働きはありますが、辛み成分は含まれません。「頭脳への負担」が大きいときに特に有効で、感情をからだの中心、すなわち腹部に移動させます。

からだに対する作用：活力向上
心と精神に対する作用：気分爽快、バランス調整、精神安定、催淫
代用できる精油：ベチバー、ナルデ

リツェアクベバ (Litsea cubeba Persoon)

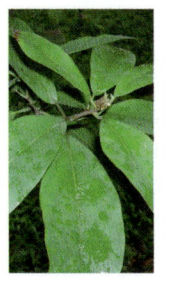

更年期になりホルモンが変化すると、急に魅力を失う女性は少なくありません。こうした精神的負担は、神経伝達物質ドーパミン（創造力活性化ホルモン）の低下によるものです。シトラス系の香りを持つリツェアクベバオイルは、ドーパミンの放出量を調節する働きがあります。

からだに対する作用：血行促進、痙攣抑制
心と精神に対する作用：リフレッシュ、活力向上
代用できる精油：レモングラス

> **注意**
> 敏感肌、乾燥肌、ストレスのかかった肌の人は、リツェアクベバオイルを使うと刺激を感じることがあります。生理的用量（0.5%）による副作用は報告されていません。

ブラックペッパー (Piper nigrum L.)

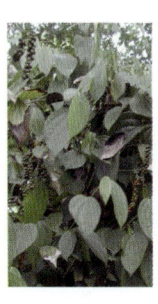

ペッパーオイルには、コショウの実に含まれる燃えるように辛いペパリンは含まれていないため、非常にマイルドで皮膚に優しいオイルです。加温作用と血行促進作用があることから、腰部にエネルギーが溜まったときに使うと良いでしょう。

からだに対する作用：血行促進、活力向上
心と精神に対する作用：気分爽快、精神力強化
代用できる精油：グリーンペッパー、シャクナゲ

サンダルウッド (Santalum album L.)

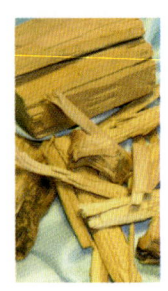

サンダルウッドの持つ強いホルモン類似作用は、性ホルモンとストレスホルモンの調節に関わっています。そのためインドでは性欲増進に現代でも用いられています。

からだに対する作用：ホルモン調節、心身のバランス調整
心と精神に対する作用：精神力向上、調和、催淫
代用できる精油：ニューカレドニア産サンダルウッド

トンカビーンズ (Dipteryx odorata Wild)

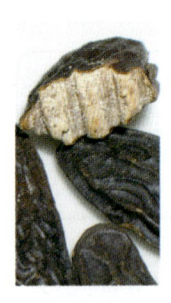

トンカビーンズを芳香ブレンドに加えれば、快適で催淫的な趣が添えられます。また中枢神経系に働きかけてストレスを解消する作用もあり、安心感を与え、自尊心を向上させます。

からだに対する作用：強い鎮痙作用、緊張緩和、加温、ホルモン調節
心と精神に対する作用：気分爽快、バランス調整、活力向上

シナモンバーク (Cinnamomum ceylanicum syn. verum Blume)

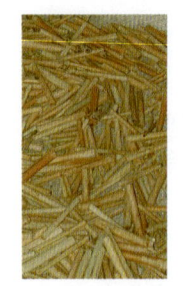

シナモンバークオイルには、心身を温める作用があります。このオイルを加えたマッサージ用オイルは、子宮強壮に適していることが多くの例で実証されています。

からだに対する作用：血行促進、加温、子宮強壮
心と精神に対する作用：気分高揚、活力向上、精神力向上
代用できる精油：シナモンリーフ、ベイ

> **注意**
> 皮膚に直接塗ると、刺激を感じることがあります。マッサージ用オイルに数滴加える程度であれば問題はありません。

ボディオイル用ブレンド

リツェアクベバ　5滴
チャンパカ　2滴
ジンジャー　2滴
ブラックペッパー　3滴
トンカビーンズ　4滴
サンダルウッド　2滴
シナモンバーク　2滴
セサミオイル　50ml

- このボディオイル用ブレンドは、陰部ケア用オイルとしても使えます。
- 全身浴：ボディオイル用ブレンド小さじ1杯を生クリーム半カップに加えます。

睡眠障害

ベルガモット
(Citrus bergamia Risso & Poiteau)

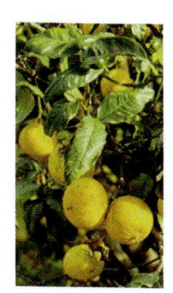

平穏な気持ちになれずゆっくりとした眠りにつけない人には、神経を落ち着かせ緊張を緩和するベルガモットオイルが適しています。
心と精神に対する作用： 緊張緩和、不安解消、気分爽快

> **注意**
> ベルガモットオイルにはフロクマリンが含まれており、皮膚が光に敏感に反応するようになるため、使用後に紫外線に当たると、光毒性皮膚炎が現われるおそれがあります。生理的用量（0.5％未満）による副作用は報告されていません。最近ではフロクマリンを含まないベルガモットオイルも市販されています。

ローマン・カモミール
(Chamaemelum nobile L.)

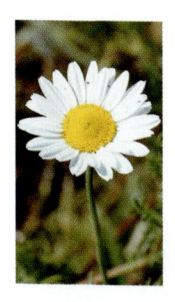

ローマン・カモミールオイルには強い鎮静作用がありますが、これはこのオイルが非常に優れた緊張緩和作用を持つエステルを含んでいるためです。情緒が不安定で眠れない女性の神経系を強くします。
からだに対する作用： 緊張緩和、睡眠促進
心と精神に対する作用： 強い鎮静作用、ストレス解消、抗うつ

真正ラベンダー *(Lavandula angustifolia P. Miller syn. Lavandula vera)*

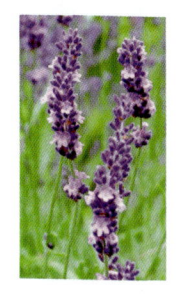

ラベンダーは王をも安らかな睡眠に導いたと言われます。ラベンダーオイルは強い調和力を有しており、極端な心身の状態を緩和するのに役立ちます。このオイルがあれば、睡眠薬を導入しなくても眠りにつけるようになるでしょう。
からだに対する作用： 睡眠促進、血圧調整
心と精神に対する作用： 鎮静、不安解消
代用できる精油： ラバンジン・スーパー、ベルガモットミント

ネロリ *(Citrus aurantium L. ssp. amara)*

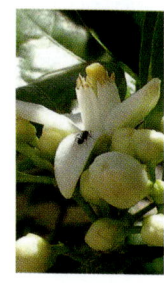

素晴らしい香りを持つネロリオイルは、心身の不均衡を解消し、入眠しやすくします。
からだに対する作用： エネルギーバランスの調整
心と精神に対する作用： 鎮静、気分爽快、緊張緩和
代用できる精油： ローズ・アブソリュート、ジャスミン

フランキンセンス・エリトリア
(Boswellia sacra syn. carterii Birdw.)

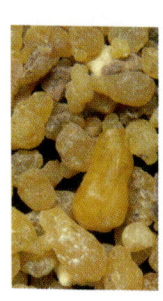

フランキンセンスオイルにはホルモン系のバランスを調整する作用があります。困難な状況にあるときにストレスを軽減し、健全な睡眠に欠かせない平穏で安定した気持ちを呼び戻します。
からだに対する作用： 強い緊張緩和作用、ホルモン調節
心と精神に対する作用： バランス調整、緊張緩和

> **注意**
> フランキンセンスは「フランキンセンス・アラビア」とう名称で、鎮静作用のあるフランキンセンス・エリトリアと興奮作用のあるフランキンセンス・アデンという異なる種類のオイルが販売されているため、購入時には原産国を確認しましょう。

基本ブレンド(5ml)

ベルガモット　2.0ml
ネロリ　1.0ml
ローマン・カモミール　1.0ml
真正ラベンダー　0.5ml
フランキンセンス・エリトリア　0.5ml

- 基本ブレンド6滴
- ボディオイル：基本ブレンド10滴をスイートアーモンドオイル50mlに加えます。
- 全身浴：基本ブレンド10滴を生クリーム半カップに加えます。

情緒不安定

アミリス (Amyris balsamifera L.)

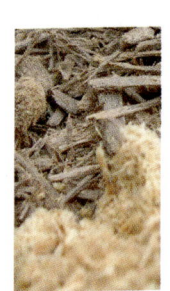

アミリスの木は「西インド諸島のサンダルウッド」とも呼ばれ、その木から採れるオイルの柔らかくウッディな香りを嗅げば心が安静と沈着を取り戻し、精神のバランスを得られます。
心と精神に対する作用：バランス調整、調和、ストレス解消
代用できる精油：マヌカ

ライム (Citrus medica L.)

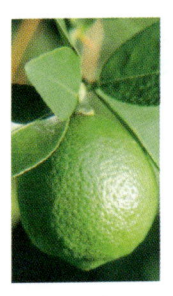

ライムオイルのピリッと爽やかでフルーティな香りは、グレーな気分の日常を華やかにしてくれます。生きる喜びが湧いてくることでしょう。
からだに対する作用：血行促進
心と精神に対する作用：活性化、気分爽快
代用できる精油：グレープフルーツ、ベルガモット、マンダリン

ジャスミン・アブソリュート (Jasminum grandiflorum L.)

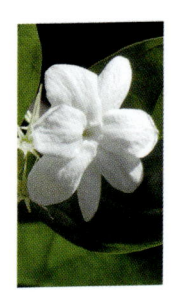

インドとアラブ諸国では、ジャスミンの催淫的な香りは、感情に働きかけて不安を解消し自信を取り戻すのに役立つと信じられています。
心と精神に対する作用：気分爽快、不安解消
代用できる精油：イランイラン、チャンパカ、ローズ・アブソリュート

サンダルウッド (Santalum album L.)

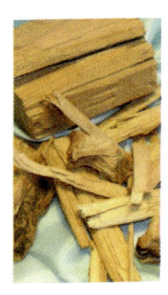

暖かで包み込むようなウッディ調のサンダルウッドの香りは、心の平和と安定をもたらします。
からだに対する作用：ホルモン調節、バランス調整
心と精神に対する作用：精神力向上、元気回復、調和
代用できる精油：ニューカレドニア産サンダルウッド

> **注意**
> 高濃度の香りを嗅ぐと感覚が麻痺したり、吐き気をもよおしたりするので、低用量で使うようにします。

シダーウッド (Cedrus atlantica Manet)

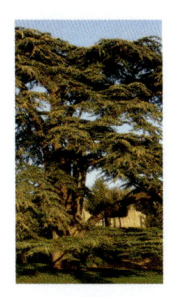

シダーウッドオイルは人生における大きな転換期の強い味方です。人を積極的にする力のあるシダーウッドオイルを使えば、困難な時にも自信が持てるようになり、気分も落ち着くでしょう。

心と精神に対する作用：精神力向上、不安解消、気分爽快

> **注 意**
> 純正のシダーウッドオイルに含まれるのは、モノテルペンケトンではなく、問題のないセスキテルペンケトンです。ニオイヒバ属と混同しないように、購入時には正しいラテン語学術名を確認しましょう。

ブレンド

ライム　6滴
アミリス　2滴
サンダルウッド　1滴
シダーウッド　2滴
ヒッポファエオイル　2滴
スイートアーモンドオイル　50㎖

> ブレンドで腹部を優しくマッサージします（陰部ケア用オイルとしても使えます）。

8.5 月経前症候群(PMS)

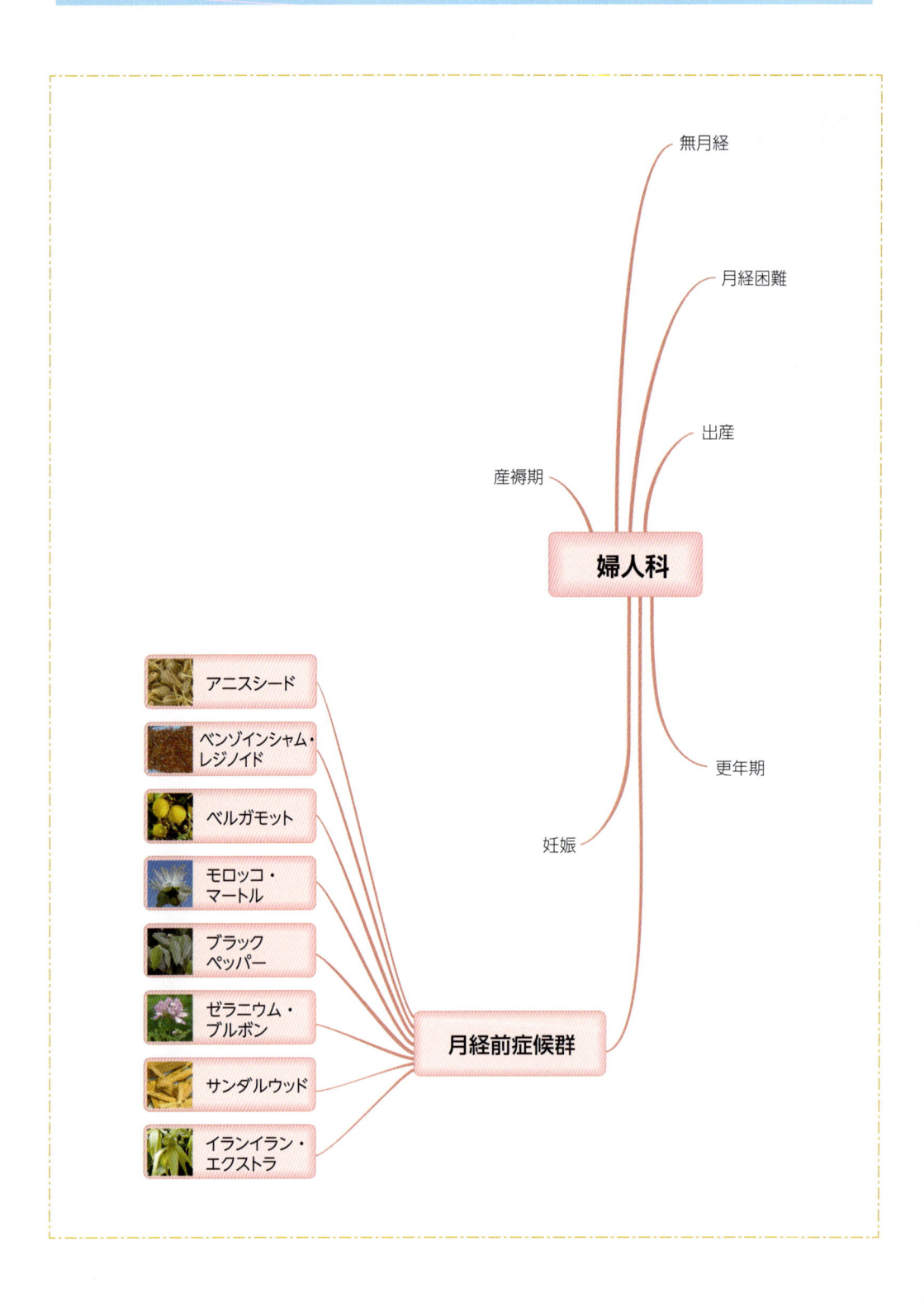

無月経

月経困難

出産

産褥期

婦人科

更年期

妊娠

- アニスシード
- ベンゾインシャム・レジノイド
- ベルガモット
- モロッコ・マートル
- ブラックペッパー
- ゼラニウム・ブルボン
- サンダルウッド
- イランイラン・エクストラ

月経前症候群

アニスシード (Pimpinella anisum L.)

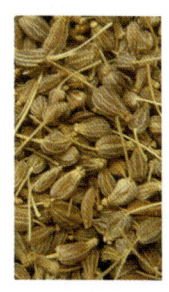

月経前症候群の特徴には、乳房と下腹部の張りや頭痛、腹痛といったからだに現れる症状のほか、情緒不安定などがあります。アニスシードオイルは、下垂体を介してホルモンを間接的に調節すると考えられています。また、平滑筋の痙攣を抑制する作用は、多量に含まれるエーテルに由来しています。

からだに対する作用：痙攣抑制、鎮痛、エストロゲン類似作用
心と精神に対する作用：気分爽快、緊張緩和
代用できる精油：フェンネル、タラゴン

ベンゾインシャム・レジノイド (Styrax tonkinensis)

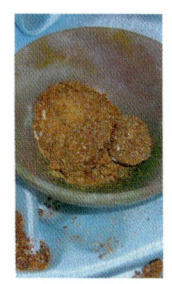

ベンゾインシャム・レジノイドは心を癒す素晴らしい香りのするオイルで、安心感や暖かさを得ることができます。痙攣抑制作用と鎮痛作用の他に、エンドルフィンとセロトニンの放出量を増大させます。

からだに対する作用：痙攣抑制、バランス調整
心と精神に対する作用：緊張緩和、不安解消

ベルガモット (Citrus bergamia Risso & Poiteau)

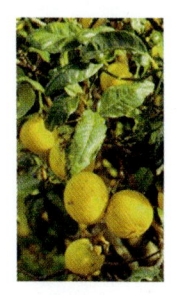

月経前に情緒不安定や抑うつ性の不機嫌といった症状が出るときには、心を豊かで晴れやかにするフレッシュなベルガモットオイルの香りを嗅げば、不安が解消して神経が落ち着くとともに、からだの緊張も和らぐでしょう。

からだに対する作用：痙攣抑制
心と精神に対する作用：精神の高揚と鎮静、気分爽快
代用できる精油：マンダリン

> **注意**
> ベルガモットオイルにはフロクマリンが含まれており、皮膚が光に敏感に反応するようになるため、使用後に紫外線に当たると、光毒性皮膚炎が現れるおそれがあります。生理的用量（成人で0.5％未満、幼児で0.1％未満）による副作用は報告されていません。最近ではフロクマリンを含まないベルガモットオイルも市販されています。

モロッコ・マートル (Myrtus communis L. CT Myrtenylacetat)

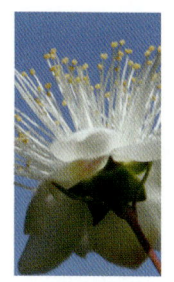

マイルドなモロッコ・マートルオイルは、バルサム調のフレッシュな香りで人気があります。嗅げば、からだと心の硬直が和らぎます。乳房と下腹部の緊張感から解放され、息吹がよみがえってくるはずです。

からだに対する作用：リンパのうっ滞解消、鎮痙
心と精神に対する作用：気分爽快、緊張緩和

ブラックペッパー (Piper nigrum L.)

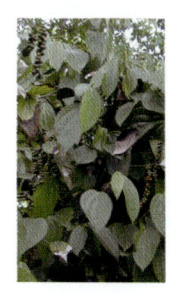

ブラックペッパーオイルは、からだの内外の冷えを解消するのに適しています。心を温めることで間接的に、血行を改善することで直接、全身の痙攣を抑制します。このオイルには強いペパリンが含まれていないため、非常に皮膚に優しくマイルドです。

からだに対する作用：血行促進、加温、痙攣抑制
心と精神に対する作用：気分爽快、精神力再生
代用できる精油：グリーンペッパー

ゼラニウム・ブルボン *(Pelargonium x asperum Ehrhart ex Willdenow)*

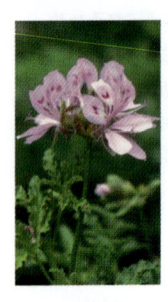

「ホルモン調節オイル」と呼ばれるゼラニウム・ブルボンオイルは、それ自体はホルモンではないものの、下垂体を介してホルモンを調節する作用があります。脳内のセロトニン放出量が増大して、自己充実感が増します。

からだに対する作用：リンパ流の促進、ホルモン調節、痙攣抑制、鎮痛
心と精神に対する作用：精神力向上、調和
代用できる精油：プチグレン・ビターオレンジ

サンダルウッド *(Santalum album L.)*

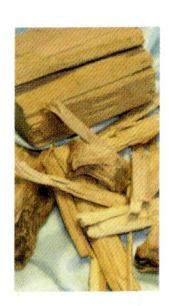

最近では非常に稀となり、そのせいで価格が上昇した東インド産のサンダルウッドオイルは、主成分がサンタロール（セスキテルペノールの一種）であることを特徴としています。サンタロールは、直接下垂体に作用し、それに続いて内分泌腺全てに働きかけると考えられています。

からだに対する作用：ホルモン調節、リンパ流の促進、バランス調整
心と精神に対する作用：精神力向上、気分高揚、調和
代用できる精油：ニューカレドニア産サンダルウッド

イランイラン・エクストラ *(Cananga odorata (Lam.) Hook f. et Thomson)*

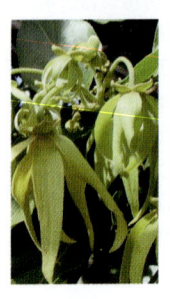

重厚でオリエンタルな香りのイランイランオイルは、もっとも女性的なオイルの1つであるという評判です。このオイルは心身の緊張と痙攣を除く作用があり、嗅げば自分の置かれた境遇に満足し、自分のからだを新たに感じるようになるでしょう。

からだに対する作用：緊張緩和、痙攣抑制、鎮痛
心と精神に対する作用：気分爽快、活力向上、心の安定化
代用できる精油：ジャスミン、ローズ・アブソリュート

ブレンド

ベルガモット　5滴
アニスシード　2滴
モロッコ・マートル　4滴
ブラックペッパー　2滴
ゼラニウム・ブルボン　1滴
イランイラン・エクストラ　1滴
ベンゾイン　3滴
サンダルウッド　2滴
スイートアーモンドオイル　100mℓ

乳房周辺が緊張しているときは、このブレンドで腰部と下腹部を優しくマッサージします。
さらに湯たんぽを使うと良いでしょう。

8.6 妊娠

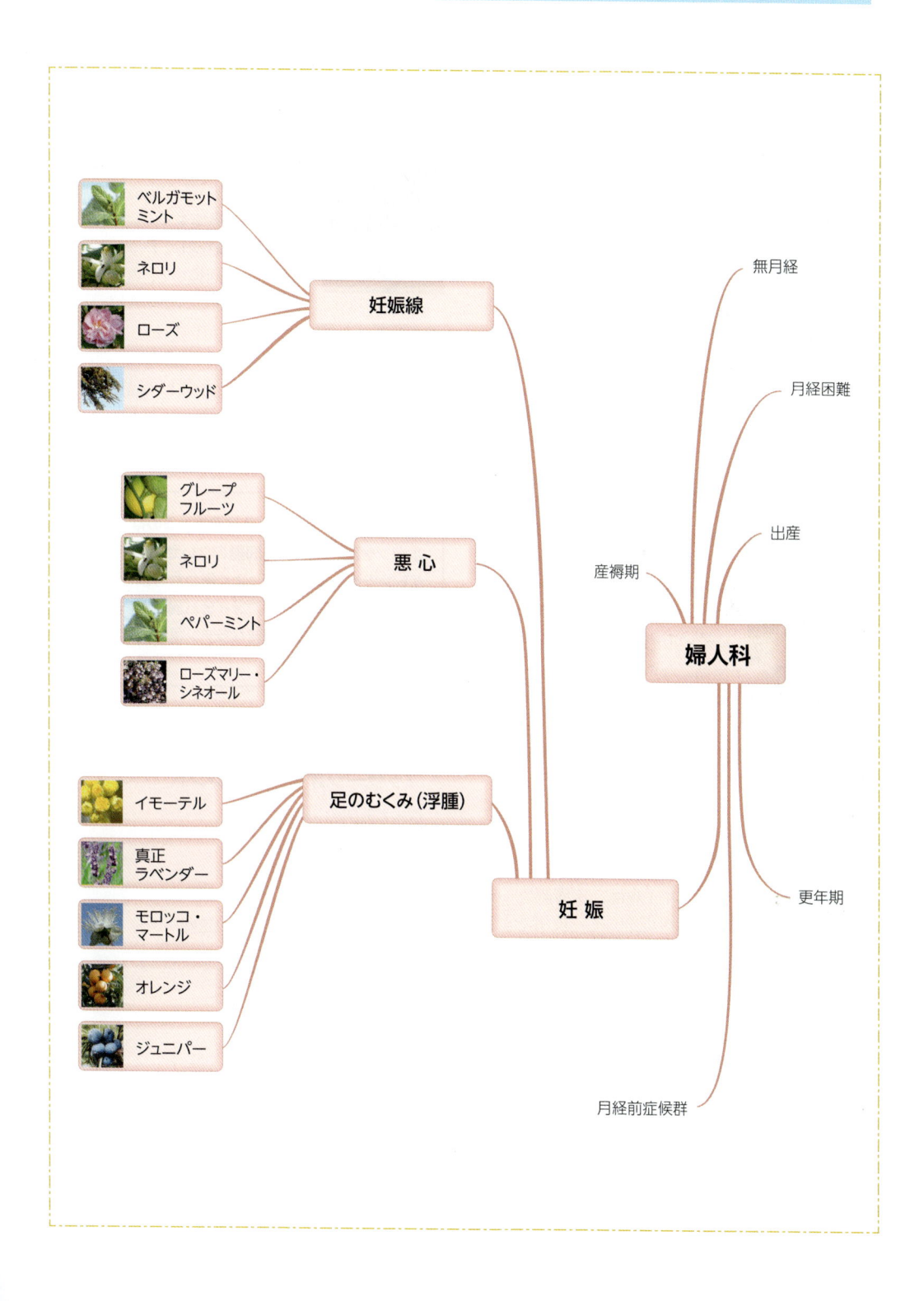

妊娠線
- ベルガモットミント
- ネロリ
- ローズ
- シダーウッド

悪心
- グレープフルーツ
- ネロリ
- ペパーミント
- ローズマリー・シネオール

足のむくみ（浮腫）
- イモーテル
- 真正ラベンダー
- モロッコ・マートル
- オレンジ
- ジュニパー

妊娠

婦人科
- 無月経
- 月経困難
- 出産
- 産褥期
- 更年期
- 月経前症候群

妊娠線

ベルガモットミント *(Mentha citrata L.)*

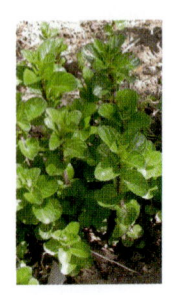

妊娠線を防ぐには「できるだけ早い時期にアロママッサージを始めて、皮膚のケアをし、結合組織を強くする」ことが重要です。レモンの趣のあるフレッシュミントの香りを加えた、マッサージオイルは人気があります。

からだに対する作用： スキンケア
心と精神に対する作用： リフレッシュ、気分爽快、緊張緩和
代用できる精油： 真正ラベンダー

ネロリ *(Citrus aurantium L. ssp. amara)*

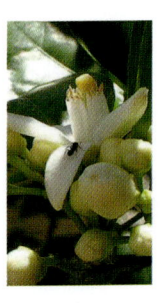

妊娠線のできやすい腹部、胸部、臀部、大腿はできるだけ早い時期にケアを始め、定期的にこのケアを実行する必要がありますが、スキンケア効果のあるネロリオイルの爽快な香りがあれば億劫にならないでしょう。

からだに対する作用： 血行促進、止痒
心と精神に対する作用： 鎮静、気分爽快、緊張緩和
代用できる精油： プチグレン・ビターオレンジ

ローズ *(Rosa damascena P. Miller)*

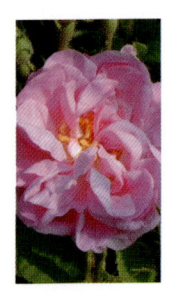

ローズオイルは、皮膚細胞の修復機能を促進して、皮膚をケアし細胞を再生します。このオイルの香りはお手入れを楽しくさせるだけではなく、ストレスホルモンの産生をうまく調節します。

からだに対する作用： スキンケア、皮膚再生
心と精神に対する作用： 精神力向上、バランス調整、ストレス解消
代用できる精油： ゼラニウム・ブルボン、ローズウッド

シダーウッド *(Cedrus atlantica Manet)*

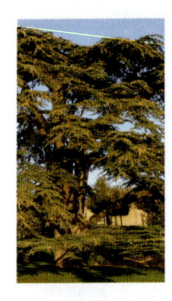

純正のシダーウッドオイルには多量のセスキテルペンが含まれており、非常に肌に優しく忍容性の高いオイルです。ケア効果だけではなく、結合組織と皮膚細胞の修復機能も向上させます。さらに精神を強くする効果もあり、自信が回復して、負担の大きい状況に立ち向かう勇気が沸いてきます。

からだに対する作用： スキンケア、止痒
心と精神に対する作用： 精神力向上、鎮静、気分爽快
代用できる精油： ミルラ、パチュリー

> **注意**
> 純正のシダーウッドオイルに含まれるのは、モノテルペンケトンではなく、問題のないセスキテルペンケトンです。そのため、よく言われるような流産誘発性はありません。ニオイヒバ属と混同しないように、購入時には正確なラテン語学術名を確かめましょう。

マッサージオイル用ブレンド

ベルガモット　8滴
ネロリ　5滴
ローズ　2滴
シダーウッド　5滴
スイートアーモンドオイル　100mℓ

ブレンドを腹部と胸部に定期的に塗ります。

悪心

グレープフルーツ
(Citrus paradisi Macfayden J.)

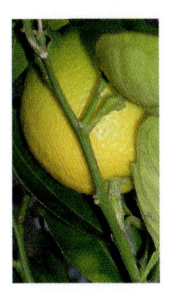

ピリッと爽やかでシャープな香りのグレープフルーツオイルは、エンドルフィンの分泌を促進します。そのため、総体的に気分がよくなります。
心と精神に対する作用：気分爽快、気分高揚
代用できる精油：マンダリン、オレンジ

> **注意**
> 肌が敏感な人は、グレープフルーツオイルを高用量（1%超）で使うと皮膚が刺激されることがあります。フロクマリンが含まれていますが、微量であるため生理的用量（1%）で用いる限り日光過敏症になることはありません。

ネロリ (Citrus aurantium L. ssp. amara)

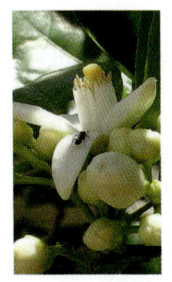

妊娠は、からだにも心にも大きな変化をもたらします。新しいこと、未知のことに対する不安が、悪心や嘔吐の原因となることも稀ではありません。ネロリオイルには非常に優れた気分爽快作用があり、不安を解消するのに効果があります。
心と精神に対する作用：鎮静、気分爽快、緊張緩和

ペパーミント (Mentha piperita L.)

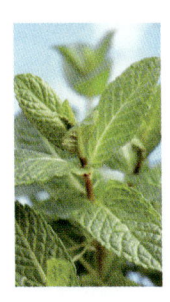

フレッシュな香りのペパーミントは、悪心の最初の徴候が現れたとき、鼻と頭をすっきりさせるほか、新鮮な気持ちで1日を始めるのに役立ちます。
からだに対する作用：鼻づまりの解消、冷却、活力向上
心と精神に対する作用：リフレッシュ、頭脳明晰

> **注意**
> ペパーミントオイルには冷却作用があるため、入浴剤には適していません。1～2滴でもからだを冷やすこともあります。妊娠中は内用しないこと。

ローズマリー・シネオール
(Rosmarinus officinalis L. CT 1,8-Cineol)

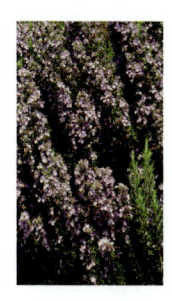

ローズマリーオイルは活力向上作用のある典型的なオイルで、低血圧の人に最適です。また1、2を争う気分高揚作用があり、その香りを嗅げば生命力が沸いてくるでしょう。
からだに対する作用：循環器刺激
心と精神に対する作用：活力向上、気分高揚
代用できる精油：タイム・マストキナ

> **注意**
> 生理的用量（0.5～1%）による副作用は報告されていません。高血圧の人は、入浴剤として用いないこと。妊娠中は、ブレンドに1～2滴加える程度であれば、問題ありません。

ビネグレット用ブレンド

グレープフルーツ　4滴
ネロリ　2滴
ペパーミント　1滴
ローズマリー・シネオール　2滴

足のむくみ(浮腫)

イモーテル (Helichrysum italicum Roscoe)

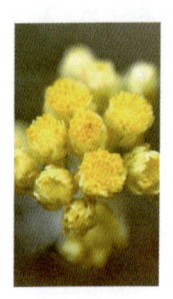

「不死」と言われるイモーテルから採れる皮膚に非常に優しい精油は、リンパの流れを活発にして、足のうっ滞を解消します。
からだに対する作用：リンパ流の促進、うっ滞解消
心と精神に対する作用：バランス調整
代用できる精油：ゼラニウム・ブルボン

真正ラベンダー (Lavandula angustifolia P. Miller syn. Lavandula vera)

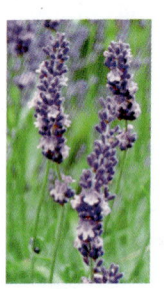

真正ラベンダーオイルは、血管と筋の痙攣を抑えて落ち着かせます。血行を穏やかに促進して、足の重たさを解消します。また時々起こる痒みも抑えます。
からだに対する作用：血行促進、痙攣抑制、止痒
心と精神に対する作用：気分高揚、リフレッシュ
代用できる精油：ラバンジン・スーパー

モロッコ・マートル (Myrtus communis L. CT Myrtenylacetat)

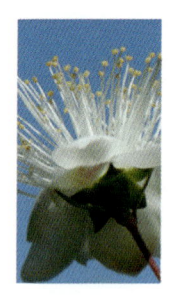

モロッコ・マートルオイルはマイルドな癒し系の香りのオイルで、リンパのうっ滞に働きかけるとともに、組織への酸素と血液の流れを改善します。その結果、重たく感じられる足が軽くなるでしょう。
からだに対する作用：リンパうっ滞解消、皮膚の収斂
心と精神に対する作用：緊張緩和
代用できる精油：ローレル

オレンジ (Citrus sinensis ssp. dulcis (L.) Person)

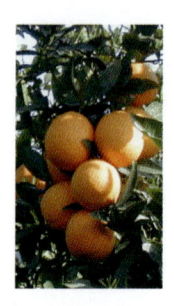

甘美な香りのするオレンジオイルは人気のある精油で、生き生きとした感じをブレンドに添えます。同時に血行が改善され、うっ滞が解消されます。
からだに対する作用：リンパ流と血行の促進
心と精神に対する作用：活力向上、緊張緩和
代用できる精油：グレープフルーツ、ライム

> **注意**
> 高用量（1%超）で使用すると皮膚を刺激することがあります。

ジュニパー (Juniperus communis L.)

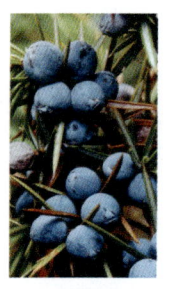

ジュニパーから採れる精油は、泌尿器の排出機能に作用します。さらに肝臓と胆嚢の機能を活発にするとともに、軽い解毒、浄化作用によって代謝を促進します。
からだに対する作用：電解質を失わずに駆水（脱水）、代謝活性化、毒素排出
心と精神に対する作用：活力向上、精神への刺激
代用できる精油：バージニアジュニパー

ブレンド

オレンジ　6滴
真正ラベンダー　2滴
モロッコ・マートル　4滴
イモーテル　3滴
ジュニパー　2滴
セサミオイル　50㎖

> ブレンドで足から心臓に向かって定期的にマッサージします。

8.7 産褥期

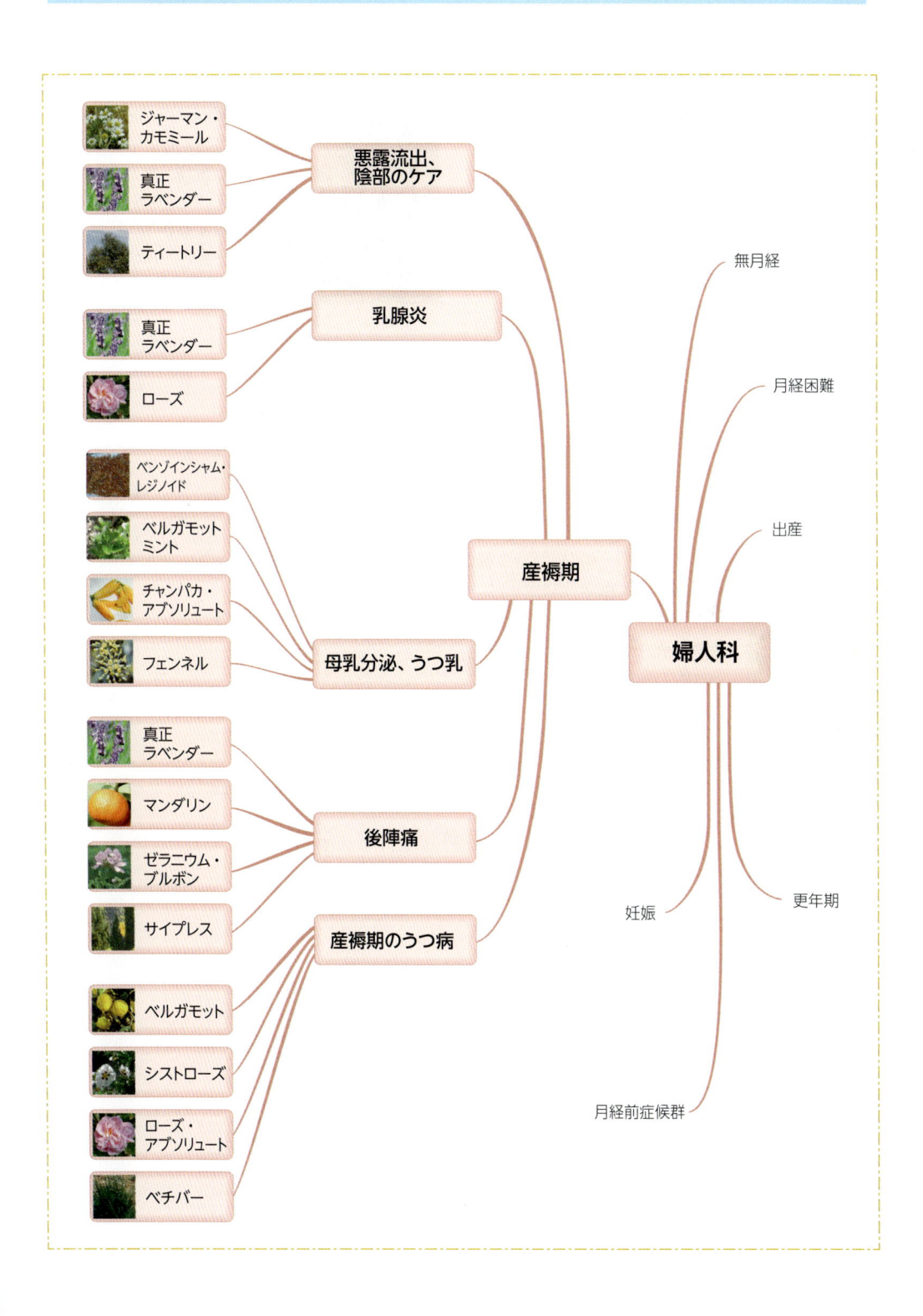

- 悪露流出、陰部のケア
  - ジャーマン・カモミール
  - 真正ラベンダー
  - ティートリー
- 乳腺炎
  - 真正ラベンダー
  - ローズ
- 母乳分泌、うつ乳
  - ベンゾインシャム・レジノイド
  - ベルガモットミント
  - チャンパカ・アブソリュート
  - フェンネル
- 後陣痛
  - 真正ラベンダー
  - マンダリン
  - ゼラニウム・ブルボン
  - サイプレス
- 産褥期のうつ病
  - ベルガモット
  - シストローズ
  - ローズ・アブソリュート
  - ベチバー

産褥期

婦人科
- 無月経
- 月経困難
- 出産
- 更年期
- 妊娠
- 月経前症候群

悪露流出、陰部のケア

ジャーマン・カモミール
(Matricaria recutitia L.)

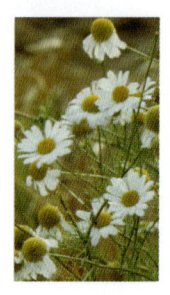

悪露は疾患ではなく、出産後数日間に見られるまったく正常な症状で、排出されるのは、治癒プロセスに伴う創液です。ジャーマン・カモミールの精油は「傷に対する万能オイル」で、こうした創傷の治癒プロセスを促進するのに適しています。
からだに対する作用：強い消炎作用、抗菌、痙攣抑制、スキンケア
心と精神に対する作用：緊張緩和、バランス調整
代用できる精油：ヤロウ

真正ラベンダー *(Lavandula angustifolia P. Miller syn. Lavandula vera)*

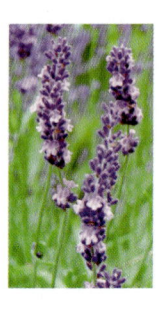

真正ラベンダーオイルが持つ緊張緩和作用と痙攣抑制作用は、子宮の後退に伴う悪露のうっ滞を解消するのに効果的です。ラベンダーオイルで陰部を丁寧にケアすれば、感染を防ぐこともできます。
からだに対する作用：抗菌、滅菌、鎮痙、鎮痛
心と精神に対する作用：不安解消、鎮静、精神力再生
代用できる精油：ラバンジン・スーパー

ティートリー *(Melaleuca alternifolia Maiden)*

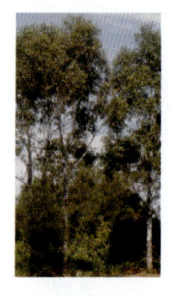

ティートリーオイルは、皮膚の細菌叢を損なわずに創傷の治癒を促進する作用に優れています。さらに鎮痛、鎮静作用も備えています。
からだに対する作用：抗菌、滅菌、鎮痛
代用できる精油：ニアウリ

ブレンド

ジャーマン・カモミール　2滴
真正ラベンダー　5滴
ティートリー　3滴
以上の精油を海塩100gに加えて強く振り混ぜます。

座浴：小さじ1杯の基本ブレンドを使います。

乳腺炎

真正ラベンダー(Lavandula angustifolia P. Miller syn. Lavandula vera)

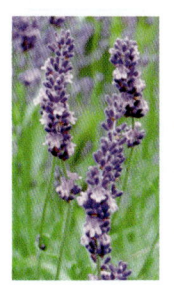

うつ乳を治療しなければ、乳腺炎になるおそれがあります。症状は、うつ乳と似ており胸の緊張と疼痛ですが、炎症が起こるため体温が上昇します。ラベンダーオイルは炎症を起こした組織を鎮静、鎮痛する作用がありますが、その際に母乳が出にくくなるといった影響を与えません。

からだに対する作用：抗菌、滅菌、鎮痛、解熱、消炎
心と精神に対する作用：不安解消、鎮静、精神力再生
代用できる精油：ラバンジン・スーパー、ベルガモットミント

ローズ(Rosa damascena P. Miller)

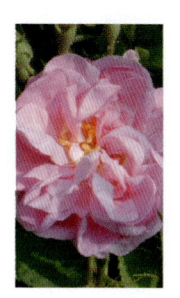

高価なローズオイルは、有効範囲が広く、全身に作用します。一般的にこうした医学的な効果はあまり知られておらず、どちらかと言えば、心を開くような香りが好まれています。

からだに対する作用：消炎、抗菌、免疫機能促進
心と精神に対する作用：精神力向上、バランス調整、ストレス解消

> **凝乳を使った冷却パッド**
>
> 真正ラベンダー　4滴
> ローズ　1滴
> この2種の精油を冷やした凝乳200gに混ぜます。

母乳分泌、うつ乳

ベンゾインシャム・レジノイド (Styrax tonkinensis)

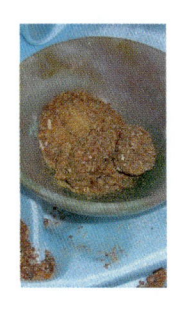

母乳が足らない、母乳を欲しがる赤ん坊の空腹を満たすことができないといった不安は、精神的負担となります。ベンゾインシャムオイルのバルサム系の素晴らしい香りを嗅げば、気持ちが楽になる上、エンドルフィンとセロトニンの放出量が増えるため、痙攣や痛みが緩和されます。

からだに対する作用：痙攣抑制、バランス調整
心と精神に対する作用：緊張緩和、不安解消
代用できる精油：バニラ

ベルガモットミント(Mentha citrata L.)

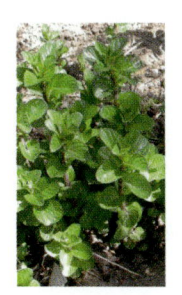

ベルガモットミントオイルは、非常にマイルドで緊張を緩和するオイルで、「ミント属のラベンダー」とも言われます。ラベンダーオイルとまったく同じように、作用範囲が広く、からだと心のバランスを調整する効果があります。

からだに対する作用：スキンケア
心と精神に対する作用：リフレッシュ、精神力向上、気分爽快、緊張緩和
代用できる精油：真正ラベンダー

チャンパカ・アブソリュート
(Michelia champaca L.)

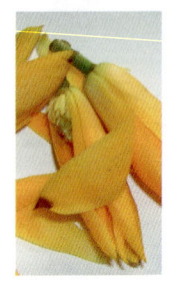

授乳中、母親と赤ん坊は心身ともにとても密接な状況にあり、その中で特別な感情が沸いてきます。授乳は母乳を生成するだけではなく、子宮の収縮も促すプロセスです。素晴らしい香りを持つチャンパカオイルの多彩な成分には、催淫作用もあります。

からだに対する作用：母乳分泌促進、緊張緩和、痙攣抑制、鎮痛
心と精神に対する作用：抗うつ、心を暖かくする作用、性欲増進

フェンネル
(Foeniculum vulgare Miller var. dulce)

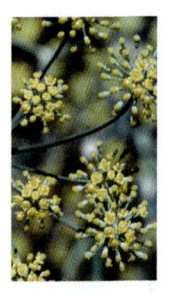

フェンネルの母乳分泌促進作用はかなり昔から知られていますが、経験から精油にもこの作用があることがわかっています。また、自律神経系に作用してストレスを解消します。

からだに対する作用：痙攣抑制、母乳分泌促進
心と精神に対する作用：鎮静、緊張緩和
代用できる精油：アニス、コリアンダー

> **注意**
> スイートフェンネルオイルとビターフェンネルオイルを混同してはいけません。後者にはフェンコン（モノテルペンケトンの一種）が多く含まれているため、授乳中の使用は禁忌とされています。

ブレンド

ベンゾイン　1滴
ベルガモットミント　1滴
チャンパカ　1滴
フェンネル　2滴
スイートアーモンドオイル　50㎖

- ブレンドを乳房に優しく塗擦します。
- 冷却パック：小さじ1杯のブレンドを冷やした凝乳200gに加えます。

後陣痛

真正ラベンダー
(Lavandula angustifolia P. Miller syn. Lavandula vera)

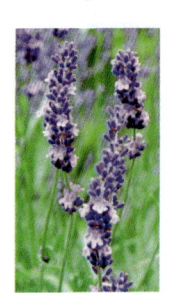

後陣痛は子宮の収縮に非常に重要なプロセスです。後陣痛中には、下腹部が痙攣のように引っ張られる感じがします。鎮痛作用と鎮静作用のある真正ラベンダーオイルは、マッサージ用ブレンドに欠かせません。

からだに対する作用：抗菌、滅菌、抗ウイルス、消炎、鎮痛、鎮痙、免疫機能促進
心と精神に対する作用：鎮静
代用できる精油：ラバンジン・スーパー、ベルガモットミント、プチグレン・ビターオレンジ

マンダリン *(Citrus reticulata Blanco)*

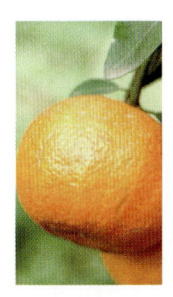

マンダリンオイルの持つ血行促進作用は、皮膚の深部まで温めて、子宮収縮に良い影響を与えます。さらに柔らかで優しく甘いマンダリンオイルの香りを嗅げば、安心感が得られるのも、このオイルの優れた特徴です。

からだに対する作用：痙攣抑制、血行促進
心と精神に対する作用：気分爽快
代用できる精油：ネロリ

> **注意**
> 過剰に使用すると、活力が向上し気分が高揚します（逆作用）。

ゼラニウム・ブルボン *(Pelargonium x asperum Typ Bourbon Erhart ex Willdenow)*

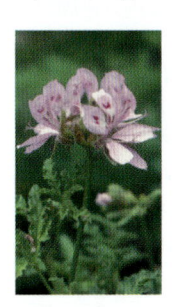

ゼラニウム・ブルボンオイルには多彩な調節作用があり、ストレスからくる障害に効果的です。優しく心身の機能を調和して、過剰なストレスホルモンの産生を抑制します。

からだに対する作用：ホルモン調節、鎮静、痙攣抑制
心と精神に対する作用：精神力向上、調和
代用できる精油：ローズ

サイプレス *(Cupressus sempervirens L.)*

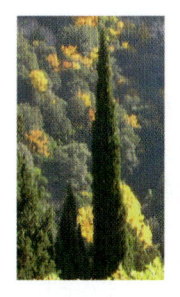

サイプレスオイルには収斂、構造再生作用があり、子宮の収縮を促進します。

からだに対する作用：穏やかな収斂作用、鎮痛、ホルモン調節
心と精神に対する作用：バランス調整、精神力向上
代用できる精油：ジュニパー

ブレンド

マンダリン　6滴
真正ラベンダー　3滴
ゼラニウム・ブルボン　2滴
サイプレス　2滴
スイートアーモンドオイル　50㎖

ブレンドで腰部と下腹部を優しくマッサージします。

これに加えて、助産師の指導の下で、産褥体操をすると良いでしょう。

産褥期のうつ病

ベルガモット
(Citrus bergamia Risso & Poiteau)

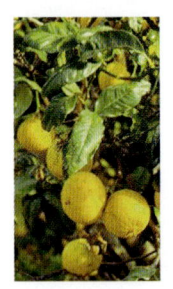

出産後の女性は、押し寄せてくるさまざまな感情を克服しなければなりません。ベルガモットオイルは、シトラスオイルの「宝石」とされています。その香りを嗅げば元気が回復して、不安や抑うつ性の不機嫌、また産褥期のうつ病が現われたときに役に立ちます。

からだに対する作用：痙攣抑制
心と精神に対する作用：精神の高揚と鎮静、不安解消、気分爽快
代用できる精油：マンダリン

> **注意**
> ベルガモットオイルにはフロクマリンが含まれており、皮膚が光に敏感に反応するようになるため、使用後に紫外線に当たると、光毒性皮膚炎が現れることもあります。生理用量（0.5％）による副作用は報告されていません。最近ではフロクマリンを含まないベルガモットオイルも市販されています。

シストローズ *(Cistus ladaniferus L.)*

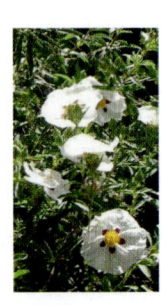

シストローズオイルは、薄めてはじめて癒し系の香りを放ち、心を温めます。出産後にその香りを嗅げば、力が沸いてくるような感じがして、押し寄せてくる様々な感情を克服できるでしょう。

からだに対する作用：痙攣抑制
心と精神に対する作用：バランス調整、気分爽快、精神力向上
代用できる精油：ネロリ

ローズ・アブソリュート
(Rosa damascena P. Miller)

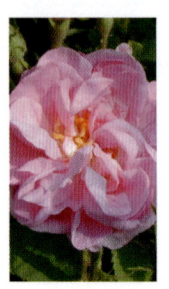

花弁から抽出して得られるローズ・アブソリュートは、体内で生成される幸せホルモン（セロトニン、エンドルフィン）を分泌させて、軽い多幸感をもたらします。その繊細で愛らしい香りは、新しい状況を前に現れる不安を解消するのに役立ちます。

心と精神に対する作用：強い気分爽快作用、陶酔作用
代用できる精油：チャンパカ、ジャスミン

ベチバー *(Vetiveria zizanoides Nash)*

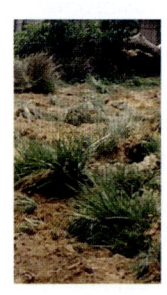

ベチバーオイルは内分泌腺の機能を改善する作用があり、産褥期の女性の感情バランスを調整します。自分自身も他人も信頼できるようになるでしょう。ベチバーオイルの香りを嗅げば、母親に守られている感じがします。

からだに対する作用：ホルモンのバランス調整
心と精神に対する作用：心の安定化、バランス調整、神経鎮静
代用できる精油：ナルデ

ブレンド

ベルガモット　6滴
シストローズ　2滴
ローズ・アブソリュート　1滴
ベチバー　1滴
スイートアーモンドオイル　50ml

- ブレンド全量
- ブレンドで腹腔神経叢付近を優しくマッサージします。

9　運動器

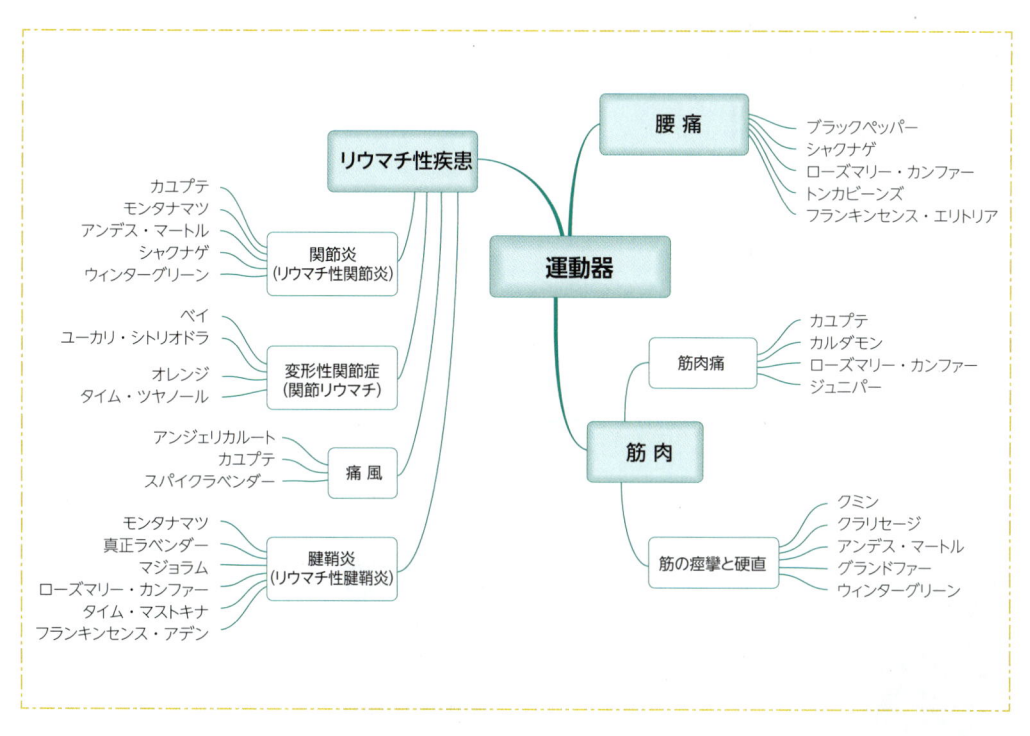

運動器

- **リウマチ性疾患**
  - **関節炎（リウマチ性関節炎）**
    - カユプテ
    - モンタナマツ
    - アンデス・マートル
    - シャクナゲ
    - ウィンターグリーン
  - **変形性関節症（関節リウマチ）**
    - ベイ
    - ユーカリ・シトリオドラ
    - オレンジ
    - タイム・ツヤノール
  - **痛風**
    - アンジェリカルート
    - カユプテ
    - スパイクラベンダー
  - **腱鞘炎（リウマチ性腱鞘炎）**
    - モンタナマツ
    - 真正ラベンダー
    - マジョラム
    - ローズマリー・カンファー
    - タイム・マストキナ
    - フランキンセンス・アデン

- **腰痛**
  - ブラックペッパー
  - シャクナゲ
  - ローズマリー・カンファー
  - トンカビーンズ
  - フランキンセンス・エリトリア

- **筋肉**
  - **筋肉痛**
    - カユプテ
    - カルダモン
    - ローズマリー・カンファー
    - ジュニパー
  - **筋の痙攣と硬直**
    - クミン
    - クラリセージ
    - アンデス・マートル
    - グランドファー
    - ウィンターグリーン

9.1 腰痛

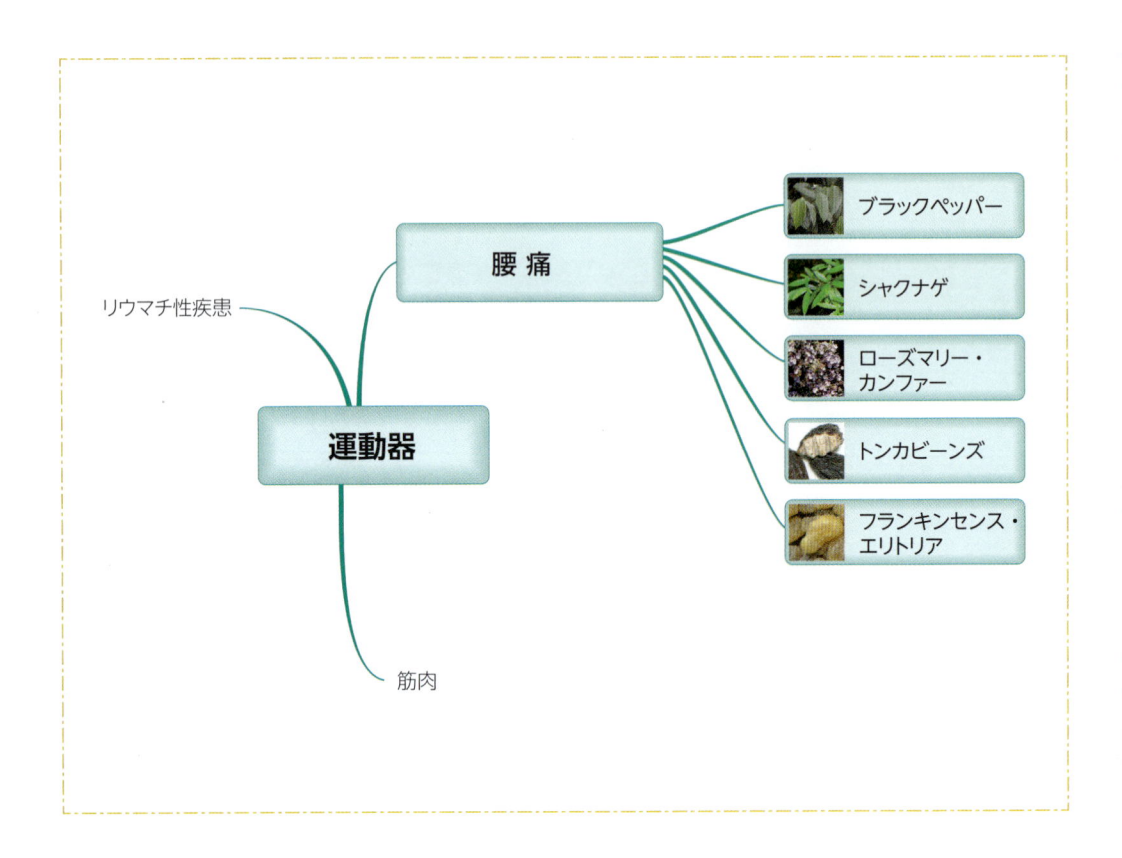

```
運動器
├─ リウマチ性疾患
├─ 腰痛
│   ├─ ブラックペッパー
│   ├─ シャクナゲ
│   ├─ ローズマリー・カンファー
│   ├─ トンカビーンズ
│   └─ フランキンセンス・エリトリア
└─ 筋肉
```

ブラックペッパー (Piper nigrum L.)

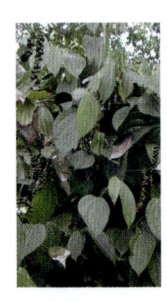

ブラックペッパーオイルには、コショウの実に含まれる燃えるように辛い成分ペパリンは含まれておらず、非常にマイルドで皮膚に優しいオイルですが、モノテルペンが多く含まれているため、優れた加温作用があります。ペッパーオイルは、ストレスに由来する腰痛に有効です。

からだに対する作用：消炎、血行促進、加温、鎮痛、痙攣抑制
心と精神に対する作用：気分爽快、自信回復
代用できる精油：グリーンペッパー、シャクナゲ

シャクナゲ (Rhododendron anthopogon)

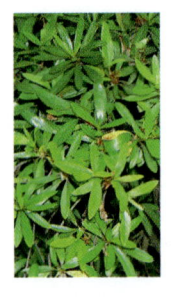

心身に負担がかかると、腰と背中が急に痛くなることがよくあります。これは負担によって姿勢が悪くなり、筋が硬直するためです。ヒマラヤ原産の強健なシャクナゲから採れる精油には、心身を元気づける作用があるため、こうした症状に役立ちます。血行が改善されると筋肉が弛緩し、痛みも軽減されます。

からだに対する作用：血行促進、鎮痛、コルチゾン類似作用、抗リウマチ、免疫機能促進
心と精神に対する作用：精神力再生、自信回復
代用できる精油：マジョラム

ローズマリー・カンファー
(Rosmarinus officinalis L. CT Kampfer)

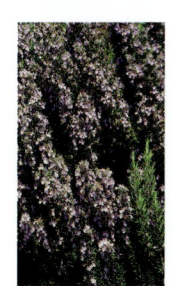

ローズマリー・カンファーオイルの加温作用はからだの奥まで浸透し、筋組織の硬直と痙攣を解消して、痛みを緩和します。
からだに対する作用：消炎、痙攣抑制、鎮痛
代用できる精油：ローズマリー・シネオール

> **注意**
> 興奮作用があるため、高血圧の人の入浴剤として適していません。モノテルペンケトンが多く含まれているため、妊婦、乳児、幼児には使用しない方がいいでしょう。

トンカビーンズ
(Dipteryx odorata Wild)

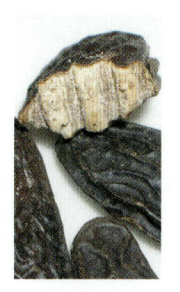

トンカビーンズオイルは、非常に高い割合でクマリンα-ベンゾピロン（抗凝血薬Marcumar®に含まれるクマリンと混同してはいけません）を含んでいます。この成分には非常に強い緊張緩和作用、筋肉鎮痙作用、鎮痛作用があり、慢性の腰痛にも有効です。
からだに対する作用：強い痙攣抑制作用、緊張緩和、血行促進、加温、鎮痛
心と精神に対する作用：気分爽快

フランキンセンス・エリトリア
(Boswellia sacra syn. carterii Birdw.)

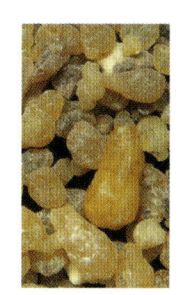

皮膚に非常に優しいフランキンセンスオイルは、エステル、特に酢酸オクチルの含有率が高く、筋肉と組織の緊張を緩和し痙攣を抑制する作用に優れています。
からだに対する作用：強い緊張緩和作用、痙攣抑制作用
心と精神に対する作用：精神力向上、バランス調整、緊張緩和

> **注意**
> 「フランキンセンス・アラビア」という名称で、鎮静作用のあるフランキンセンス・エリトリアと興奮作用のあるフランキンセンス・アデンという異なる種類のオイルが市販されているため、購入時には原産国を確認することが重要です。

ブレンド
ブラックペッパー　2滴
シャクナゲ　4滴
ローズマリー・カンファー　5滴
トンカビーンズ　6滴
フランキンセンス・エリトリア　3滴
セサミオイル　50mℓ

ブレンドで腰部を優しくマッサージします。

9.2 筋肉

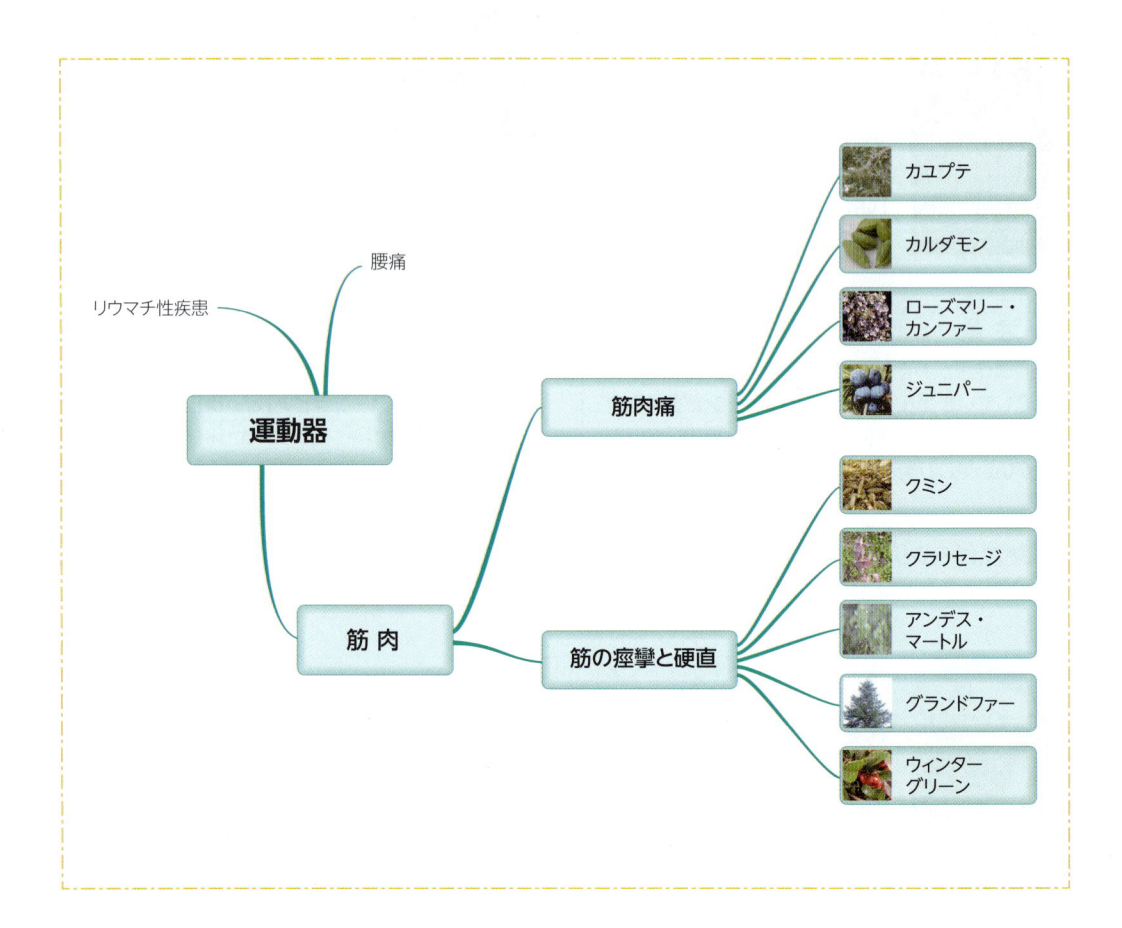

```
運動器 ── リウマチ性疾患
      ── 腰痛
      └ 筋肉 ── 筋肉痛 ── カユプテ
                      ── カルダモン
                      ── ローズマリー・カンファー
                      └ ジュニパー
              └ 筋の痙攣と硬直 ── クミン
                              ── クラリセージ
                              ── アンデス・マートル
                              ── グランドファー
                              └ ウィンターグリーン
```

筋肉痛

カユプテ (Melaleuca cajeputi L. syn. Melaleuca leucadendron L.)

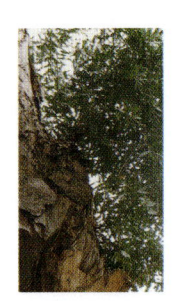

カユプテオイルを塗ると血行が促進されて負荷のかかった筋組織に酸素が行きわたり、痛みが緩和されます。
からだに対する作用：血行促進、皮膚の代謝促進、鎮痛
代用できる精油：ローレル、トルコ・マートル

カルダモン (Elettaria cardamomum L.)

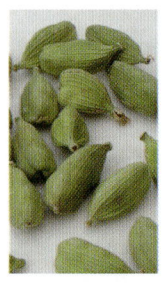

マッサージ用オイルにカルダモンオイルを加えると、2つの効果が期待できます。1つは筋肉の血行促進と組織の代謝促進、もう1つは強い痙攣抑制作用による鎮痛です。
からだに対する作用：痙攣抑制、鎮痛
代用できる精油：ローレル、シベリアモミ

9.2 筋肉

ローズマリー・カンファー
(Rosmarinus officinalis L. CT Kampfer)

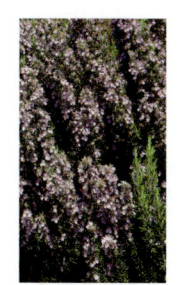

ローズマリー・カンファーオイルは、筋組織の緊張を緩和させて痛みを軽くし、痙攣を抑えます。
からだに対する作用：痙攣抑制、鎮痛
代用できる精油：ローズマリー・シネオール

> **注意**
> 興奮作用があるため、高血圧の人の入浴剤には適していません。モノテルペンケトンが多く含まれているため、妊婦、乳児、幼児には使用しない方がよいでしょう。

ジュニパー *(Juniperus communis L.)*

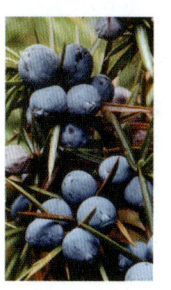

ジュニパーから採れる精油は血行とリンパの流れをスムーズにして、組織の代謝を改善し浄化を促進し、痛みを緩和します。
からだに対する作用：痙攣抑制、鎮痛、代謝活性化、毒素排出、血行促進
代用できる精油：イモーテル

ブレンド

カユプテ　3滴
カルダモン　4滴
ローズマリー・カンファー　3滴
ジュニパー　2滴
セントジョンズワートオイル　50ml

- ブレンドを筋肉痛のある部位にすり込みます。
- 全身浴：ブレンド大さじ1杯を生クリーム半カップに加えます。

筋の痙攣と硬直

クミン *(Cuminum cyminum L.)*

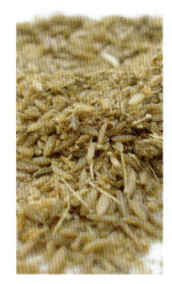

血行促進作用とともに気分を爽快にする作用のあるクミンオイルは、痙攣した腱を温めて弛緩させるマッサージ用オイルに欠かせません。
からだに対する作用：痙攣抑制、鎮静、鎮痛、代謝活性化
心と精神に対する作用：気分爽快、バランス調整
代用できる精油：メリッサ

> **注意**
> ドイツ語ではクミンオイルをKreuzkümmelöl、キャラウェイ(Carum carvi)オイルをKümmelölといいます。どちらにもクミンと訳されるKümmelという言葉が使われていますが、後者にはモノテルペンケトンが最大60%含まれているため、両者を混同してはいけません。

クラリセージ *(Salvia sclarea L.)*

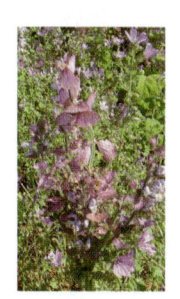

ストレス下にあると、無意識のうちに筋肉を緊張させるものです。その結果、筋肉が硬直して痛むことも少なくありません。多種の成分を含むクラリセージオイルは、からだの緊張を効果的に軽減させるとともに、精神の緊張も解きほぐします。
からだに対する作用：痙攣抑制、緊張緩和
心と精神に対する作用：緊張緩和、バランス調整、活力向上
代用できる精油：真正ラベンダー、プチグレン・ビターオレンジ

> **注意**
> クラリセージ (Salvia sclarea) と、庭でよく見られるコモンセージ (Salvia officinalis) とを混同してはいけません。コモンセージオイルはモノテルペンケトンの含有量が高いため、高用量で服用すると流産を誘発したり、神経毒性症状が現れたりするおそれがあります。マッサージ用オイルに2〜3滴加える程度であれば問題はありません。

アンデス・マートル (Myrtus communis L.)

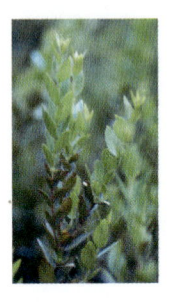

インカを原産地とするアンデス・マートルオイルは、他のマートルオイルと比べるとモノテルペンを多く含み、やや皮膚を刺激する作用によって鎮痛物質（メディエータ）の産生を促進します。さらにピリッと爽やかなバルサム調の香りを嗅げば、慢性の痛みで弱った精神を活性化することができるでしょう。

からだに対する作用：鎮痛、血行促進
心と精神に対する作用：精神力向上、自信回復
代用できる精油：ホワイトファー

グランドファー (Abies grandis L.)

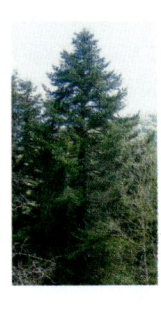

からだの内外が冷えて筋肉が緊張したときには、グランドファーオイルがお勧めです。森の中にいるような気分にさせてくれる新鮮でフルーティな香りは、特に心に働きかけるため、マッサージ用オイルには欠かせません。

からだに対する作用：鎮痛
心と精神に対する作用：元気回復、気分爽快、不安解消
代用できる精油：ホワイトファー、シベリアモミ

ウィンターグリーン (Gaultheria fragrantissima Wall.)

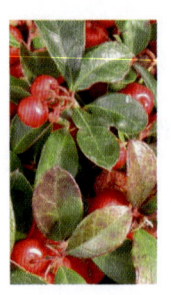

ウィンターグリーンから採れる精油は、アロマセラピーで「鎮痛オイル」と呼ばれています。99％がサリチル酸メチルです。この成分は塗擦すればサリチル酸に分解されて、プロスタグランジンの代謝に直接作用し、炎症および疼痛メディエータの産生を抑制します。

からだに対する作用：鎮痛、痙攣抑制
心と精神に対する作用：緊張緩和

> **注意**
> サリチル酸に対して敏感な人は注意してください。高用量（5%超）で使用すると皮膚が刺激されることがあります。服用してはいけません。

ブレンド

マンダリン　6滴
クラリセージ　2滴
アンデス・マートル　4滴
クミン　2滴
グランドファー　3滴
ウィンターグリーン　2滴
セサミオイル　100mℓ

- ブレンドを使って患部をマッサージします。
- 全身浴：ブレンド大さじ1杯を半カップの生クリームに加えます。

9.3 リウマチ

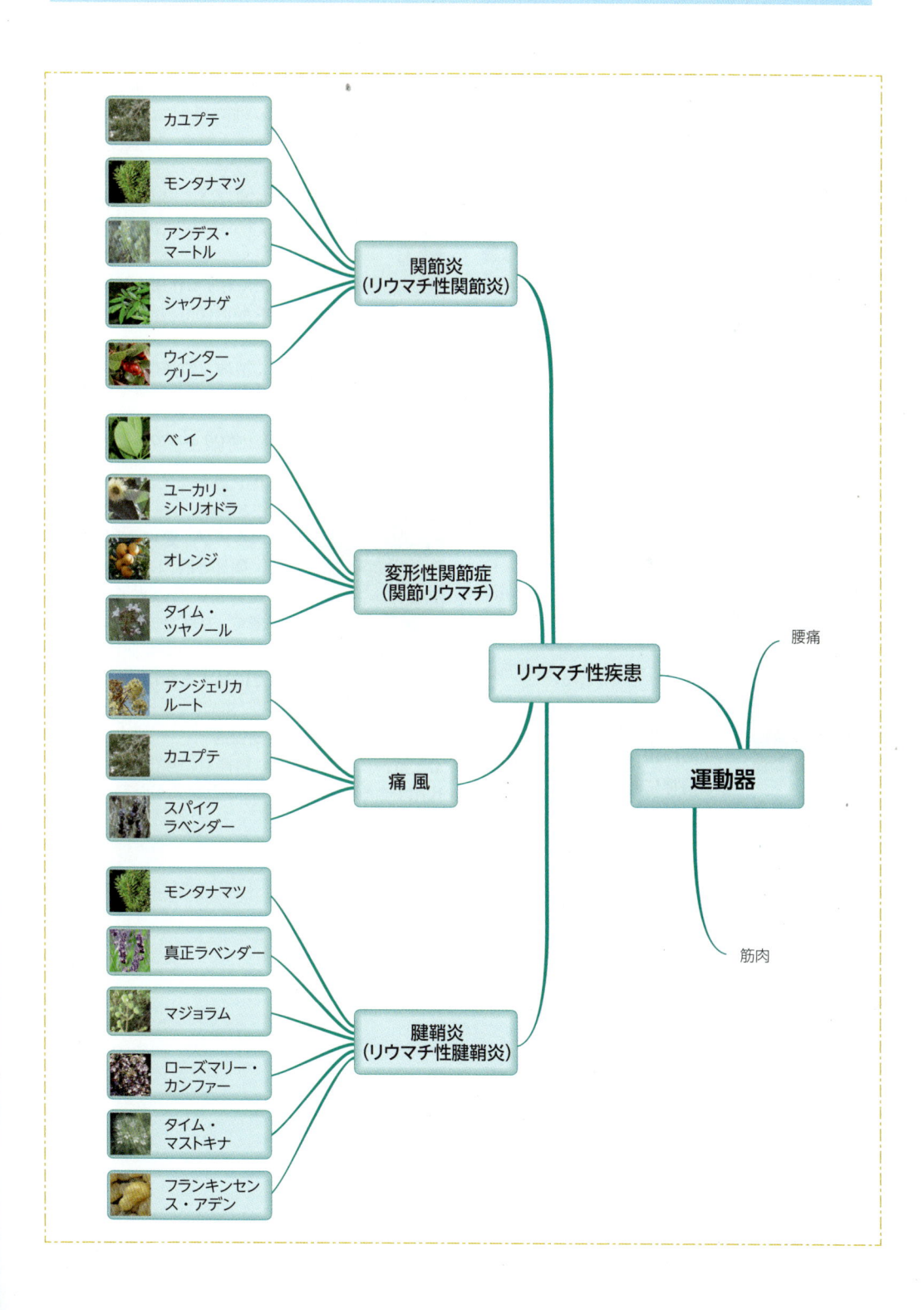

- カユプテ ─┐
- モンタナマツ ─┤
- アンデス・マートル ─┼─ 関節炎（リウマチ性関節炎）
- シャクナゲ ─┤
- ウィンターグリーン ─┘

- ベイ ─┐
- ユーカリ・シトリオドラ ─┤
- オレンジ ─┼─ 変形性関節症（関節リウマチ）
- タイム・ツヤノール ─┘

- アンジェリカルート ─┐
- カユプテ ─┼─ 痛風
- スパイクラベンダー ─┘

- モンタナマツ ─┐
- 真正ラベンダー ─┤
- マジョラム ─┼─ 腱鞘炎（リウマチ性腱鞘炎）
- ローズマリー・カンファー ─┤
- タイム・マストキナ ─┤
- フランキンセンス・アデン ─┘

→ リウマチ性疾患 → 運動器（腰痛／筋肉）

関節炎（リウマチ性関節炎）

カユプテ (Melaleuca cajeputi L. syn. Melaleuca leucadendron L.)

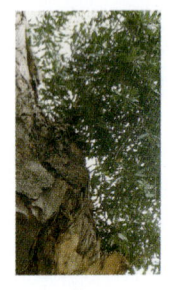

カユプテオイルは1,8-シネオールとモノテルペンの両方が含まれているため、炎症と疼痛の両方を抑える効果があることを特徴としています。また加温作用もあるため、関節症の人には特に心地良いでしょう。
からだに対する作用： 血行促進、皮膚の代謝促進、鎮痛
心と精神に対する作用： 活力向上、神経強壮
代用できる精油： トルコ・マートル、ローレル、ローズマリー・カンファー

モンタナマツ (Pinus pumilionis syn. Pinus mugo var. mughus)

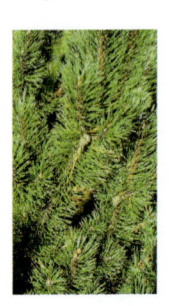

モンタナマツオイルはフランス＝ブランデーに欠かせない成分で、ピネンとδ-3-カレンを多く含むことからコルチゾン類似作用があります。消炎、鎮痛効果に優れています。
からだに対する作用： コルチゾン類似作用、消炎、鎮痛、鎮痙
心と精神に対する作用： 精神力向上
代用できる精油： シベリアモミ、パイン、グランドファー、ホワイトファー

アンデス・マートル (Myrtus communis L.)

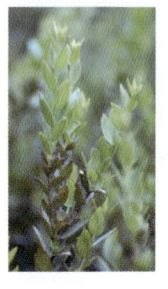

アンデス・マートルは強い消炎作用のある非常に心地良い香りのオイルです。万人受けするシャープでありながら癒し系の香りを嗅げば、慢性の痛みで疲れた心が元気を取り戻すでしょう。
からだに対する作用： 鎮痛、コルチゾン類似作用、抗リウマチ、血行促進、免疫機能促進
心と精神に対する作用： 精神力の強化と再生

シャクナゲ (Rhododendron anthopogon)

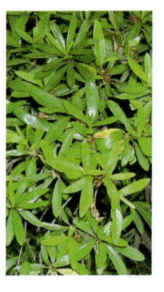

医学的にこれまであまり知られていませんが、シャクナゲオイルにはコルチゾン類似作用があるため、関節と筋肉のあらゆる疾患に是非使いたいオイルです。なかでも、リウマチ性障害に非常に優れた効果を発揮します。
からだに対する作用： 消炎、血行促進、鎮痛、コルチゾン類似作用、抗リウマチ、免疫機能促進
心と精神に対する作用： 精神力の強化と再生
代用できる精油： フランキンセンス・アデン

ウィンターグリーン
(Gaultheria fragrantissima Wall.)

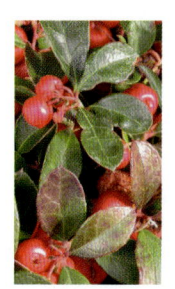

ウィンターグリーンオイルは、アロマセラピーで「鎮痛オイル」と呼ばれています。成分の99％がサリチル酸メチルです。この成分は皮膚に塗擦するとサリチル酸に分解されて、プロスタグランジンの代謝に直接作用し、炎症や疼痛の伝達物質（メディエータ）の産生を抑えます。

からだに対する作用：強い消炎作用、鎮痛、抗痙攣
心と精神に対する作用：緊張緩和

> **注意**
> サリチル酸に敏感な人は注意して使用してください。高用量（5％超）で用いると、皮膚に刺激を感じることがあります。

> **基本ブレンド（5mℓ）**
> カユプテ　1.0mℓ
> アンデス・マートル　1.0mℓ
> モンタナマツ　0.5mℓ
> シャクナゲ　0.5mℓ
> ウィンターグリーン　2.0mℓ
>
> 基本ブレンド20滴をセントジョンズワートオイル30mℓとカロフィラムオイル20mℓに加えます。
>
> 手足浴：基本ブレンド5滴を大さじ1杯の海塩に加えます。

変形性関節症（関節リウマチ）

ベイ *(Pimenta racemosa (Miller) J. Moore)*

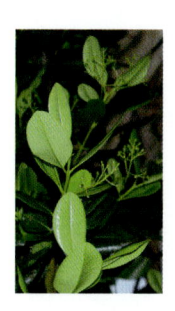

ベイオイルを患部に使用すると、その周辺の結合組織の血行を有効に促進し、関節の代謝が改善されて、栄養が行き届くようになります。

からだに対する作用：消炎、血行促進、強い加温作用、鎮痛
心と精神に対する作用：活力向上、気分高揚

代用できる精油：シナモンバーク、シナモンリーフ、クローブ、クローブリーフ

> **注意**
> 濃度が高いと皮膚や粘膜を刺激します。低用量（0.5％）で外用すれば忍容性も良好で、アレルギーの心配もほとんどありません。

ユーカリ・シトリオドラ
(Eucalyptus citriodora Hook)

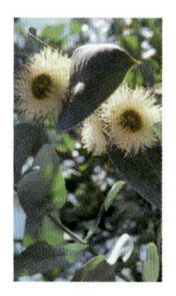

ユーカリ・シトリオドラオイルはモノテルペンアルデヒドの含有率の高い精油の1つで、組織ホルモン（プロスタグランジン）に直接作用し、炎症や疼痛の伝達物質の産生を直接抑制します。

からだに対する作用：消炎、鎮痛
心と精神に対する作用：精神力向上

代用できる精油：リツェアクベバ、マジョラム

> **注意**
> 生理用用量による副作用は報告されていません。高用量（1％超）で使うと皮膚を刺激することがあります。

オレンジ
(Citrus sinensis ssp. dulcis (L.) Persoon)

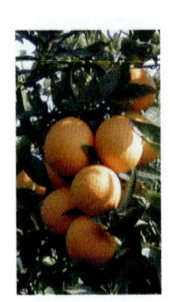

オレンジオイルには脂溶性のモノテルペンが多く含まれています。この成分は細胞膜を簡単に通過し、患部の炎症を抑えます。

からだに対する作用：消炎、血行促進、加温、痙攣抑制、リンパ流の促進

心と精神に対する作用：活力向上、緊張緩和、気分爽快

代用できる精油：マンダリン

> **注意**
> 皮膚が敏感な人がオレンジオイルを高用量（1％超）で使うと、刺激を感じることがあります。

基本ブレンド（5mℓ）

オレンジ　2.0mℓ
ユーカリ・シトリオドラ　1.0mℓ
タイム・ツヤノール　1.5mℓ
ベイ　0.5mℓ

- ボディオイル：基本ブレンド10滴をセントジョンズワートオイル30mℓとセサミオイル20mℓに加えます。
- 手足浴：基本ブレンド6滴を大さじ1杯の海塩に加えます。

タイム・ツヤノール
(Thymus vulgaris L. CT Thujanol-4)

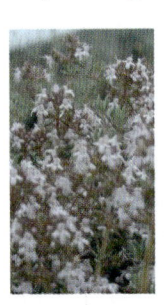

タイム・ツヤノールオイルは、皮膚に優しい精油です。タイム・チモールよりもマイルドですが、消炎作用と鎮痛作用は劣りません。

からだに対する作用：血行促進、痙攣抑制、鎮痛

心と精神に対する作用：神経強壮、バランス調整

代用できる精油：タイム・リナロール

痛風

アンジェリカルート
(Angelica archangelica L.)

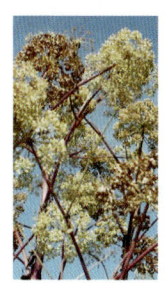

アンジェリカルートオイルを高用量で患部に塗擦すると、炎症を起こした関節の腫れがおさまり、痛みが和らぎます。痛みが激しいときには、アンジェリカルートオイルの精神力回復作用がまさに威力を発揮します。
からだに対する作用：消炎、血行促進、痙攣抑制、鎮痛
心と精神に対する作用：精神力再生、精神安定
代用できる精油：アンデス・マートル

> **注意**
> アンジェリカルートオイルにはフロクマリンが含まれており、皮膚が光に敏感に反応するようになるため、使用後に紫外線にあたると光毒性皮膚炎が現われることがあります。生理的用量（1％未満）による副作用は報告されていません。

カユプテ *(Melaleuca cajeputi L. syn. Melaleuca leucadendron L.)*

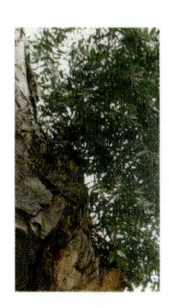

カユプテオイルは結合組織の物質代謝を促進します。1,8-シネオールが多く含まれているため、浄化と排出作用によって炎症を有効に抑えます。
からだに対する作用：血行促進、皮膚の代謝促進、鎮痛
心と精神に対する作用：活力向上、神経強壮
代用できる精油：トルコ・マートル

スパイクラベンダー
(Lavandula latifolia L. Medicus)

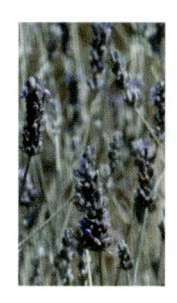

スパイクラベンダーオイルは、成分の相互作用によって結合組織の物質代謝を促進します。最近の研究で、スパイクラベンダーオイルにはリウマチ性疾患に対してライオンゴロシ（Harpagophytum procumbens、アフリカ原産のゴマ科植物で塊茎に鎮痛、消炎作用がある）と同等の効果があることがわかっています。
からだに対する作用：鎮痛、代謝活性化
代用できる精油：真正ラベンダー、ラバンジン

> **注意**
> スペイン産とポルトガル産のスパイクラベンダーはフランス産のものと比べるとカンファー含有率が高く、最大50％含みます。購入時には原産地を確認しましょう。カンファー含有率の高いスパイクラベンダーオイルは、小児と妊婦には好ましくありません。

ブレンド

アンジェリカルート　10滴
カユプテ　10滴
スパイクラベンダー　12滴
アンデス・マートル　10滴
セントジョンズワートオイル　30ml
カロフィラムオイル　20ml

◎ 患部に塗擦します。

腱鞘炎（リウマチ性腱鞘炎）

モンタナマツ (Pinus pumilionis syn. pinus mugo var. mughus)

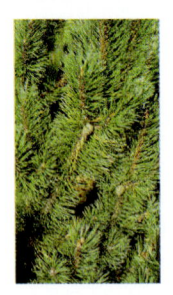

ピネンとδ-3-カレンの含有率が高く、コルチゾンに似た働きをして、炎症と痛みを抑えます。
からだに対する作用：コルチゾン様作用、消炎、鎮痛、痙攣抑制
心と精神に対する作用：気分爽快、精神力向上
代用できる精油：シベリアモミ、パイン、グランドファー、ホワイトファー、サイプレス

真正ラベンダー (Lavandula angustifolia P. Miller syn. Lavandula vera)

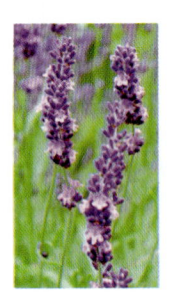

真正ラベンダーオイルは、濃厚な香りのオイルです。数多くの神経伝達物質を放出させて、急性、慢性の疼痛を緩和します。
からだに対する作用：鎮痛、血行促進、鎮痙
心と精神に対する作用：鎮静、精神力再生
代用できる精油：ラバンジン・スーパー、ベルガモットミント、プチグレン・ビターオレンジ

マジョラム (Origanum majorana L.)

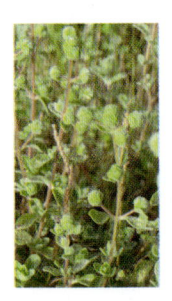

マジョラムオイルは血行を促進して、腱と線維の周辺の組織に栄養が行きわたるようにします。その結果、代謝が改善されて痛みが緩和されます。
からだに対する作用：血行促進、代謝活性化、鎮痛、鎮静
心と精神に対する作用：神経の強壮と鎮静
代用できる精油：シャクナゲ、アンデス・マートル、タイム・ツヤノール

ローズマリー・カンファー (Rosmarinus officinalis L. CT Kampfer)

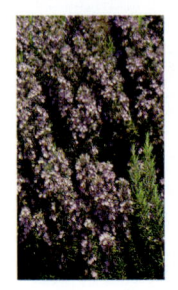

ローズマリー・カンファーオイルには、筋組織の緊張を緩和して痛みを和らげる作用があります。さらに関節と筋肉の炎症も抑えます。
からだに対する作用：消炎、鎮痛、痙攣抑制
代用できる精油：ローズマリー・シネオール

> **注意**
> 興奮作用があるため、高血圧の人は入浴剤として用いない方がよいでしょう。モノテルペンケトンの含有率が高いため、妊婦、乳児、幼児には適していません。

タイム・マストキナ (Thymus mastichina)

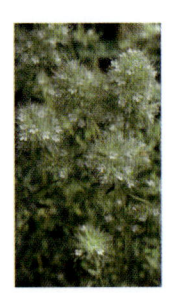

「スペインのフォレストマジョラム」として販売されているタイム・マストキナオイルは、1,8-シネオールを多く含んでいます。この成分は皮膚の代謝を活発にして、結合組織の深部に作用し、痛みを抑えます。また、清浄、排出作用が働いて、結合組織から毒素が排出されます。
からだに対する作用：消炎、血行促進、皮膚の代謝促進、神経と筋の鎮痛
心と精神に対する作用：気分爽快
代用できる精油：カユプテ、トルコ・マートル

フランキンセンス・アデン
(Boswellia sacra syn. carterii Birdw.)

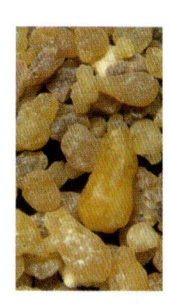

フランキンセンスオイルには強い血行促進作用があり、慢性の炎症をうまく治療します。皮膚に塗擦すれば、鎮痛、消炎作用のある副腎皮質ホルモンに似た働きをします。

からだに対する作用： 鎮痛、血行促進、副腎皮質ホルモン類似作用

代用できる精油： シャクナゲ

ブレンド

マジョラム　4滴
タイム・マストキナ　4滴
ローズマリー・カンファー　3滴
モンタナマツ　3滴
真正ラベンダー　2滴
フランキンセンス・アデン　4滴
セントジョンズワートオイル　30mℓ
セサミオイル　20mℓ

ブレンドを使って患部を優しくマッサージします。

10　皮膚

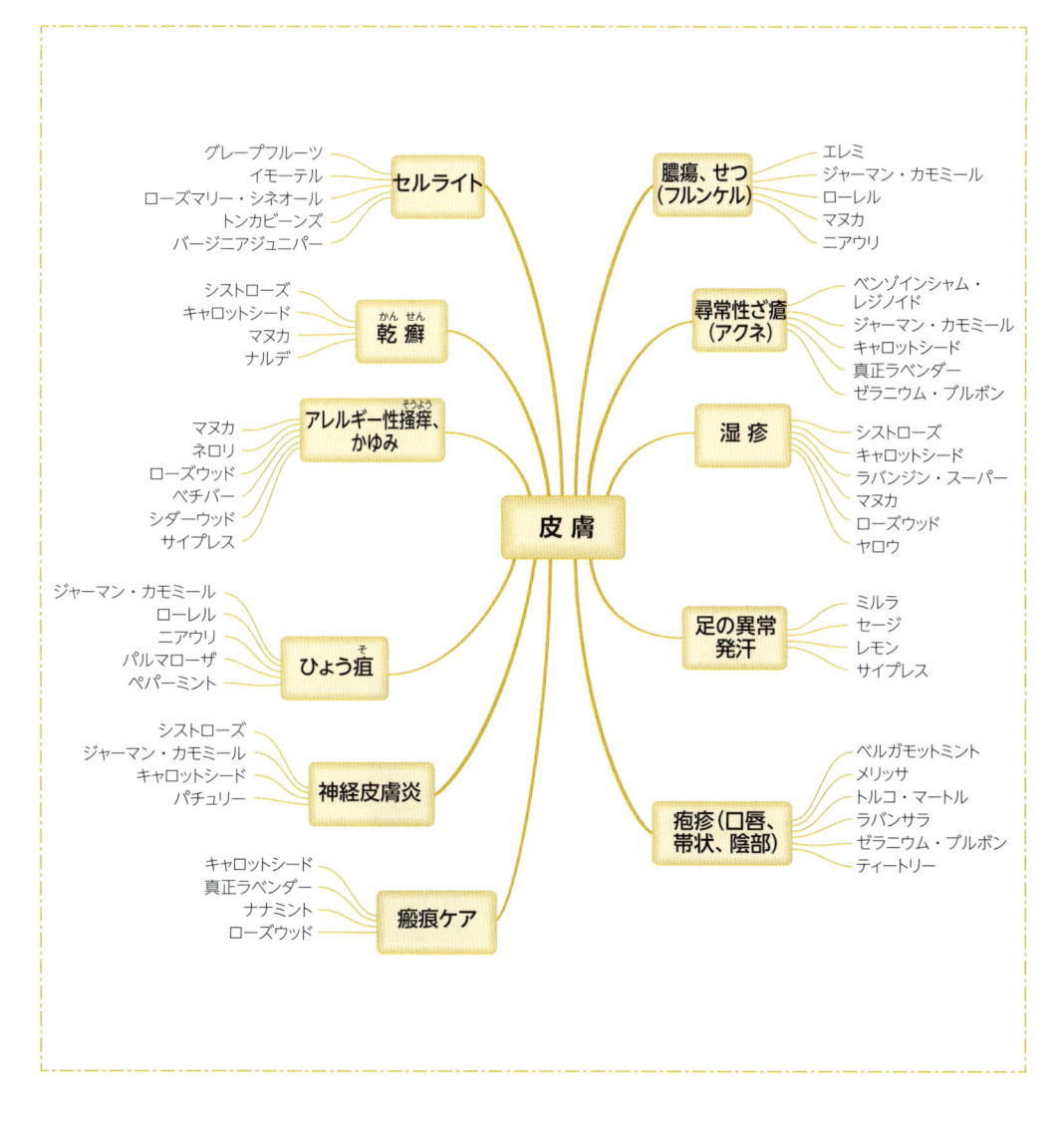

セルライト
- グレープフルーツ
- イモーテル
- ローズマリー・シネオール
- トンカビーンズ
- バージニアジュニパー

膿瘍、せつ（フルンケル）
- エレミ
- ジャーマン・カモミール
- ローレル
- マヌカ
- ニアウリ

乾癬（かんせん）
- シストローズ
- キャロットシード
- マヌカ
- ナルデ

尋常性ざ瘡（アクネ）
- ベンゾインシャム・レジノイド
- ジャーマン・カモミール
- キャロットシード
- 真正ラベンダー
- ゼラニウム・ブルボン

アレルギー性掻痒（そうよう）、かゆみ
- マヌカ
- ネロリ
- ローズウッド
- ベチバー
- シダーウッド
- サイプレス

湿疹
- シストローズ
- キャロットシード
- ラバンジン・スーパー
- マヌカ
- ローズウッド
- ヤロウ

ひょう疽（そ）
- ジャーマン・カモミール
- ローレル
- ニアウリ
- パルマローザ
- ペパーミント

足の異常発汗
- ミルラ
- セージ
- レモン
- サイプレス

神経皮膚炎
- シストローズ
- ジャーマン・カモミール
- キャロットシード
- パチュリー

疱疹（口唇、帯状、陰部）
- ベルガモットミント
- メリッサ
- トルコ・マートル
- ラバンサラ
- ゼラニウム・ブルボン
- ティートリー

瘢痕ケア
- キャロットシード
- 真正ラベンダー
- ナナミント
- ローズウッド

10.1 膿瘍、せつ（フルンケル）

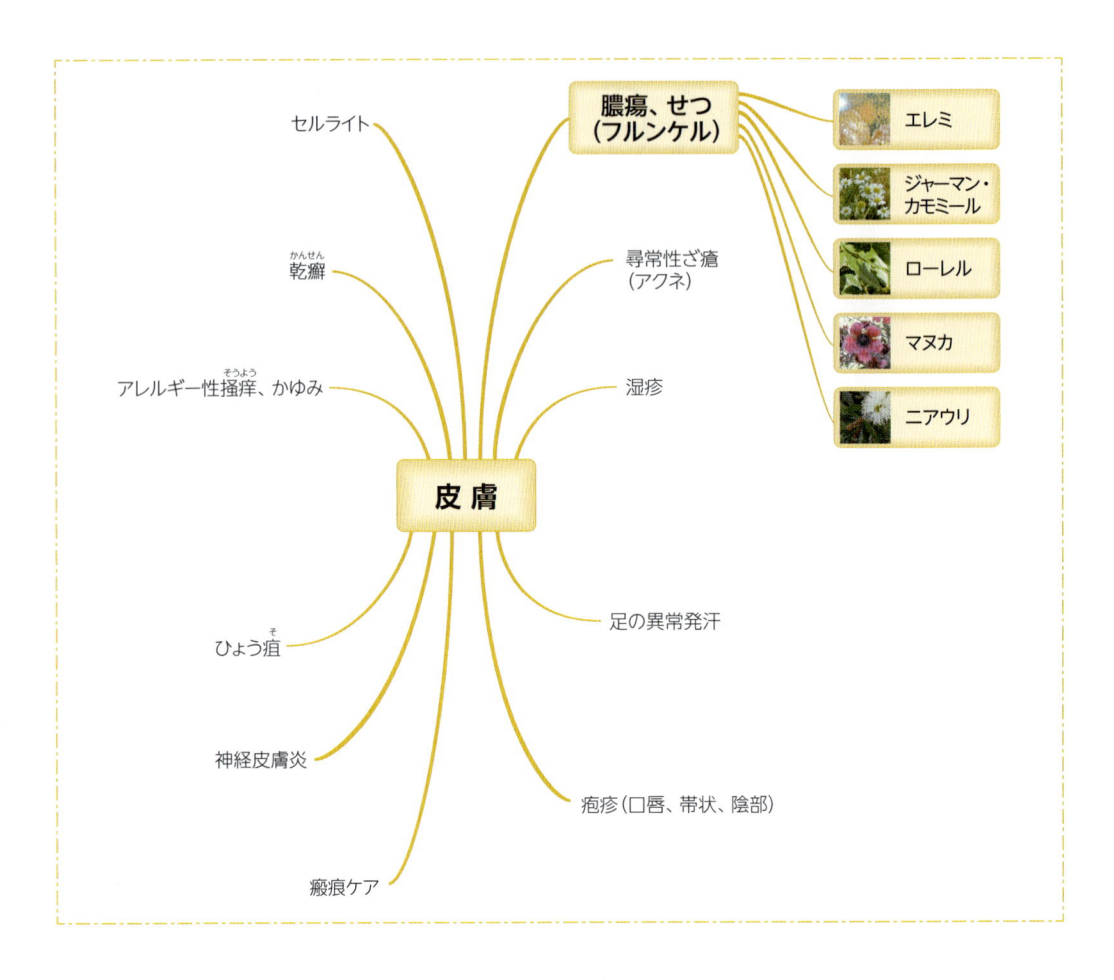

皮膚
- セルライト
- 乾癬（かんせん）
- アレルギー性掻痒、かゆみ（そうよう）
- ひょう疽（そ）
- 神経皮膚炎
- 瘢痕ケア
- 膿瘍、せつ（フルンケル）
- 尋常性ざ瘡（アクネ）
- 湿疹
- 足の異常発汗
- 疱疹（口唇、帯状、陰部）

膿瘍、せつ（フルンケル）
- エレミ
- ジャーマン・カモミール
- ローレル
- マヌカ
- ニアウリ

エレミ (Canarium luzonicum (Miq.) A.)

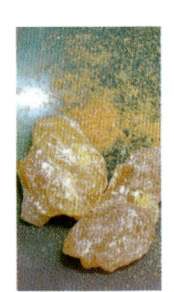

エレミは、アジアではすでに数世紀にもわたり創傷軟膏の成分とされています。創傷治癒作用があり、皮膚の機能を向上させます。
からだに対する作用：強い抗菌作用、消炎、上皮形成、皮膚再生
代用できる精油：フランキンセンス・アデン／イエメン

ジャーマン・カモミール (Matricaria recutitia Rauschert)

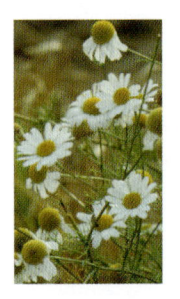

古代より知られ重宝されてきた薬草カモミールから採れる精油は、潰瘍の発生を抑えるだけではなく、治りやすくします。また、細菌の繁殖を抑える作用や軽い殺菌作用も、昔から高く評価されつづけています。
からだに対する作用：強い消炎、抗菌（特に黄色ブドウ球菌と連鎖球菌）、細菌毒素抑制（ブドウ球菌、連鎖球菌）
心と精神に対する作用：鎮静
代用できる精油：ヤロウ

ローレル (Laurus nobilis L.)

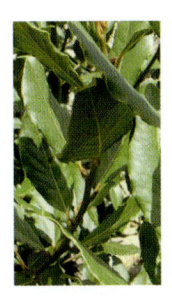

ローレルは皮膚に優しいオイルですが、抗菌作用に優れ、わずかな量で長時間効果が持続し、皮膚細胞の修復機能を向上させ傷を治します。

からだに対する作用：抗菌（ブドウ球菌、連鎖球菌）、消炎、皮膚細胞の修復

マヌカ (Leptospermum scoparium)

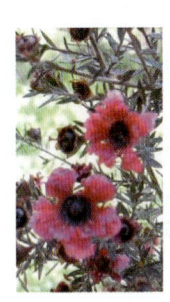

マヌカオイルは微量でも、創傷部の膿状感染の原因菌であるグラム陽性細菌に対してきわめて有効です。マヌカオイルはマイルドな精油で、傷ついた皮膚の細胞を活性化、再生、鎮静します。

からだに対する作用：強い抗菌作用、消炎、上皮形成、皮膚再生、創傷治癒、肉芽形成促進

ニアウリ (Melaleuca viridiflora)

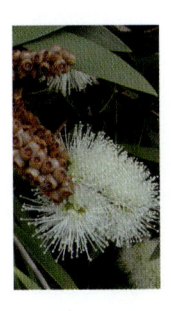

ニアウリオイルには、古くからある発砲軟膏に似た作用があります。非常に皮膚に優しいオイルで、そのまま肌につければ膿栓が破れて排膿されます。感染部を治癒しやすくし、痛みをすばやく緩和します。

からだに対する作用：強い滅菌作用、抗菌（グラム陽性球菌、黄色ブドウ球菌、A群およびB群連鎖球菌）、消炎、穏やかな鎮痛作用、皮膚再生

代用できる精油：ティートリー

ブレンド

エレミ　2滴
ジャーマン・カモミール　1滴
ローレル　3滴
マヌカ　2滴
ニアウリ　4滴
セントジョンズワートオイル　30ml

- 創傷部のケアオイル：滅菌した圧迫ガーゼにブレンドを浸し、膿瘍またはせつができた部位に当てます。その上をガーゼの包帯で覆い、さらにリンゲル液で湿らせた包帯で固定します。

10.2 尋常性ざ瘡（アクネ）

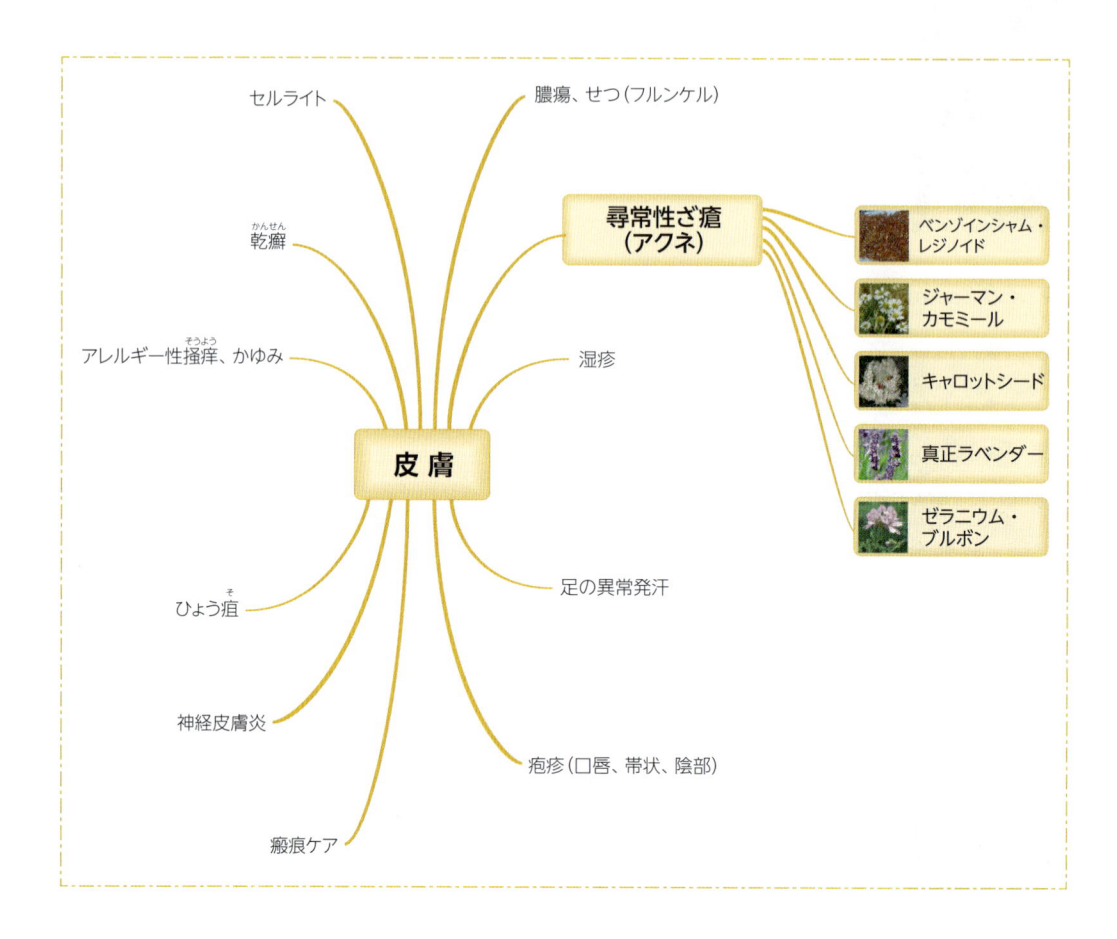

皮膚
- セルライト
- 膿瘍、せつ（フルンケル）
- 乾癬（かんせん）
- アレルギー性掻痒（そうよう）、かゆみ
- 湿疹
- 尋常性ざ瘡（アクネ）
- ひょう疽（そ）
- 足の異常発汗
- 神経皮膚炎
- 疱疹（口唇、帯状、陰部）
- 瘢痕ケア

尋常性ざ瘡（アクネ）に用いる精油
- ベンゾインシャム・レジノイド
- ジャーマン・カモミール
- キャロットシード
- 真正ラベンダー
- ゼラニウム・ブルボン

ベンゾインシャム・レジノイド
(Styrax tonkinensis)

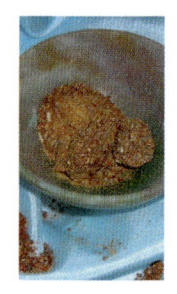

市販のアクネ用製品は、長期間続けて使用すると皮膚を著しく乾燥させるため、皮膚の微生物叢が大きく損なわれます。非常に心地良い香りのベンゾインオイルは、穏やかに皮膚の微生物叢と代謝に働きかけ、炎症を抑えて皮膚を鎮静します。

からだに対する作用：消炎、上皮形成、強い抗真菌作用、皮膚に優しく作用
心と精神に対する作用：緊張緩和

ジャーマン・カモミール
(Matricaria recutitia Rauscheit)

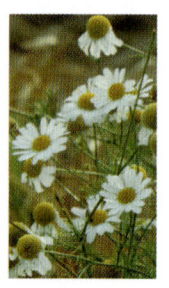

ニキビと膿疱はつぶすと不衛生になり、炎症を起こし、ひどいときには化膿することもあります。皮膚の炎症を抑えて落ち着かせるには、セスキテルペンを多く含むジャーマン・カモミールの精油を使うと良いでしょう。

からだに対する作用：強い消炎作用、抗菌（特に黄色ブドウ球菌、連鎖球菌）、細菌毒素抑制（ブドウ球菌、連鎖球菌）、皮膚に優しく作用
心と精神に対する作用：鎮静
代用できる精油：ヤロウ

キャロットシード *(Daucus carota L.)*

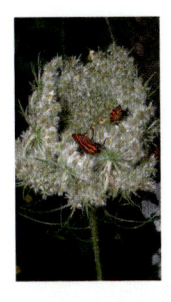

キャロットシードオイルは、古くから炎症を起こした皮膚やストレスのかかった皮膚の治療に愛用されてきた精油です。炎症を抑えるだけではなく治癒を促して、醜い傷痕を残さないようにします。

からだに対する作用：消炎、皮膚細胞再生、皮膚のケアと保護、皮膚に優しく作用、ホルモン調節
心と精神に対する作用：バランス調整、精神力向上
代用できる精油：パチュリー、アミリス

真正ラベンダー *(Lavandula angustifolia P. Miller syn. Lavandula vera)*

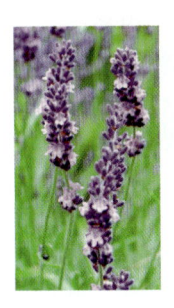

ニキビの原因は、環境、栄養、ストレス、ホルモンのアンバランスなどさまざまです。ラベンダーオイルには、皮膚と神経の両方を総合的に治療する力があり、刺激を受けて損傷した皮膚をど回復させる驚くほど優れた効果の他に、心身のバランスを整えて充実感を与えます。

からだに対する作用：強い抗菌作用、滅菌、細胞再生、創傷治癒、鎮痛、皮膚に優しく作用
心と精神に対する作用：バランス調整、鎮静
代用できる精油：ラバンジン・スーパー、プチグレン・ビターオレンジ

ゼラニウム・ブルボン *(Pelargonium x asperum Typ Bourbon Erhart ex Willdenow)*

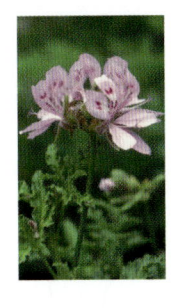

ゼラニウム・ブルボンオイルにはさまざまな機能を調節する作用があり、穏やかに心身を調和させてストレスホルモンの過剰な放出を抑えます。マイルドで皮膚に優しいオイルで、消毒と治療にそのまま使えます。皮膚細胞を活性化、再生し、皮膚の微生物叢の生理的バランスを回復させます。

からだに対する作用：抗菌、滅菌、ホルモン調節、鎮静、スキンケア、創傷治癒、皮膚の微生物叢のバランス調整
心と精神に対する作用：精神力向上、調和
代用できる精油：ローズ、パルマローザ

基本ブレンド（5mℓ）

リツェアクベバ　1.0mℓ
ジャーマン・カモミール　0.5mℓ
キャロットシード　1.0mℓ
真正ラベンダー　1.5mℓ
ゼラニウム・ブルボン　1.0mℓ

スキンローション：基本ブレンド5滴をソルボール10滴と一緒に芳香蒸留水（ローズ、ペパーミント、ラベンダーなど）に加えます。使う前に必ず十分に振り混ぜます。

スキンパッド：基本ブレンド3滴とソルボール6滴を1リットルの微温水に加えます。

スキンケアクリーム：シアバター30g、ココナッツオイル20g、ヒッポファエオイル3滴を温めます（60℃を超えないこと）。そこに基本ブレンド5滴を加えてかき混ぜ、50g用容器に詰めて冷やします。

10.3 湿疹

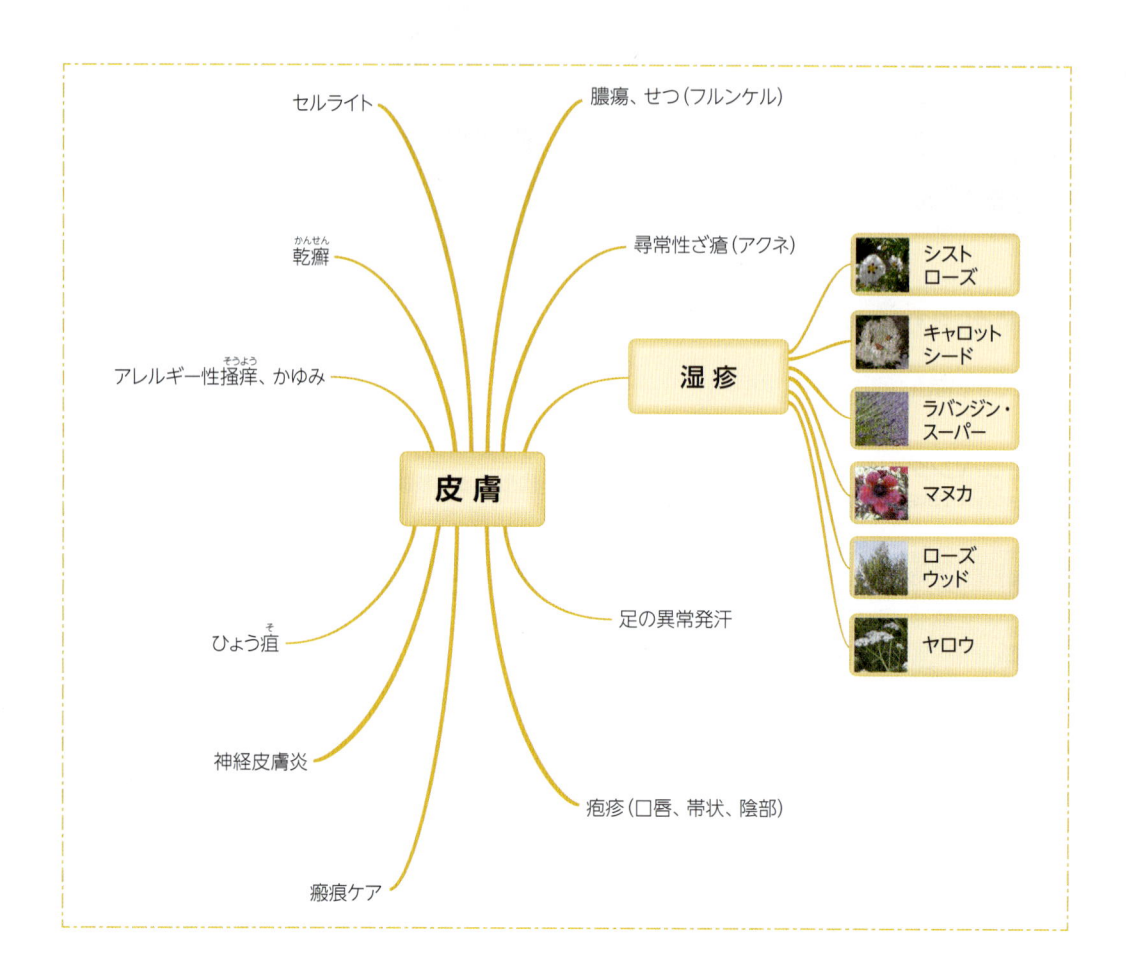

マインドマップ：皮膚 — セルライト、膿瘍・せつ（フルンケル）、乾癬（かんせん）、尋常性ざ瘡（アクネ）、アレルギー性掻痒（そうよう）・かゆみ、ひょう疽（そ）、足の異常発汗、神経皮膚炎、疱疹（口唇、帯状、陰部）、瘢痕ケア

湿疹：シストローズ、キャロットシード、ラバンジン・スーパー、マヌカ、ローズウッド、ヤロウ

シストローズ (Cistus ladaniferus L.)

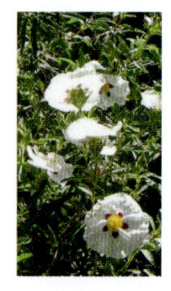

ほとんどの場合、湿疹にはかゆみと炎症が伴います。シストローズオイルには心のバランスを整えて強くする作用があり、特に精神的な問題で生じる湿疹に効果があります。多数の成分を含み、ストレスのかかった皮膚にも有効です。

からだに対する作用：消毒、消炎、免疫機能促進、皮膚再生、止痒
心と精神に対する作用：バランス調整、気分爽快
代用できる精油：ネロリ

キャロットシード (Daucus carota L.)

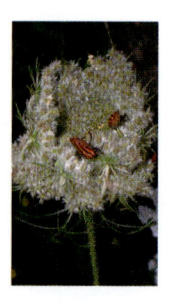

キャロットシードオイルにはセスキテルペノールとセスキテルペンが多く含まれており、両者が相互作用して皮膚を非常に有効にケアします。さらに、自律神経系のバランスを調整する作用にも優れています。

からだに対する作用：皮膚細胞再生、皮膚のケアと保護
心と精神に対する作用：バランス調整、精神力向上
代用できる精油：パチュリー、アミリス

ラバンジン・スーパー
(Lavandula burnati Briquet)

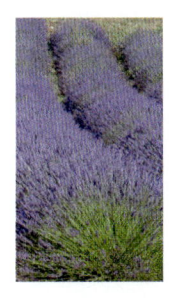

ラバンジンは、あまり知られていませんが、真正ラベンダーと肩を並べるほど作用範囲が広く、心身の両方に働きかけます。たとえばからだに対しては創傷治癒作用に優れ、皮膚のかゆみも抑えます。また精神面では、ストレスのかかっているときに心を静め緊張を緩和します。

からだに対する作用：消炎、細胞再生、創傷治癒
心と精神に対する作用：鎮静、バランス調整
代用できる精油：ラバンジン・アブリアル、ラバンジン・グロッソ、真正ラベンダー、クラリセージ

マヌカ *(Leptospermum scoparium)*

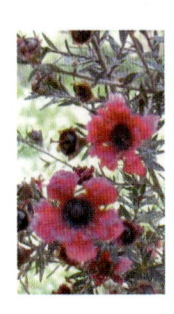

皮膚のかゆみの主な原因として、ストレスを受けてヒスタミンが不要に放出されることが挙げられます。セスキテルペンを多く含むマヌカオイルは、肥満細胞の細胞膜を安定させて、ヒスタミンの放出を抑えます。マイルドな精油ですがわずかな量で作用します。また細胞を活性化、再生させて、傷んだ皮膚を落ち着かせます。

からだに対する作用：消炎、止痒、抗ヒスタミン、上皮形成
心と精神に対する作用：ストレス解消、精神安定
代用できる精油：パチュリー、シダーウッド

ローズウッド
(Aniba parviflora Mez. syn.aniba rosaeodora)

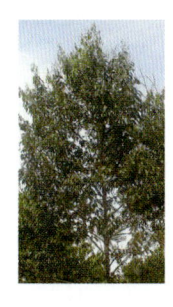

繊細で素晴らしい香りが、感情的な精神状態に優しく作用し、ストレスホルモンの過剰分泌を抑えます。敏感な皮膚が落ち着いて治りやすくなるでしょう。

からだに対する作用：神経強壮、皮膚細胞再生
心と精神に対する作用：緊張緩和、バランス調整
代用できる精油：ゼラニウム・ブルボン、パルマローザ

ヤロウ *(Achillea millefolium L.)*

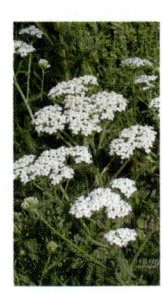

カマズレン（セスキテルペンの一種）を多く含み、イライラしたりかゆくなったりした皮膚の炎症を抑えて落ち着かせます。また皮膚の修復も助けます。

からだに対する作用：消炎、滅菌、創傷治癒
心と精神に対する作用：神経の強壮と鎮静
代用できる精油：ジャーマン・カモミール

ブレンド

シストローズ　2滴
ヤロウ　1滴
キャロットシード　2滴
マヌカ　3滴
真正ラベンダー　2滴
ローズウッド　2滴

◉ **乾燥性湿疹のケアクリーム**：シアバター30g、ココナッツオイル20g、ヒッポファエオイル3滴を温めて（60℃を超えないように）、ここにブレンドを加えてかき混ぜ、50g用容器に詰めて冷却します。

湿潤性湿疹用エアゾールスプレー：ローズウォーター50mlにブレンドを加えてスポイドの付いた茶色の小瓶に入れます。じくじくした湿疹にスプレーします。

10.4 足の異常発汗

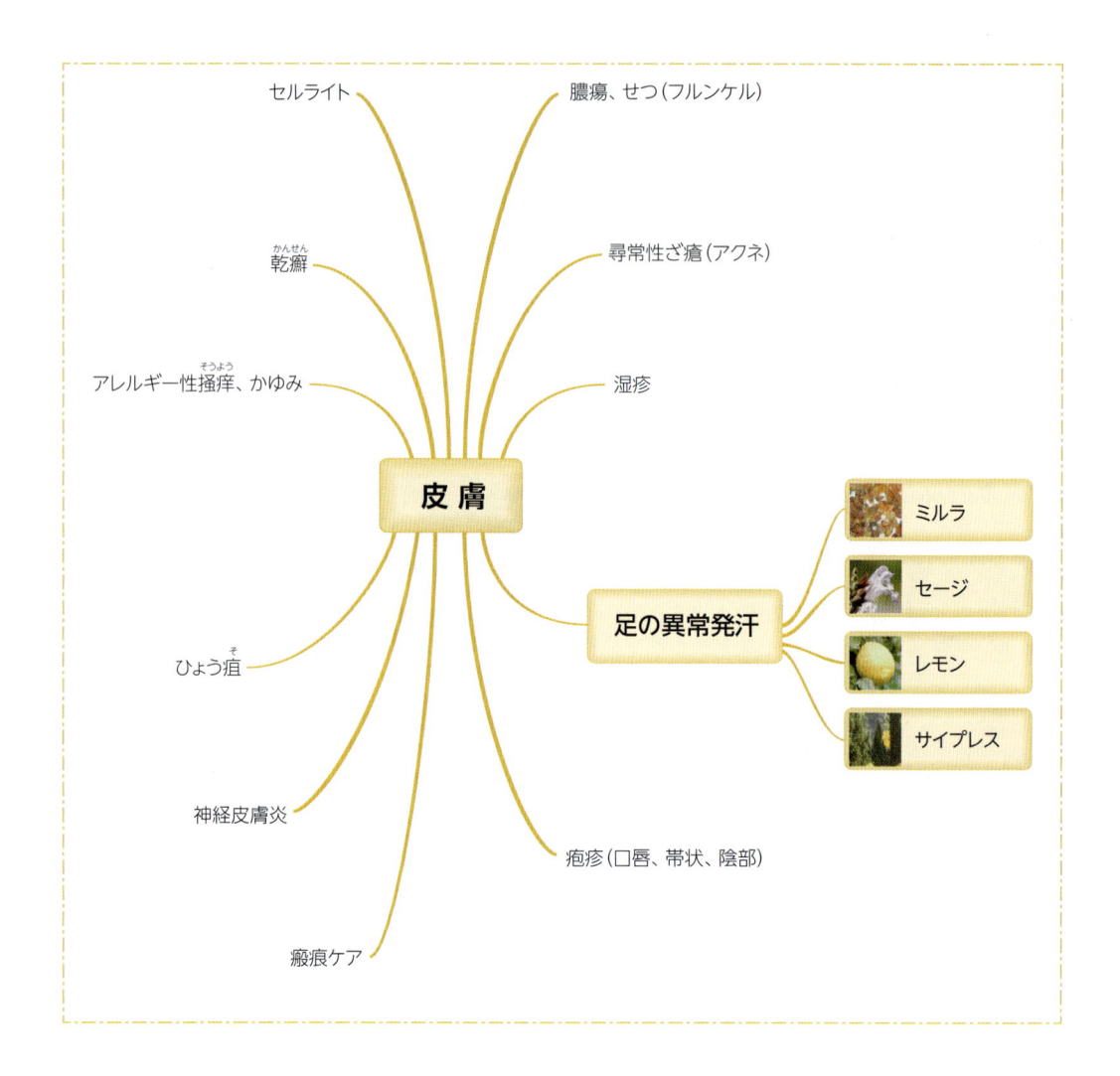

```
        セルライト            膿瘍、せつ(フルンケル)

        乾癬(かんせん)         尋常性ざ瘡(アクネ)

 アレルギー性掻痒(そうよう)、かゆみ     湿疹

                    皮 膚
                                        ミルラ
                         足の異常発汗    セージ
        ひょう疽(そ)                    レモン
                                        サイプレス
        神経皮膚炎

                    疱疹(口唇、帯状、陰部)

        瘢痕ケア
```

ミルラ (Commiphora myrrha Nees syn. Commiphora molmol)

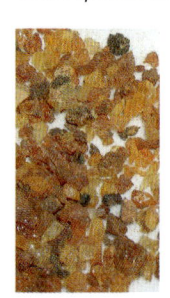

ミルラの樹脂から得られる精油には、皮膚を収斂、安定させる作用があるほか、自然な作用で発汗させます。
からだに対する作用：収斂、抗菌、防臭
代用できる精油：バージニアジュニパー

セージ (Salvia officinalis L.)

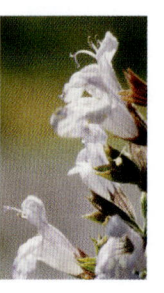

セージオイルは自律神経系を静める作用があり、ストレスで汗をかきやすい人に効果があります。さらに強い抗菌作用で臭いも抑えます。
からだに対する作用：神経鎮静、強い抗菌・防臭作用
心と精神に対する作用：緊張緩和、頭脳明晰

10.4 足の異常発汗

> **注意**
> モノテルペンケトン含有率の高い他の精油と同じように、セージオイルにも神経毒性があるため、注意して使用します。生理的用量 (0.5%) 未満であれば、副作用の心配はありません。

レモン *(Citrus limon L.)*

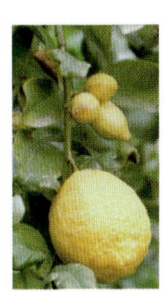

レモンは香りだけではなく、一般的に清潔さと新鮮さの代表です。足が異常に発汗する際に使うと効果的です。またレモンから採れる精油には、殺菌作用があることが知られています。
からだに対する作用：消毒、防臭
代用できる精油：シトラスオイル全種

> **注意**
> わずか (最大1.5%) ですがフロクマリンが含まれているため、強い日差しの下で高用量使用すると日光過敏症が現われることがあります。生理的用量 (0.5〜1%) による副作用は報告されていません。

サイプレス *(Cupressus sempervirens L.)*

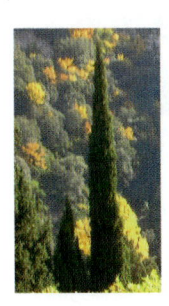

サイプレスオイルには自律神経系を鎮静させて、汗の分泌を抑える作用があります。モノテルペン含有率の高いこのオイルには滅菌作用もあり、不快な臭いも防ぎます。
からだに対する作用：消毒、軽い収斂作用、防臭

ブレンド

レモン　4滴
ミルラ　3滴
セージ　4滴
サイプレス　2滴
セサミオイル　30㎖

◉ 定期的にブレンドを足に塗擦します。
🛁 足浴：大さじ1杯の海塩にブレンドを加えます。

スニーカーは履かないようにしましょう。

10.5 疱疹（口唇、帯状、陰部）

皮膚のマインドマップ：
- セルライト
- 膿瘍、せつ（フルンケル）
- 乾癬（かんせん）
- 尋常性ざ瘡（アクネ）
- アレルギー性掻痒（そうよう）、かゆみ
- 湿疹
- 足の異常発汗
- ひょう疽（そ）
- 神経皮膚炎
- 瘢痕ケア
- 疱疹（口唇、帯状、陰部）

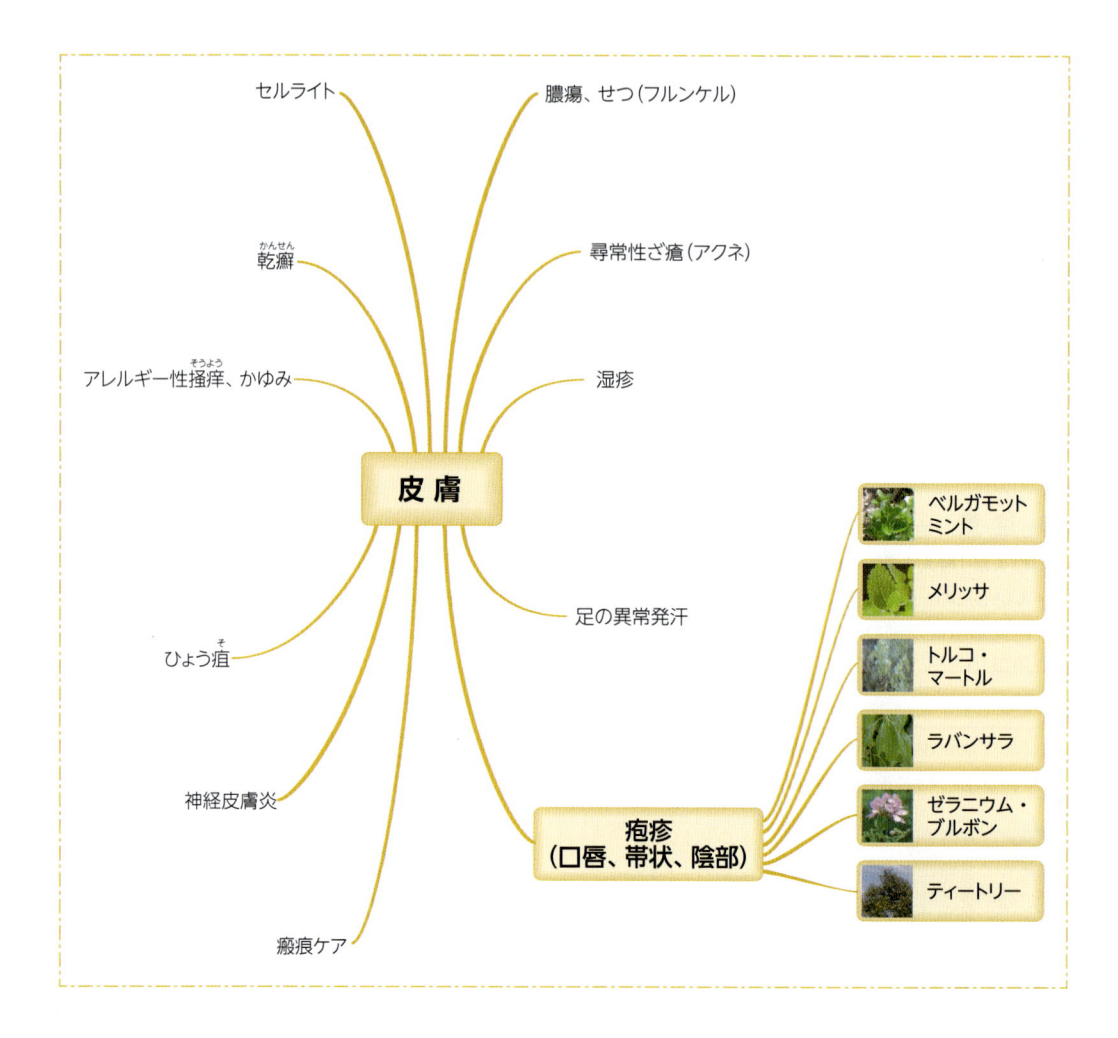

疱疹（口唇、帯状、陰部）に対応する精油：
- ベルガモットミント
- メリッサ
- トルコ・マートル
- ラバンサラ
- ゼラニウム・ブルボン
- ティートリー

ベルガモットミント (Mentha citrata L.)

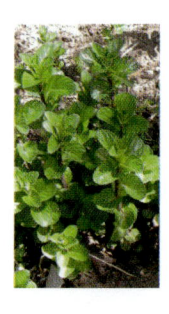

非常にマイルドで緊張緩和作用に優れるベルガモットミントオイルには多彩な作用があり、「ミント属のラベンダー」とも呼ばれています。ズキズキする痛みが現われたらすぐに直接皮膚に塗ると、疱疹が現われなくなるか、出ても軽い症状ですみます。さらに免疫系を強くする働きもあります。

からだに対する作用： 抗ウイルス、鎮痛、スキンケア、免疫力向上

心と精神に対する作用： リフレッシュ、精神力向上、気分爽快、緊張緩和

代用できる精油： 真正ラベンダー、ラバンジン・スーパー

10.5 疱疹（口唇、帯状、陰部）　145

メリッサ (Melissa officinalis L.)

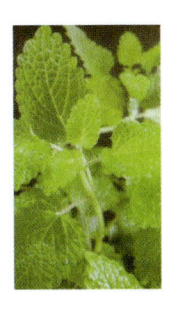

メリッサは作用が強く、希釈したメリッサウォーターでもヘルペスウイルスに対して有効です。100％メリッサオイルは非常に高価であるため、メリッサ30％とラベンダー70％の割合で混合したオイルも販売されています。このオイルは手頃な価格で効果も高いので、十分にメリッサオイルの代わりに使えます。

からだに対する作用：強い抗ウイルス作用、鎮痛
心と精神に対する作用：鎮静、精神力向上
代用できる精油：バーベナ

トルコ・マートル
(Myrtus communis L. CT Cineol)

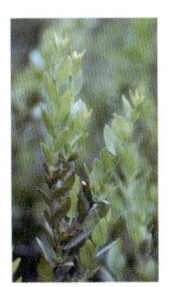

トルコ・マートルオイルはマートルオイルの中でシネオール含有率が最も高く、非常に皮膚に優しいマイルドなオイルで、粘膜に使うのに適しています。

からだに対する作用：強い抗ウイルス作用、抵抗力増強
心と精神に対する作用：鎮静
代用できる精油：カユプテ

ラバンサラ
(Cinnamomum camphora CT 1,8-Cineol)

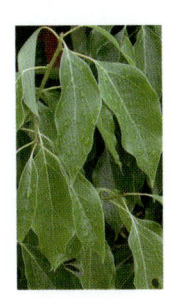

ラバンサラオイルには多彩な作用がありますが、中でもウイルス性疾患に威力を発揮します。ヘルペスウイルスに有効な他の精油と同じく、ラバンサラもウイルスが宿主細胞に入り込み増殖する前にウイルスのカプシド（ウイルス核酸を包むタンパク膜）を破壊してウイルスを撲滅します。

からだに対する作用：抗ウイルス、免疫強化
心と精神に対する作用：精神力向上

ゼラニウム・ブルボン (Pelargonium x asperum Typ Bourbon Erhart ex Willdenow)

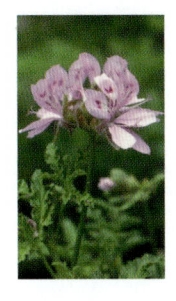

ゼラニウムオイルの中でも、マダガスカル産ブルボン種は抗ウイルス作用が他とは比べ物にならないほど強く、あらゆる疱疹の治療に効果があることが実証されています。

からだに対する作用：強い抗ウイルス作用、鎮痛、免疫調節、鎮静
心と精神に対する作用：精神力向上、調和、ストレスホルモンの分泌調整
代用できる精油：ローズ

ティートリー (Melaleuca alternifolia Maiden)

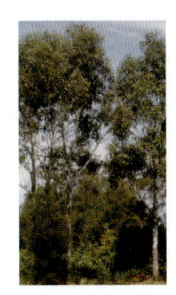

ティートリーオイルは、薄めて使うとヘルペスウイルスに対して非常に有効であることが研究で認められています。薄めて使う方がよいのは、長期間使うと皮膚を乾燥させてしまうためでもあります。

からだに対する作用：抗ウイルス、鎮痛、皮膚再生
心と精神に対する作用：精神安定
代用できる精油：ニアウリ、マヌカ

陰部疱疹ができたとき

ブレンド：
ベルガモットミント　3滴
メリッサ　2滴
トルコ・マートル　3滴
ラバンサラ　2滴
ゼラニウム・ブルボン　4滴
ティートリー　2滴
セントジョンズワートオイル　50㎖

◉ このブレンドを陰部疱疹のアフターケアに使います。

口唇ヘルペスができたとき

◎ 前述の精油のうち1種をそのまま局部的に使います。

帯状疱疹ができたとき

ブレンド
メリッサ　1滴
マートル　2滴
ラバンサラ　4滴
ゼラニウム・ブルボン　5滴
ティートリー　3滴

◎ **エアゾールスプレー**：ローズウォーターまたはメリッサウォーター50mlとブレンドを茶色のスプレー付きガラス瓶に入れます。1日数回患部にスプレーします。
アフターケア用ボディオイル：ブレンドをセントジョンズワートオイル50mlに加えて、かさぶたが取れた患部に8日間塗ります。

10.6 瘢痕ケア

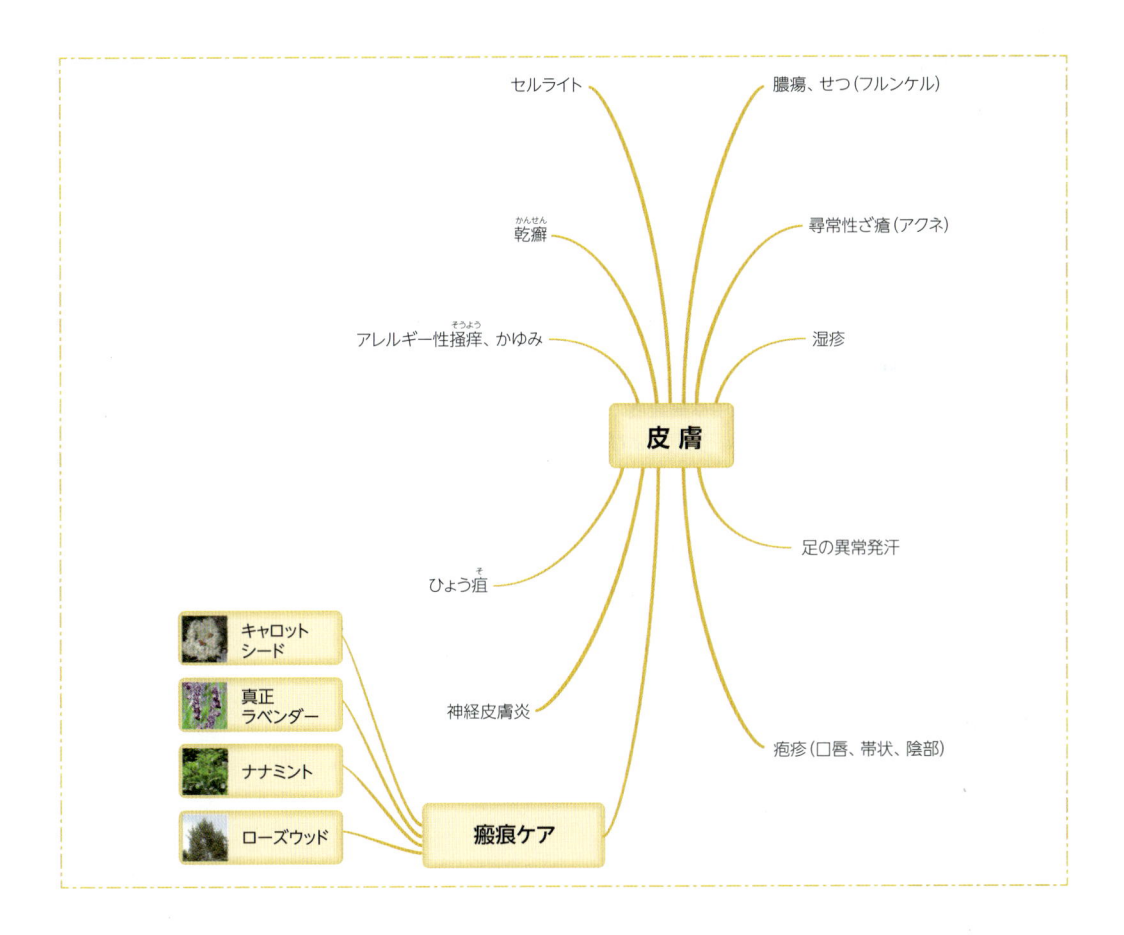

[図：皮膚に関連する症状と瘢痕ケアのマインドマップ]

皮膚に関連する症状：
- セルライト
- 膿瘍、せつ（フルンケル）
- 乾癬（かんせん）
- 尋常性ざ瘡（アクネ）
- アレルギー性掻痒（そうよう）、かゆみ
- 湿疹
- 足の異常発汗
- ひょう疽（そ）
- 神経皮膚炎
- 疱疹（口唇、帯状、陰部）

瘢痕ケア：
- キャロットシード
- 真正ラベンダー
- ナナミント
- ローズウッド

キャロットシード (Daucus carota L.)

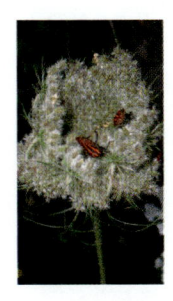

キャロットシードオイルは、古来から炎症を起こした皮膚やストレスのかかった皮膚の治療に使われてきた精油です。皮膚細胞の再生を促して、傷を早く治し、醜い傷痕が残るのを防ぎます。

からだに対する作用： 皮膚細胞再生、皮膚のケアと保護、皮膚に優しく作用

代用できる精油： パチュリー、アミリス

真正ラベンダー (Lavandula angustifolia P. Miller syn. Lavandula vera)

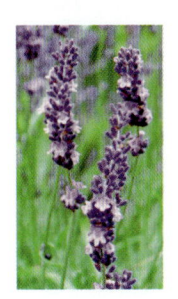

ラベンダーオイルは、心とからだの両面に働きかけて皮膚を治す精油としてよく知られています。刺激を受けて損傷した皮膚を治す優れた作用とともに、ブレンドに加えれば他の精油と相互作用して皮膚細胞の再生を促します。

からだに対する作用： 細胞再生、創傷治癒、皮膚に優しく作用

代用できる精油： ラバンジン・スーパー、プチグレン・ビターオレンジ、ベルガモットミント

ナナミント *(Mentha viridis var. nanah)*

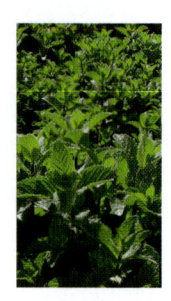

ナナミントから採れる精油にはモノテルペンケトンが多く含まれており、瘢痕がうまく形成されるのを助けます。

からだに対する作用：強い皮膚と粘膜の再生作用、上皮形成
代用できる精油：セージ、スパイクラベンダー

> **注意**
> モノテルペンケトン含有率が高く（50〜60%）神経毒性を有するため、長期間高用量で使用してはいけません。生理的用量（0.5〜1%）による副作用は報告されていません。妊娠中は高濃度で使わないこと。ナナミントオイルは、乳児および幼児には使ってはいけません。

ブレンド

キャロットシード　1滴
真正ラベンダー　4滴
ナナミント　3滴
ローズウッド　2滴
ヒッポファエオイル　3滴
セントジョンズワートオイル20mℓ、ローズヒップオイル10mℓ

◎ 1日数回、瘢痕にブレンドを塗ります。このブレンドには瘢痕を柔らかくする作用があります。

ローズウッド
(Aniba parviflora Mez. syn.aniba rosaeodora)

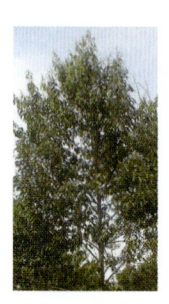

繊細で素晴らしい香りの優しいローズウッドオイルには、ストレスホルモンの過剰分泌を抑える作用があり、感情的な状態にあるときに特に効果を発揮します。感情が平穏になると皮膚も落ち着き、湿疹が治りやすくなります。

からだに対する作用：神経強壮、皮膚細胞再生
心と精神に対する作用：緊張緩和、バランス調整
代用できる精油：ゼラニウム・ブルボン、パルマローザ

10.7 神経皮膚炎

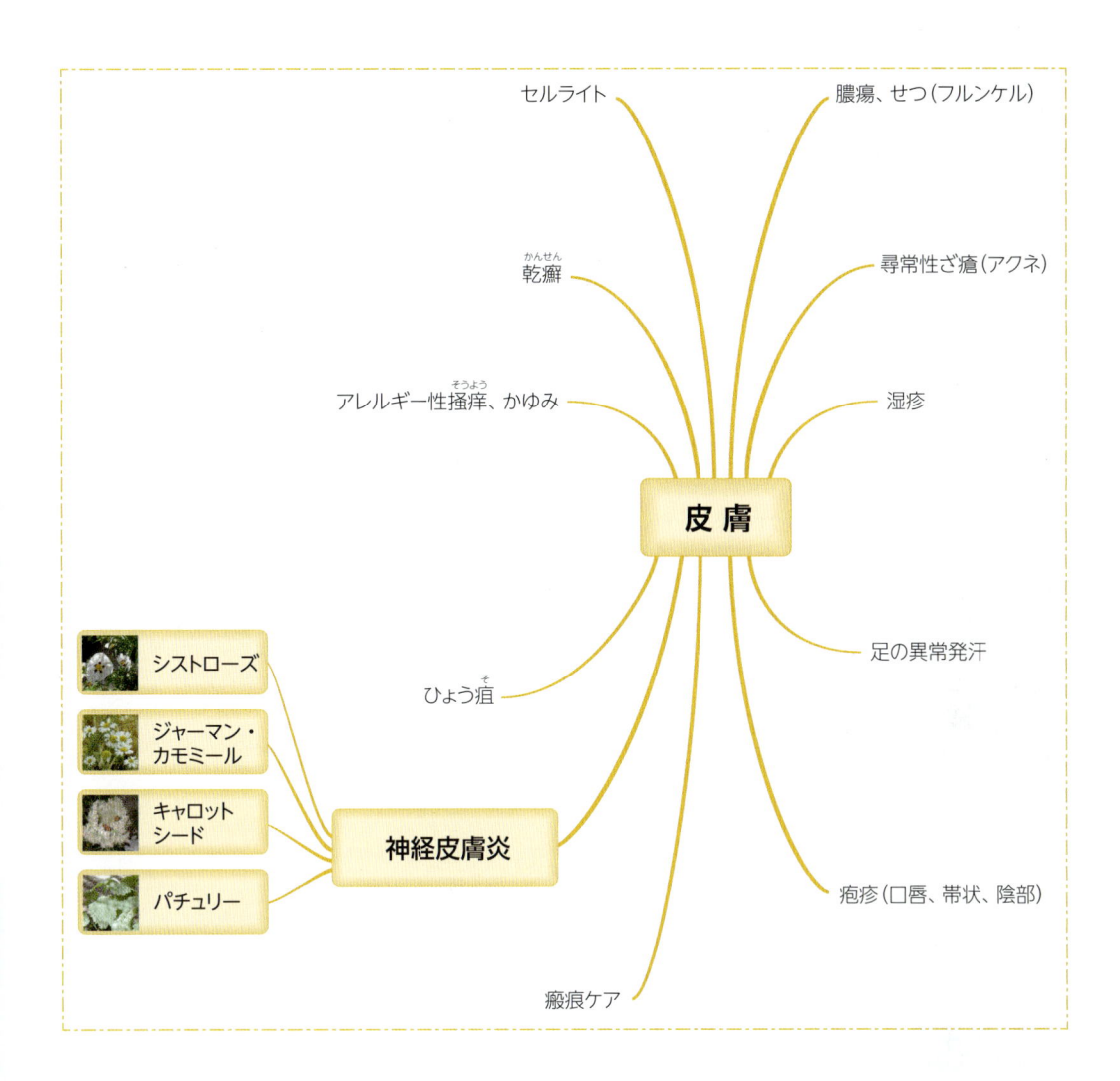

```
                    セルライト              膿瘍、せつ（フルンケル）

                       かんせん
                       乾癬                 尋常性ざ瘡（アクネ）

           アレルギー性掻痒、かゆみ
                  そうよう                   湿疹

                           皮 膚

                                            足の異常発汗
   ┌─────────┐
   │ シストローズ │
   ├─────────┤      ひょう疽
   │ ジャーマン・ │
   │ カモミール  │
   ├─────────┤ ── 神経皮膚炎
   │ キャロット  │
   │ シード    │                          疱疹（口唇、帯状、陰部）
   ├─────────┤
   │ パチュリー  │
   └─────────┘
                     瘢痕ケア
```

シストローズ (Cistus ladaniferus L.)

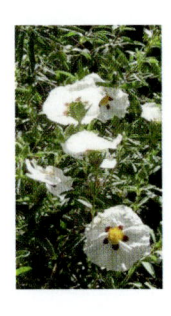

神経皮膚炎は一種のアトピー性湿疹で、肌の乾燥とひどいかゆみを伴い、ひどいときには炎症にいたります。精神的負担が大きいと、多くの場合、かゆみが悪化します。シストローズオイルには精神のバランスを整えて強くする働きがあるため、こうした精神的な問題から現われる湿疹に特に有効です。また多彩な成分を含むため、ストレスのかかった皮膚に生じるさまざまな疾患に効果があります。

からだに対する作用：消毒、消炎、止痒、皮膚再生、免疫機能促進
心と精神に対する作用：バランス調整、気分爽快
代用できる精油：ネロリ

ジャーマン・カモミール
(Matricaria recutitia Rauschert)

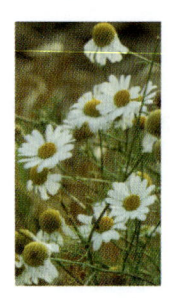

かゆい部分を掻きすぎると不潔になり、ほとんどの場合、炎症が起こったりジクジクと湿った湿疹になったりします。炎症を治して皮膚を落ち着かせるには、セスキテルペン含有率の高いジャーマン・カモミールオイルを使うとよいでしょう。

からだに対する作用：強い消炎作用、抗菌、皮膚に優しく作用、止痒
心と精神に対する作用：鎮静
代用できる精油：ヤロウ

キャロットシード *(Daucus carota L.)*

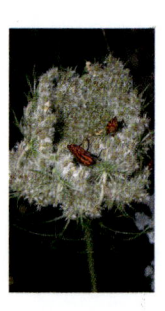

キャロットシードオイルは、皮膚の炎症やストレスからくる問題を治療するのに使われてきました。かゆみを止めるだけではなく、特に乾燥した皮膚細胞の再生を促します。

からだに対する作用：消炎、止痒、皮膚細胞再生、皮膚のケアと保護、皮膚に優しく作用
心と精神に対する作用：バランス調整、精神力向上
代用できる精油：アミリス

パチュリー *(Pogostemon cablin Bentham)*

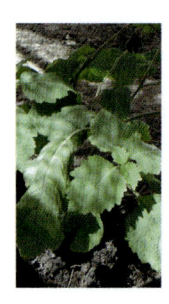

皮膚の刺激感やかゆみは、神経の障害から起こることがよくあります。パチュリーオイルは神経系だけではなく、傷ついた皮膚も強くします。

からだに対する作用：皮膚のケアと再生
心と精神に対する作用：気分爽快、バランス調整
代用できる精油：ベチバー、マヌカ

ブレンド

シストローズ　2滴
ジャーマン・カモミール　1滴
キャロットシード　2滴
パチュリー　1滴

◉ **スキンケアクリーム**：シアバター30g、月見草オイルまたはボラージオイル20g、ヒッポファエオイル3滴を混ぜて温めます（60℃を超えないように）。上述のブレンドを加えて混ぜ、50g用容器に入れて冷まします。

重要：アトピー性湿疹のある人には、リノール酸をγ-リノレン酸に変換する酵素が欠けています。皮膚は乾燥し、ひどいかゆみが出やすくなります。月見草オイルとボラージオイルにはγ-リノレン酸が含まれており、これが皮膚から吸収されるとかゆみがおさまり、皮膚の状態が改善されます。

10.8 ひょう疽

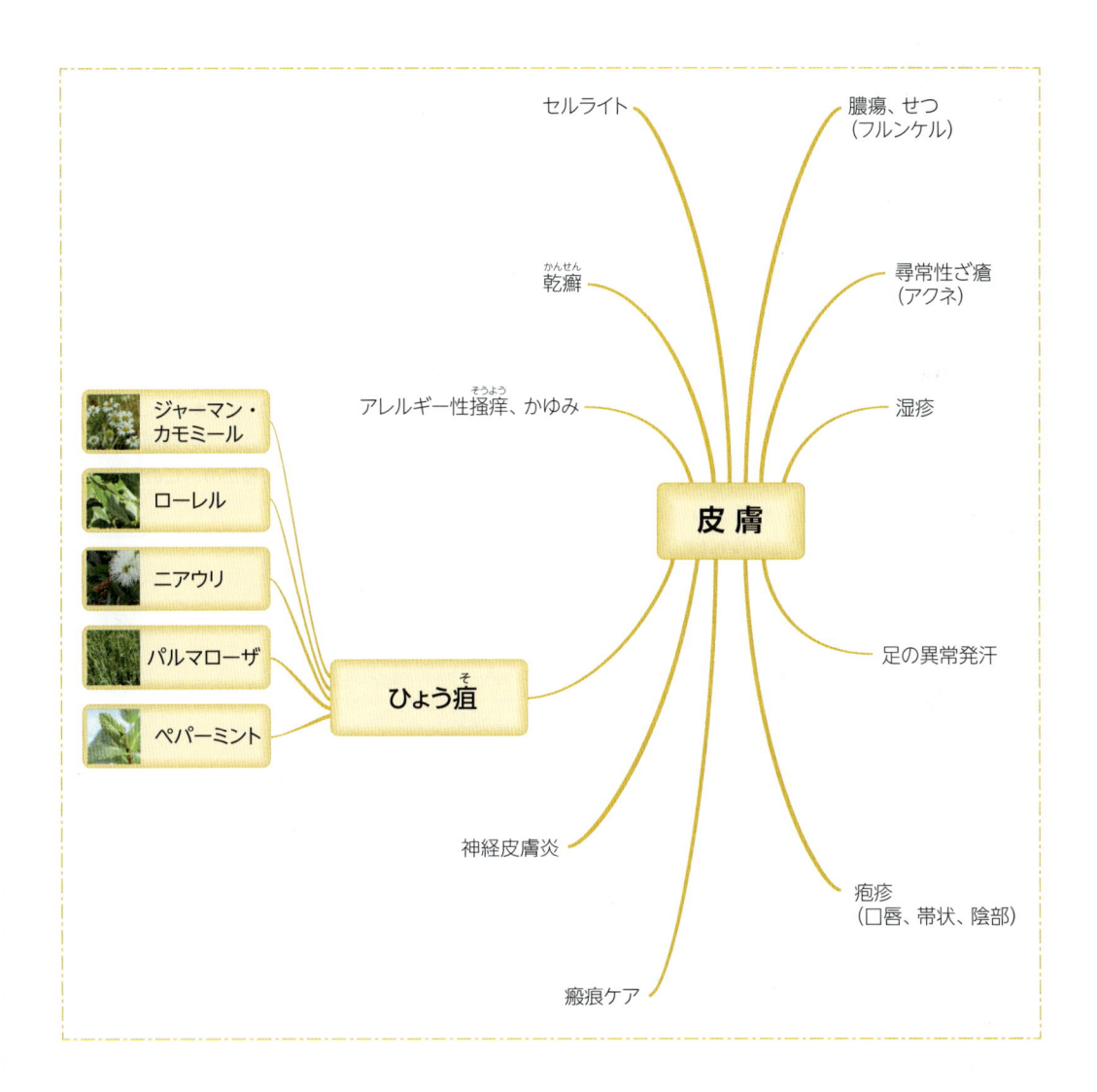

皮膚に関連する症状:
- セルライト
- 膿瘍、せつ（フルンケル）
- 乾癬
- 尋常性ざ瘡（アクネ）
- アレルギー性掻痒、かゆみ
- 湿疹
- 足の異常発汗
- 疱疹（口唇、帯状、陰部）
- 神経皮膚炎
- 瘢痕ケア

ひょう疽に用いる精油:
- ジャーマン・カモミール
- ローレル
- ニアウリ
- パルマローザ
- ペパーミント

ジャーマン・カモミール
(Matricaria recutitia Rauschert)

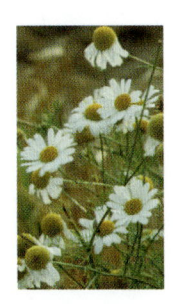

古代から知られ、薬草として高く評価されているカモミールオイルは、炎症の発現を抑えるとともに治癒を促します。細菌の活動を抑え、一部細菌を殺滅させる作用も長く重宝されてきました。

からだに対する作用：強い消炎作用、抗菌（特に黄色ブドウ球菌と連鎖球菌）、細菌毒素抑制（ブドウ球菌、連鎖球菌）

心と精神に対する作用：鎮静

代用できる精油：ヤロウ

ローレル (Laurus nobilis L.)

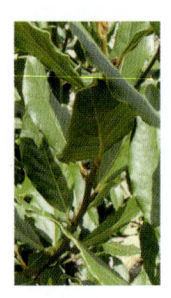

ローレルオイルは皮膚に優しく、抗菌作用に優れています。わずかな量で長く効果が続き、皮膚の代謝を促して傷を治りやすくします。
からだに対する作用：抗菌（ブドウ球菌、連鎖球菌）、消炎、皮膚細胞の修復

ニアウリ (Melaleuca viridiflora)

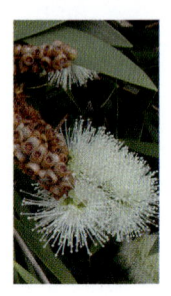

ひょう疽は、手足の指に現れる細菌性感染症で、小さな傷や爪が内側に向かって生えたときなどに起こることが多く、炎症と化膿が見られるようになります。ニアウリオイルには古くからある発砲軟膏と同じ作用があり、非常に皮膚に優しく、膿瘍のでき始めにそのまま塗れば効果があります。感染症を治しやすくし、痛みを早く解消します。
からだに対する作用：強い滅菌作用、抗菌（グラム陽性球菌、黄色ブドウ球菌、A群およびB群連鎖球菌）、消炎、鎮痛、皮膚再生
代用できる精油：ティートリー

パルマローザ (Cymbopogon martinii Will. Watson)

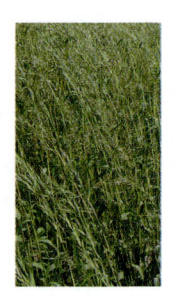

パルマローザオイルは非常に皮膚に優しく、過剰な刺激を受けて傷ついた皮膚のアフターケアに最適です。消毒作用が持続し、皮膚の微生物叢が再生されます。
からだに対する作用：強い抗菌作用、皮膚の再生とケア
代用できる精油：ローズウッド

ペパーミント (Mentha piperita L.)

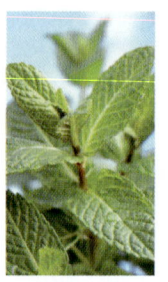

ペパーミントオイルにはメンソールが多く含まれており（50％超）、ひんやりと爽やかで、気持ちがすっきりします。ズキズキする痛みを治したい人に最適です。1滴でその効果が見られます。
からだに対する作用：抗菌、抗ウイルス、滅菌
代用できる精油：ナナミント

> **注意**
> 神経毒性のあるケトンが含まれているため（20〜25％）、妊婦にセラピーを施す際にはうまく制限して使ってください。3歳以下の小児の顔面に使うと声門痙攣が起こることがあるため、この部位は避けます。

ブレンド

ジャーマン・カモミール　1滴
ローレル　2滴
パルマローザ　2滴
ペパーミント　1滴
セントジョンズワートオイル　10mℓ

◉ ブレンドを患部に塗ります。症状がひどいときには、ニアウリを患部にそのまま塗っても構いません。

10.9 アレルギー性掻痒、かゆみ

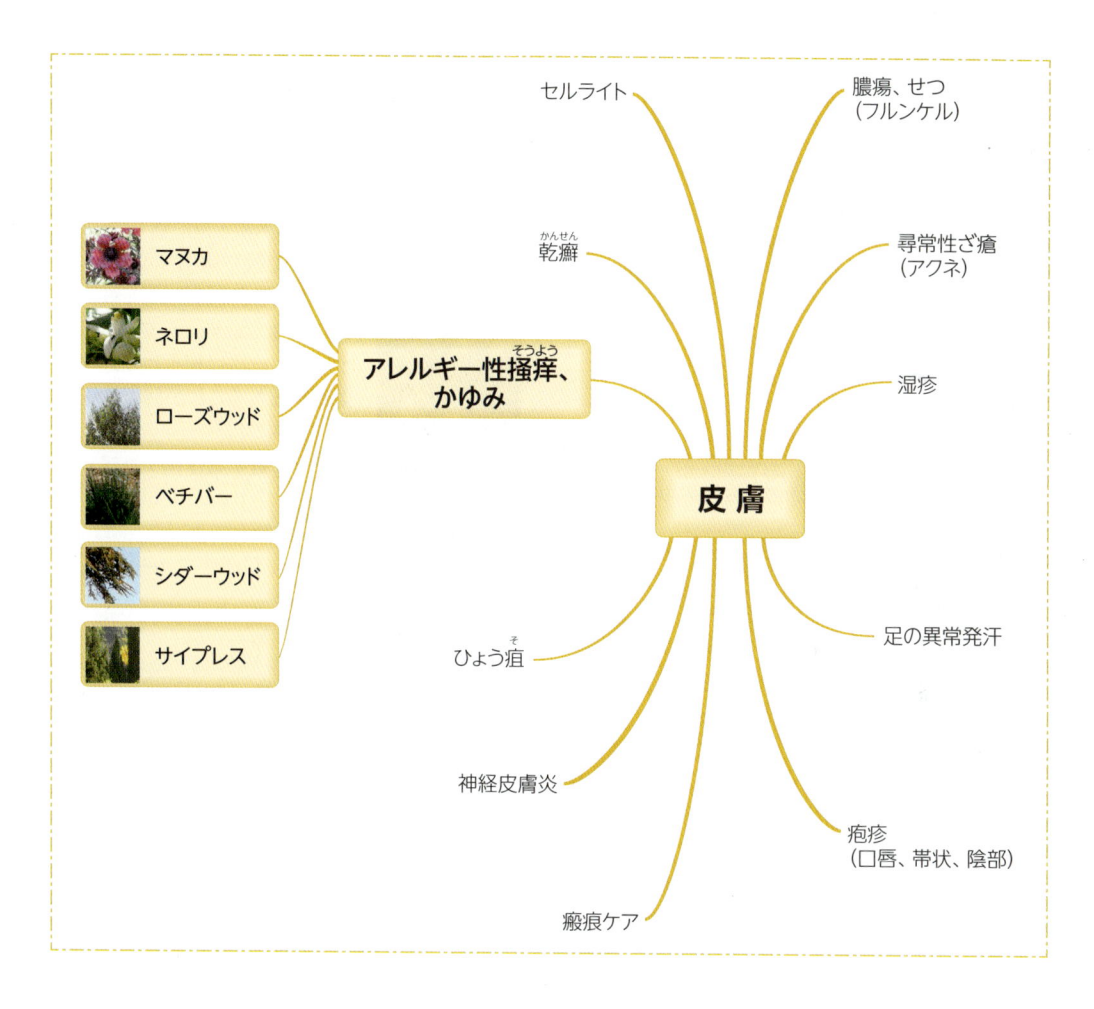

```
皮膚
├─ セルライト
├─ 膿瘍、せつ（フルンケル）
├─ 乾癬（かんせん）
├─ 尋常性ざ瘡（アクネ）
├─ 湿疹
├─ 足の異常発汗
├─ ひょう疽
├─ 神経皮膚炎
├─ 疱疹（口唇、帯状、陰部）
└─ 瘢痕ケア

アレルギー性掻痒、かゆみ
├─ マヌカ
├─ ネロリ
├─ ローズウッド
├─ ベチバー
├─ シダーウッド
└─ サイプレス
```

マヌカ (Leptospermum scoparium)

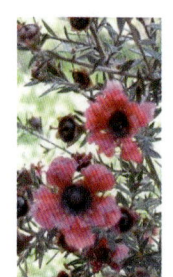

非常に肌に優しいマヌカオイルは、皮膚を環境負荷や過剰な刺激から守る保護膜のような働きをします。ストレスが原因で起こるヒスタミンの異常放出を調整します。

からだに対する作用：抗アレルギー、消炎、止痒
心と精神に対する作用：精神安定、ストレス解消
代用できる精油：ナルデ

ネロリ (Citrus aurantium L. ssp. amara)

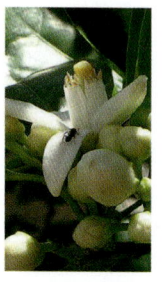

ネロリオイルのフレッシュで官能的な香りには気分を爽快にする作用があり、神経を落ち着かせるだけではなく、刺激が原因で現われる皮膚のかゆみを抑えます。

からだに対する作用：止痒、エネルギーバランスの調整
心と精神に対する作用：鎮静、気分爽快、緊張緩和
代用できる精油：プチグレン・マンダリン、真正ラベンダー

ローズウッド
(Aniba parviflora Mez. syn.aniba rosaeodora)

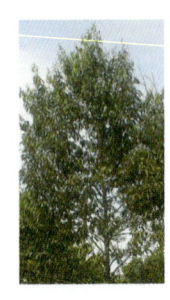

繊細で素晴らしい香りの優しいローズウッドオイルは、過剰なストレスホルモンの産生を抑える作用があり、特に感情的な状態にあるときに効果を発揮します。皮膚を鎮静させて、掻きすぎて傷ついた皮膚を治りやすくします。

からだに対する作用：神経強壮、皮膚細胞再生
心と精神に対する作用：緊張緩和、バランス調整
代用できる精油：ゼラニウム・ブルボン、パルマローザ

ベチバー *(Vetiveria zizanoides Nash)*

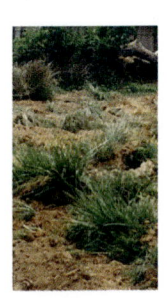

心身のバランス調整作用のあるベチバーオイルには、「神経がイライラする → 皮膚が過敏になる」という悪循環を断つ作用があります。さらに感情のバランスも整えます。ベチバーオイルの土のような香りを嗅げば、保護されて落ち着いた気持ちになれるでしょう。

からだに対する作用：消炎、止痒、抗アレルギー
心と精神に対する作用：神経鎮静、気分爽快
代用できる精油：ナルデ、ミルラ

シダーウッド *(Cedrus atlantica Manet)*

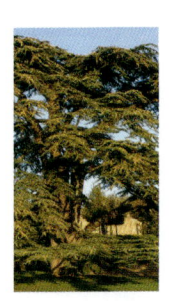

シダーウッドオイルには、肥満細胞の細胞膜を安定させてヒスタミンの放出を抑える抗アレルギー作用があります。サイプレスオイルと一緒に使うと最大の効果が得られることが経験からわかっています。

からだに対する作用：抗アレルギー、消炎、止痒
心と精神に対する作用：気分爽快、鎮静、精神力向上

> **注意**
> 純正のシダーウッドオイルに含まれるのは、モノテルペンケトンではなく、問題のないセスキテルペンケトンです。ニオイヒバ属と混同しないために、購入時には正確なラテン語学術名を確認しましょう。

サイプレス *(Cupressus sempervirens L.)*

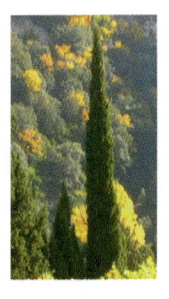

サイプレスオイルにはα-ピネンが多く含まれ、服用するとコルチゾンと同じように副腎皮質の働きを調節します。シダーウッドオイルと一緒に使うと最大の効果が得られることが経験からわかっています。

からだに対する作用：抗アレルギー、消炎、止痒
心と精神に対する作用：精神力向上
代用できる精油：パイン、グランドファー、ジュニパー

ブレンド

マヌカ　4滴
ネロリ　3滴
ローズウッド　3滴
ヒッポファエオイル　5滴
ベチバー　1滴
シダーウッド　1滴
サイプレス　2滴
ローズヒップオイル20㎖、ボラージオイル30㎖

◉　ブレンドを患部中心に塗ります。

10.10 乾癬

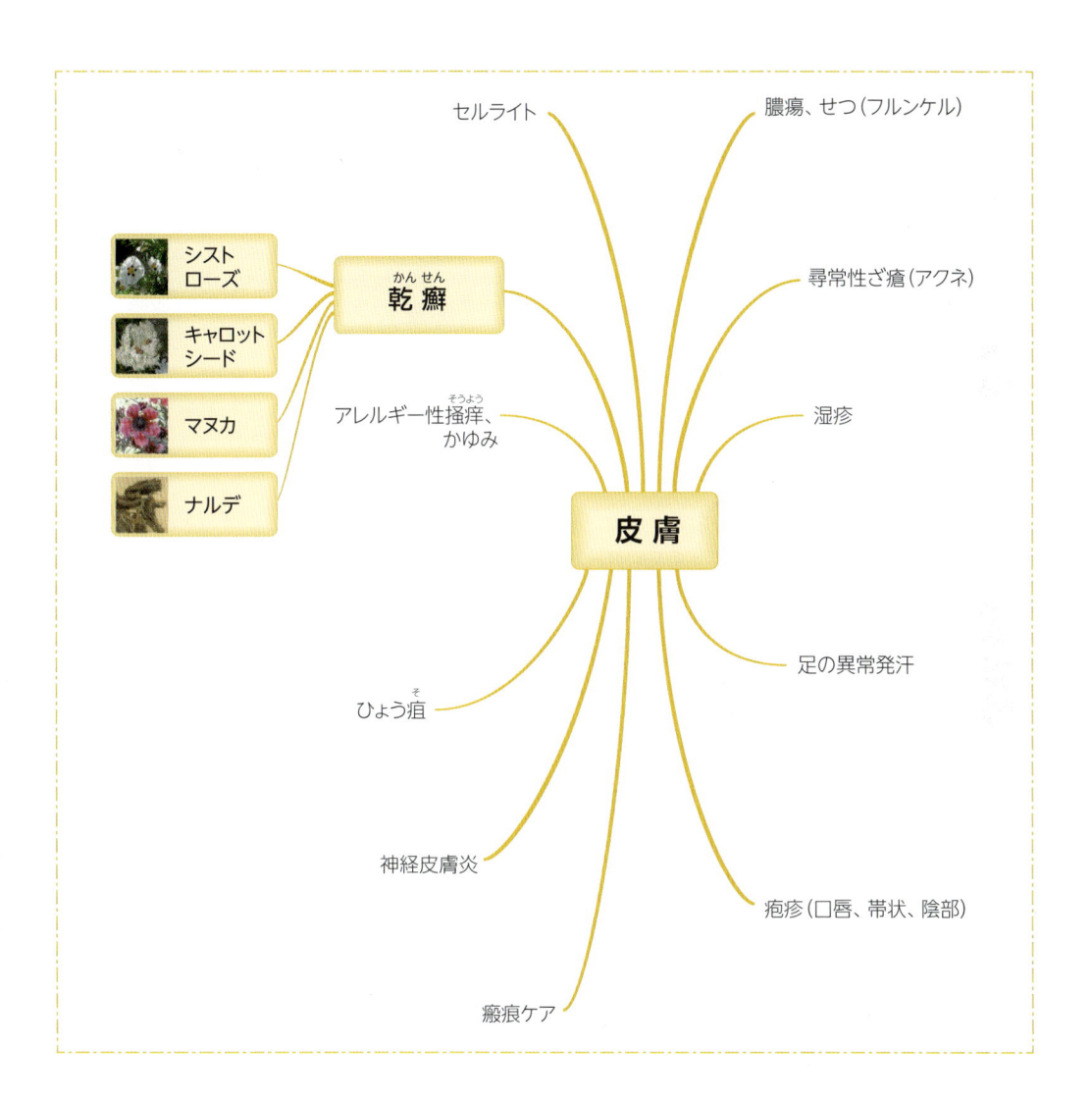

乾癬のマインドマップ

乾癬 に関連する精油:
- シストローズ
- キャロットシード
- マヌカ
- ナルデ

皮膚 に関連する症状:
- セルライト
- 膿瘍、せつ（フルンケル）
- 尋常性ざ瘡（アクネ）
- 湿疹
- 足の異常発汗
- 疱疹（口唇、帯状、陰部）
- 瘢痕ケア
- 神経皮膚炎
- ひょう疽
- アレルギー性搔痒、かゆみ

シストローズ（Cistus ladaniferus L.）

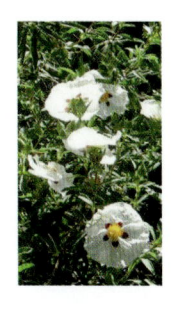

乾癬は表皮が角化する遺伝性疾患です。かさぶたを無理にはがすと、点状に出血します（血露現象）。シストローズオイルは出血を抑えて皮膚を落ち着かせ、大きな負担がかかった皮膚を有効に保護します。

からだに対する作用：強い止血作用、消毒、消炎、皮膚再生

心と精神に対する作用：バランス調整、気分爽快、精神力向上

代用できる精油：ネロリ

キャロットシード *(Daucus carota L.)*

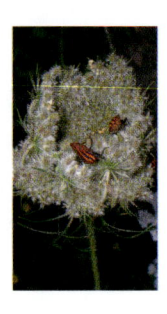

キャロットシードオイルは古くから、乾燥した皮膚や傷ついた皮膚の治療に使われてきたオイルで、特に慢性の皮膚疾患に効果があります。皮膚細胞の再生を促して、皮膚の免疫系を強くします。

からだに対する作用：消炎、皮膚細胞再生、皮膚のケアと保護、皮膚に優しく作用、ホルモン調節
心と精神に対する作用：バランス調整、精神力向上
代用できる精油：パチュリー、アミリス

マヌカ *(Leptospermum scoparium)*

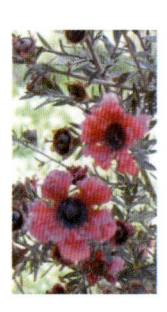

乾癬は、環境の影響、神経の消耗、過剰な刺激などで心身に負担がかかったときに突然起こることがよくあります。そういうときこそ、保護オイルとしてマヌカオイルが役立ちます。使えば肌が落ち着くとともに心のバランスも整います。マイルドなマヌカオイルは、わずかな量で精神と皮膚を落ち着かせます。

からだに対する作用：強い皮膚再生作用、消炎
心と精神に対する作用：ストレス解消、精神安定、神経の強壮と保護
代用できる精油：パチュリー、シダーウッド

ナルデ *(Nardostachys jatamansi DC.)*

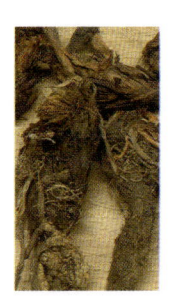

セスキテルペンを多く含むナルデオイルは、心の問題が原因でできる皮膚鱗屑に特に有効な精油の1つです。

からだに対する作用：消炎、皮膚再生
心と精神に対する作用：ストレス解消、気分爽快、鎮静
代用できる精油：ベチバー、パチュリー

ブレンド

シストローズ　2滴
キャロットシード　1滴
マヌカ　4滴
ナルデ　1滴

◉ スキンケアクリーム：シアバター30g、ココナッツオイル20g、ヒッポファエオイル3滴を温めます（60℃を超えないように）。ここにブレンドを5滴加えて混ぜた後、50g用容器に詰めて冷まします。このクリームを患部に塗ります。

10.11 セルライト

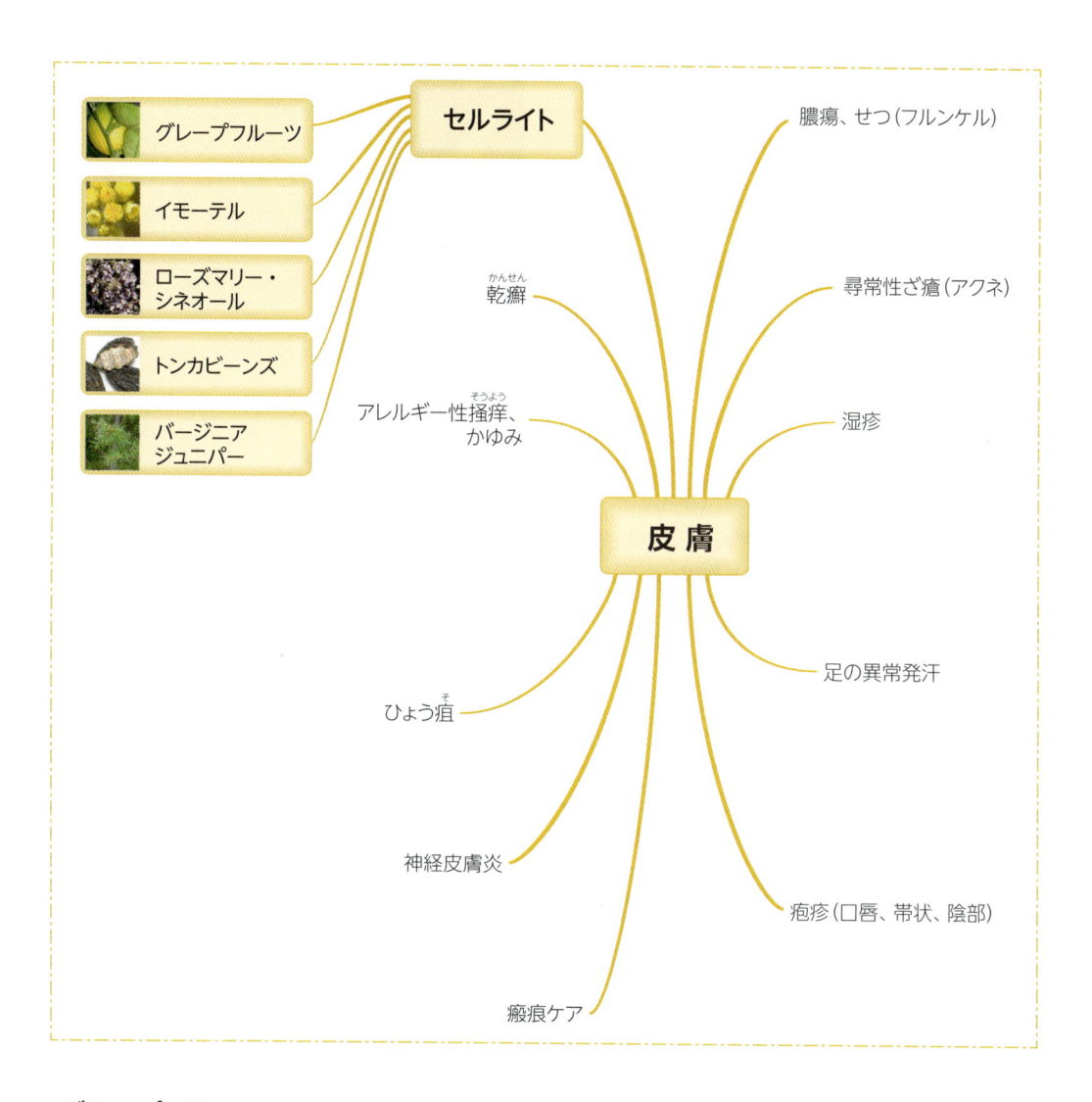

セルライト
- グレープフルーツ
- イモーテル
- ローズマリー・シネオール
- トンカビーンズ
- バージニアジュニパー

皮膚
- 膿瘍、せつ（フルンケル）
- 尋常性ざ瘡（アクネ）
- 乾癬（かんせん）
- 湿疹
- アレルギー性掻痒（そうよう）、かゆみ
- 足の異常発汗
- ひょう疽（そ）
- 疱疹（口唇、帯状、陰部）
- 神経皮膚炎
- 瘢痕ケア

グレープフルーツ
(Citrus paradisi Macfayden J.)

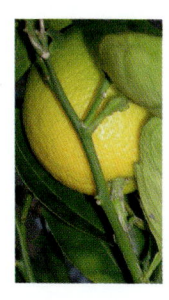

セルライトはオレンジピールスキンとも呼ばれ、決して疾患ではなく、女性の結合組織の伸張性が原因で起こる典型的な症状です。グレープフルーツオイルはモノテルペン含有率が90％以上と高く、血行を多大に促進して浄化を促します。その結果、特に皮膚の状態も改善されます。

からだに対する作用：血行促進、皮膚の代謝促進
心と精神に対する作用：気分爽快、興奮
代用できる精油：オレンジ、ライム

> **注意**
> 皮膚が敏感な人は高濃度（1％超）で使うと刺激を感じることがあります。フロクマリンが微量含まれていますが、生理的用量（1％）であれば日光過敏になることはありません。

イモーテル (Helichrysum italicum Roscoe)

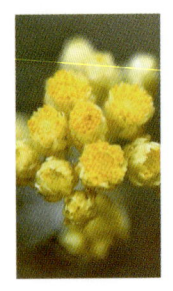

イモーテルから採れる精油は、非常に皮膚に優しい上、わずかな量で高い効果が得られます。リンパの流れを大きく改善して、結合組織を浄化を促します。
からだに対する作用：リンパ流の促進、うっ滞解消
心と精神に対する作用：バランス調整

ローズマリー・シネオール
(Rosmarinus officinalis L. CT 1,8-Cineol)

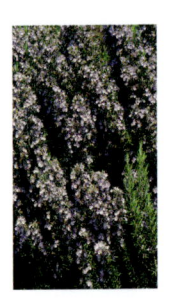

ローズマリー・シネオールオイルの主成分である1,8-シネオールは、血行を促進する作用があり、結合組織の血行と浄化を促進し、「皮膚呼吸」を改善します。
からだに対する作用：血行促進、皮膚の代謝促進
心と精神に対する作用：気分高揚
代用できる精油：ニアウリ

> **注意**
> 生理的用量（0.5～1％）による副作用は報告されていません。高血圧の人は入浴剤として使用しないでください。妊婦、乳児、幼児には適していませんが、ブレンドに1～2滴加える程度であれば問題ありません。

トンカビーンズ (Dipteryx odorata Wild)

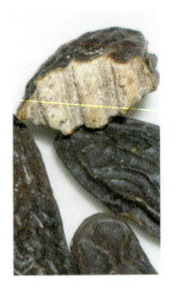

トンカビーンズエキスの主成分は1種のクマリンであるα-ベンゾピロンといい、フロクマリンと混合してはいけません。また、フロクマリンとは異なり、日光過敏性を誘発することもありません。トンカビーンズは非常に香りが心地良い上、リンパのうっ滞を解消する働きがあります。
からだに対する作用：リンパ流の促進、血行促進、ホルモン調節
心と精神に対する作用：気分爽快

バージニアジュニパー
(Juniperus virginiana L.)

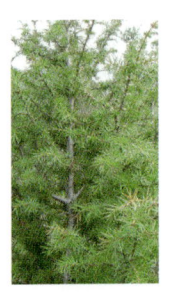

バージニアジュニパーオイルは、弱った結合組織のスペシャリストです。このオイルに含まれるセドロール（1種のセスキテルペノール）が、リンパの循環を促進するとともに、結合組織の安定性を向上させ浄化を助けます。
からだに対する作用：静脈強壮、リンパ流促進、浄化
代用できる精油：ベチバー

ブレンド

グレープフルーツ　6滴
イモーテル　4滴
ローズマリー・シネオール　4滴
トンカビーンズ　3滴
バージニアジュニパー　3滴
セサミオイル　50㎖

問題のある領域をブレンドで定期的にマッサージします。ブラシを使ったり冷水浴をしたりすれば効果が増します。

11　創傷、応急手当

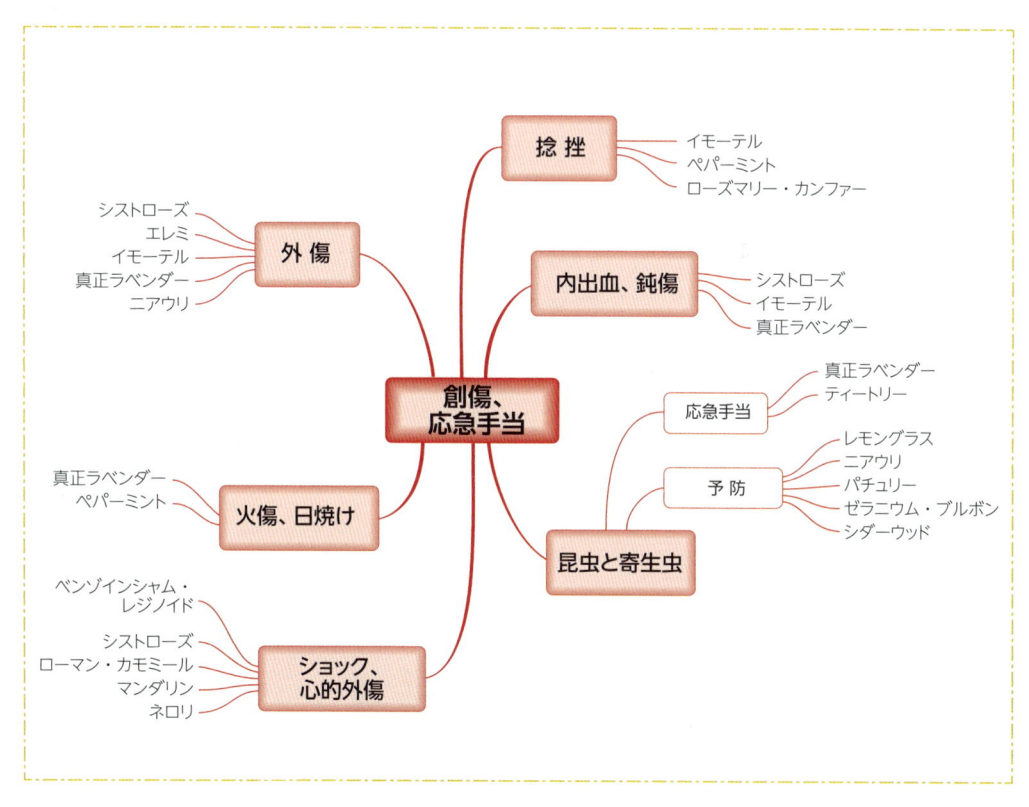

- 創傷、応急手当
  - 捻挫
    - イモーテル
    - ペパーミント
    - ローズマリー・カンファー
  - 外傷
    - シストローズ
    - エレミ
    - イモーテル
    - 真正ラベンダー
    - ニアウリ
  - 内出血、鈍傷
    - シストローズ
    - イモーテル
    - 真正ラベンダー
  - 火傷、日焼け
    - 真正ラベンダー
    - ペパーミント
  - 昆虫と寄生虫
    - 応急手当
      - 真正ラベンダー
      - ティートリー
    - 予防
      - レモングラス
      - ニアウリ
      - パチュリー
      - ゼラニウム・ブルボン
      - シダーウッド
  - ショック、心的外傷
    - ベンゾインシャム・レジノイド
    - シストローズ
    - ローマン・カモミール
    - マンダリン
    - ネロリ

11.1 捻挫

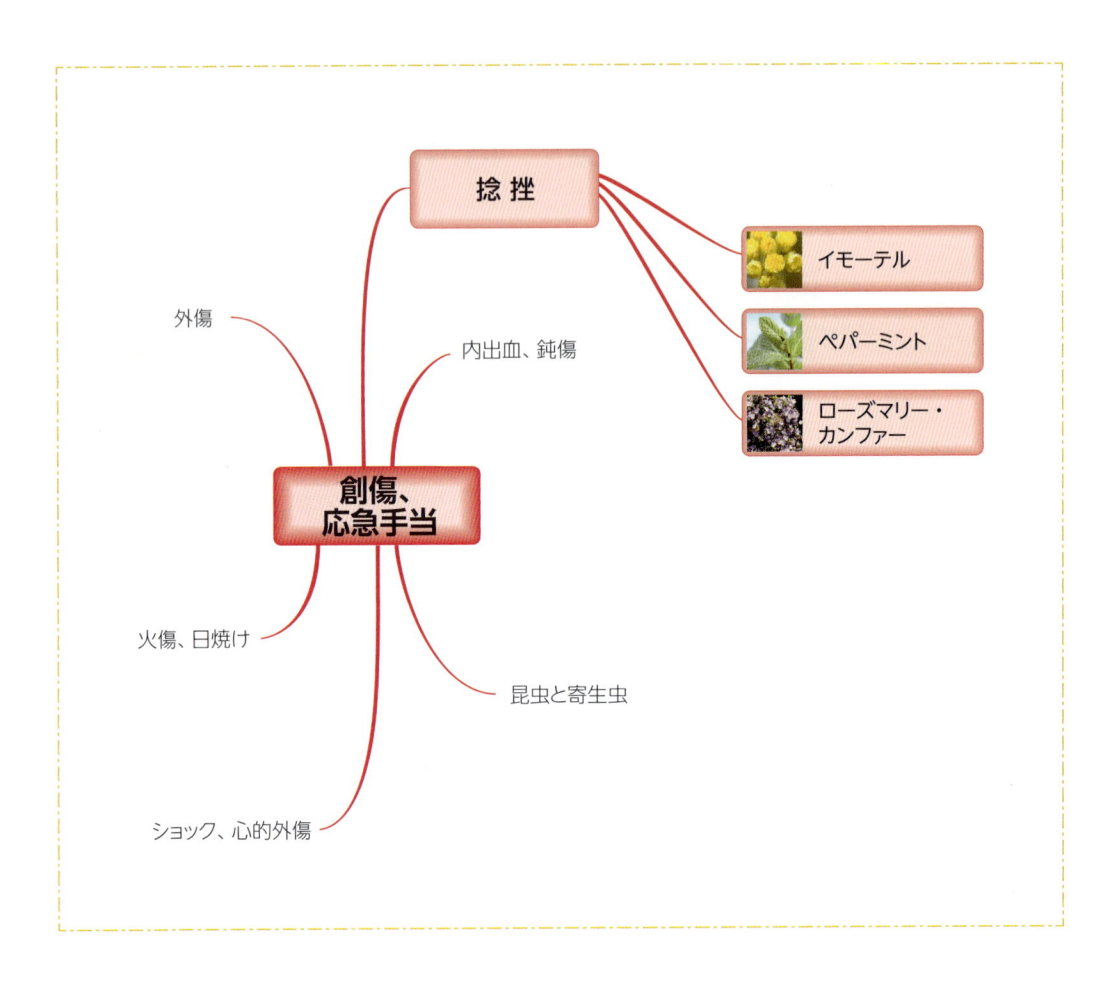

捻挫
- イモーテル
- ペパーミント
- ローズマリー・カンファー

創傷、応急手当
- 外傷
- 内出血、鈍傷
- 火傷、日焼け
- 昆虫と寄生虫
- ショック、心的外傷

イモーテル (Helichrysum italicum G. Don.)

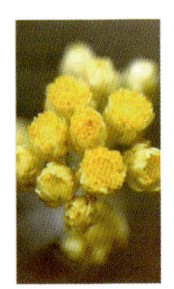

イモーテルオイルは大いに役に立つ精油です。最近は残念ながら高価格となってしまいましたが、リンパ流促進作用によって少量でも非常に有効に腫れを抑えます。負傷後すぐに使えば、腫れずにすむこともあります。

からだに対する作用：リンパ流の促進、うっ滞解消、強いうっ血減少作用
心と精神に対する作用：緊張緩和、鎮静

ペパーミント (Mentha piperita L.)

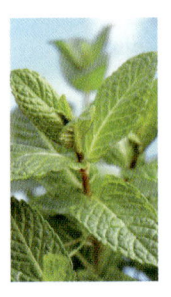

ペパーミントにはメントールが多く含まれており（50％超）、すっきりと爽やかで自由な気分にさせます。ズキズキした痛みを和らげたいときに理想的なオイルです。1滴でも十分に効果があります。

からだに対する作用：鎮痛、加温と冷却、血行促進
心と精神に対する作用：リフレッシュ

11.1　捻挫　161

> **注意**
> 神経毒性のあるケトンが含まれているため（20～25%）、妊婦にセラピーを施す際にはうまく制限して使ってください。3歳以下の小児の顔面に使うと声門痙攣を起こすおそれがあるため、この部位には使ってはいけません。

ローズマリー・カンファー
(Rosmarinus officinalis L. CT Kampfer)

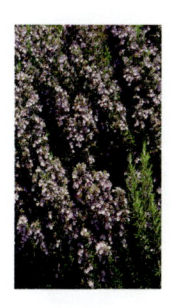

ローズマリー・カンファーオイルには緊張緩和作用があり、捻挫を起こした靭帯と筋組織の痛みを抑えて痙攣を無くします。
からだに対する作用：鎮痙、鎮痛
代用できる精油：ローズマリー・シネオール

> **注意**
> 興奮作用があるため、高血圧の人は入浴剤に使用しないこと。モノテルペンケトンが含まれているため、妊婦、乳児、幼児には適していません。

ブレンド

イモーテル　6滴
ペパーミント　3滴
ローズマリー・カンファー　4滴
セントジョンズワートオイル（またはアルニカオイルかカレンデュラオイル）　50mℓ

◉ このブレンドを捻挫部位に塗擦します。ブレンドの半量を使って湿布します（冷罨法）。

11.2 内出血、鈍傷

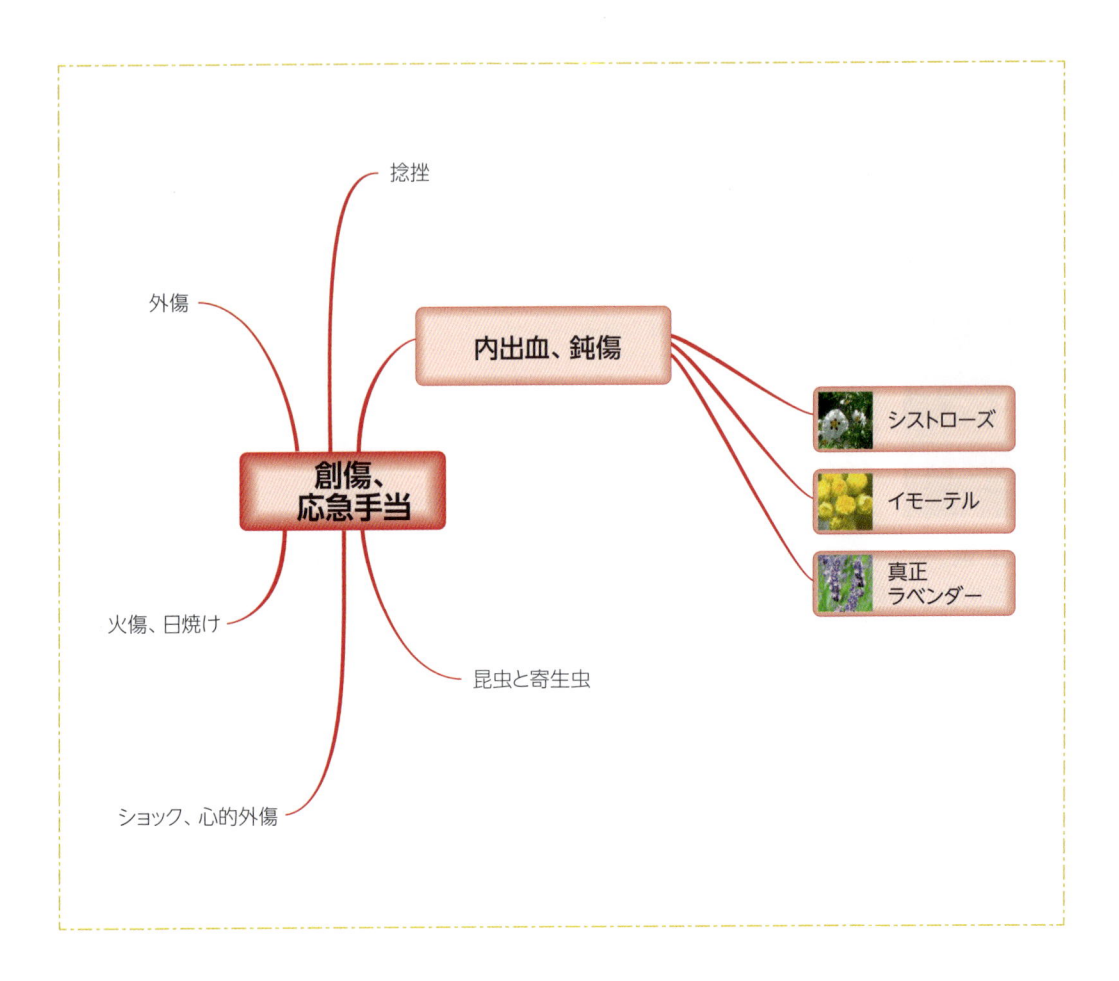

```
                    捻挫
        外傷
                              ┌─ シストローズ
                   内出血、鈍傷 ├─ イモーテル
         創傷、                 └─ 真正
         応急手当                  ラベンダー

        火傷、日焼け
                    昆虫と寄生虫

        ショック、心的外傷
```

シストローズ (Cistus ladaniferus L.)

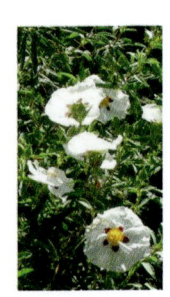

シストローズオイルは出血を止めて組織を落ち着かせ、極度に負荷のかかった結合組織を効果的に守る保護膜を作ります。イモーテルオイルと一緒に使うと、驚くほど高い効果が得られます。
からだに対する作用： 強い止血作用、うっ滞解消、鎮痙
心と精神に対する作用： バランス調整、気分爽快、精神力向上

イモーテル (Helichrysum italicum G. Don.)

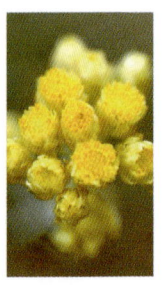

イモーテルオイルほど内出血に効くオイルはありません。皮膚の表面と深部に起こるうっ血に、非常に大きな効果を発揮します。
からだに対する作用： 強いうっ血減少作用とリンパ流の促進作用、うっ滞解消
心と精神に対する作用： 緊張緩和、鎮静

真正ラベンダー *(Lavandula angustifolia P. Miller syn. Lavandula vera)*

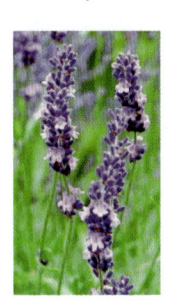

急性の痛みには真正ラベンダーオイルが役立ちます。さまざまな神経伝達物質を調整する作用があるため、使えばからだと心の痛みが治まります。
からだに対する作用：創傷治癒、鎮痛、血行促進
心と精神に対する作用：バランス調整、鎮静
代用できる精油：ラバンジン・スーパー

基本ブレンド

シストローズ　1.5㎖
イモーテル　1.5㎖
真正ラベンダー　1.5㎖

- 応急用のブレンド：そのまま使います。
  アフターケア：基本ブレンド20滴をセントジョンズワートオイル50㎖に混ぜます。

11.3 昆虫と寄生虫

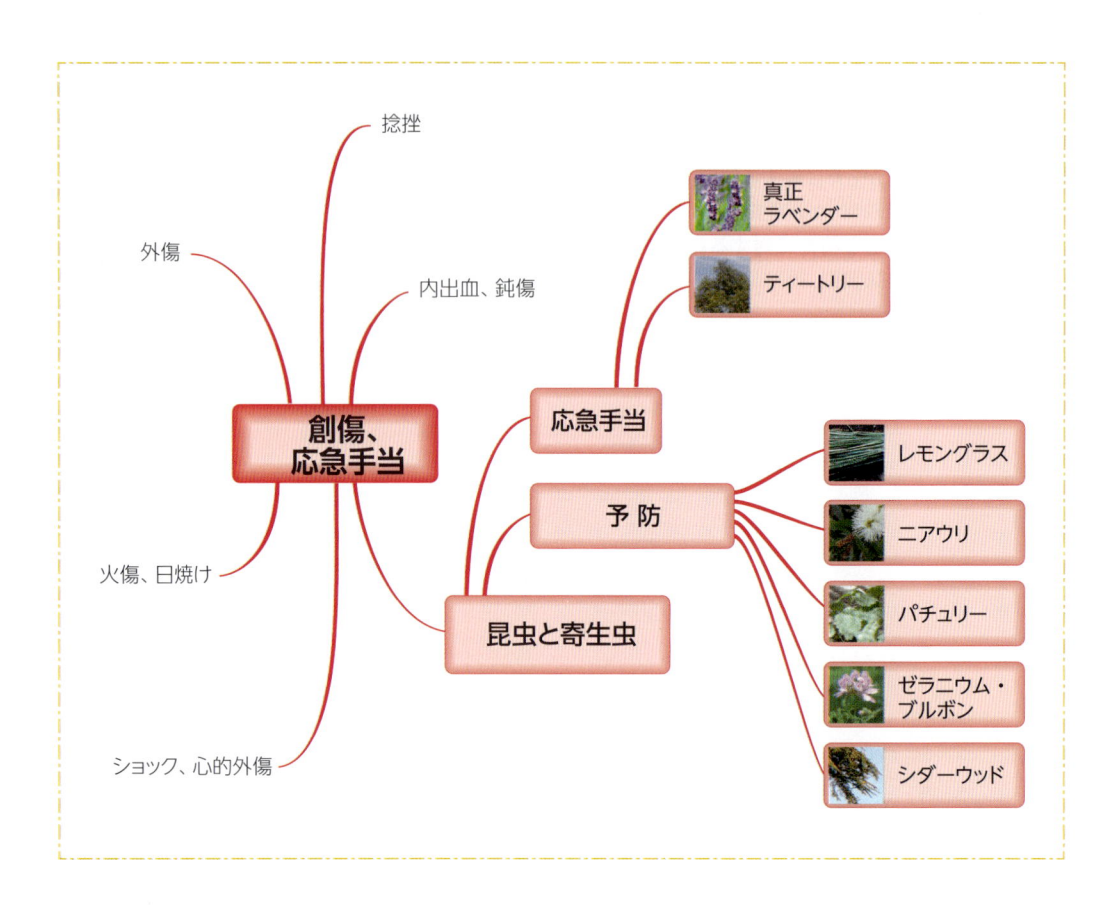

```
創傷、応急手当
├─ 外傷
├─ 捻挫
├─ 内出血、鈍傷
├─ 応急手当
│   ├─ 真正ラベンダー
│   └─ ティートリー
├─ 予防
│   ├─ レモングラス
│   ├─ ニアウリ
│   ├─ パチュリー
│   ├─ ゼラニウム・ブルボン
│   └─ シダーウッド
├─ 昆虫と寄生虫
├─ 火傷、日焼け
└─ ショック、心的外傷
```

応急手当

真正ラベンダー(Lavandula angustifolia P. Miller syn. Lavandula vera)

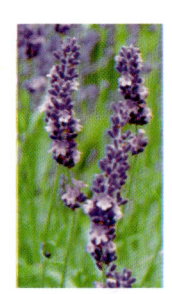

患部にそのまま塗れば、皮膚が落ち着き、虫刺されのかゆみが和らぎます。
からだに対する作用：消炎、止痒、防虫、皮膚に優しく作用
心と精神に対する作用：鎮静
代用できる精油：ラバンジン・スーパー

ティートリー(Melaleuca alternifolia Maiden)

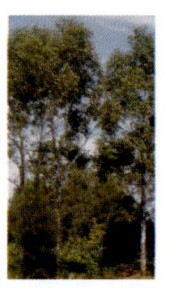

ティートリーオイルの匂いは独特で、最初は抵抗があるかもしれません。しかし、虫に刺されたり咬まれた箇所にそのまま塗るとすぐに痒みが治まることがわかれば、匂いは気にならなくなるでしょう。
からだに対する作用：滅菌、消炎、止痒、腫れを抑える作用、防虫
代用できる精油：ニアウリ

予 防

レモングラス (Cymbopogon flexuosus)

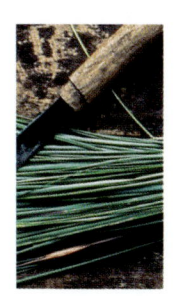

レモングラスの独特の香りは、主成分シトラール（モノテルペンアルデヒドの一種）に起因するもので、昆虫はこの匂いを嫌います。蚊よけ剤に必ず含まれる成分です。
からだに対する作用： 防虫
代用できる精油： シトロネラ、レモンユーカリ

> **注意**
> 敏感肌、乾燥肌、ストレスのかかった肌、乳児および幼児に使うと、刺激を感じることがあります。生理的用量による副作用は報告されていません。

ニアウリ (Melaleuca viridiflora)

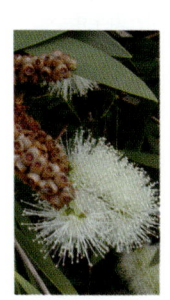

マダガスカルの高温多湿の湿地帯では、マラリアの流行はほとんど見られません。これは、ニアウリの葉から採取される駆虫作用のあるニアウリオイルによるものであると考えられています。非常に肌に優しいため、そのまま皮膚に塗ることができます。
からだに対する作用： 防虫（主に蚊）
代用できる精油： ティートリー

パチュリー (Pogostemon cablin Bentham)

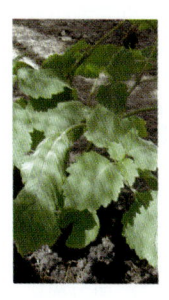

インドでは、蚊をほとんど寄せ付けないパチュリーの匂いが重宝されています。そのためパチュリーオイルは、蚊除けとともに洗濯物、衣類、カーペットなどに定着する寄生虫の駆除にも利用されています。
からだに対する作用： 昆虫と寄生虫除け
代用できる精油： ベチバー

ゼラニウム・ブルボン (Pelargonium x asperum Typ Bourbon Erhart ex Willdenow)

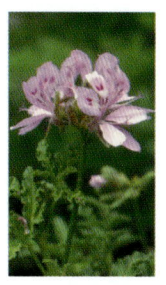

バラに似た香りで穏やかな皮膚に優しいオイルです。シトロネロールとゲラニオールを多く含むため、皮膚に塗れば高い防虫効果が得られます。
からだに対する作用： 昆虫と寄生虫除け
代用できる精油： ローズ、パルマローザ

シダーウッド (Cedrus atlantica Manet)

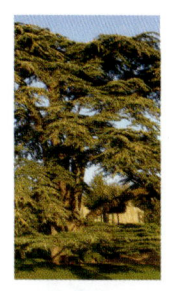

エジプトでは古くから、ウッディ系の穏やかな香りを持つシダーウッドの防虫作用が高く評価され、欧州では寄生虫駆除に利用されていました。
からだに対する作用： 寄生虫駆除、防虫
代用できる精油： サイプレス

> **注意**
> 純正のシダーウッドオイルに含まれているのは、モノテルペンケトンではなく、問題のないセスキテルペンケトンです。ニオイヒバ属と混同しないように、正しいラテン語学術名を確認してください。

基本ブレンド（10mℓ）

レモングラス　3.0mℓ
ニアウリ　1.5mℓ
パチュリー　2.0mℓ
ゼラニウム・ブルボン　1.5mℓ
シダーウッド　2.0mℓ

- ボディオイル：基本ブレンド20滴をスイートアーモンドオイル50mℓに加えます。
- 基本ブレンド10滴

室内用防虫スプレー： 基本ブレンド20滴を芳香蒸留水（メリッサまたはマートル）50mℓに加えます。

11.4 ショック、心的外傷

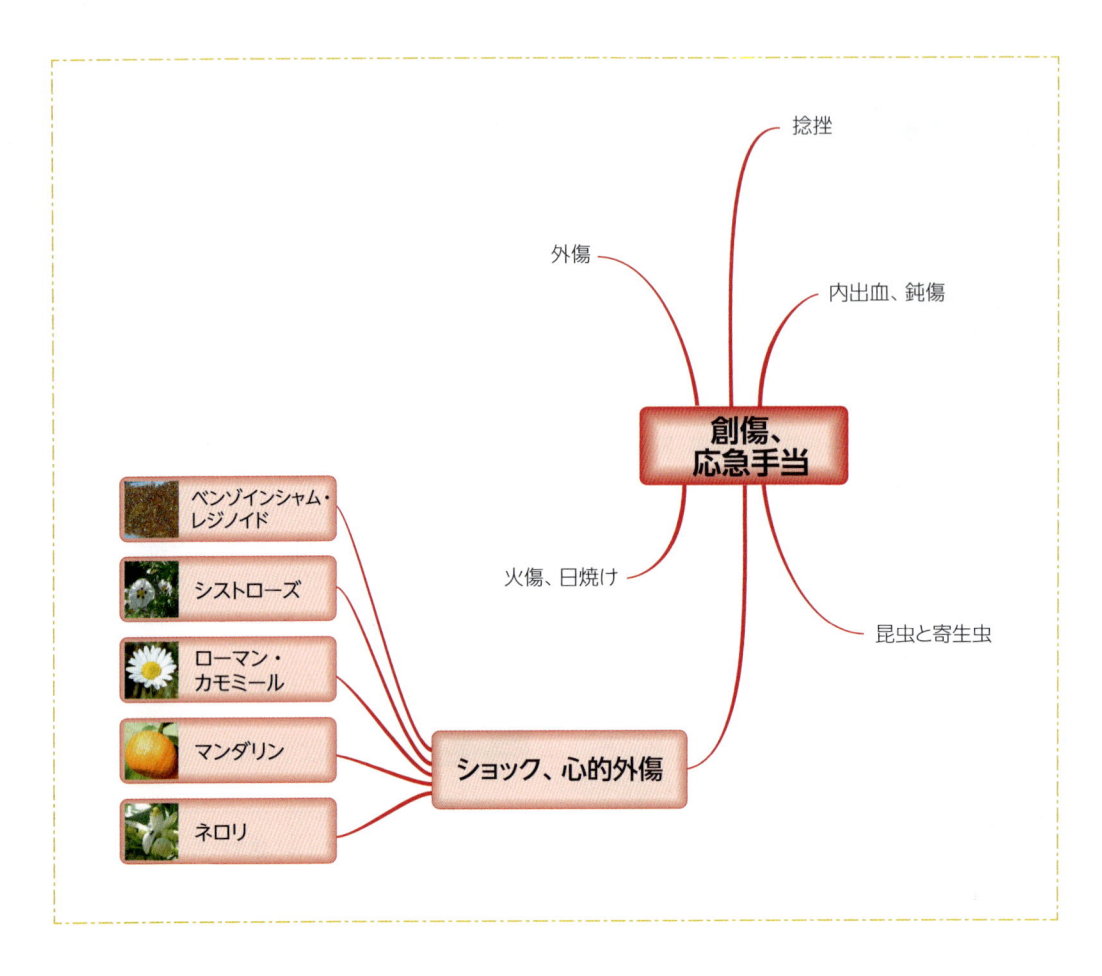

ベンゾインシャム・レジノイド
(Styrax tonkinensis)

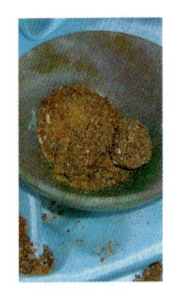

ベンゾインオイルのバルサム調の香りは、安心感と暖かさを与えます。嗅げば心が癒されるでしょう。このオイルはさらに、エンドルフィンとセロトニンの放出量を上昇させて、痙攣を抑えて痛みを和らげます。
からだに対する作用：鎮痙、バランス調整
心と精神に対する作用：緊張緩和、不安解消
代用できる精油：バニラ

シストローズ (Cistus ladaniferus L.)

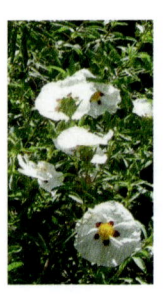

シストローズは、豊かで強い反面、極端に繊細な人を意味します。これは、シストローズの白い花がしわくちゃになった絹にも似て、まるで「くちゃくちゃになった心」を思い起こさせる一方、枝が頑丈であることからきています。頑丈な枝から採れるオイルは、繊細な心の大きな支えとなるというわけです。
心と精神に対する作用：バランス調整、気分爽快、精神力向上

11.4 ショック、心的外傷

ローマン・カモミール
(Chamaemelum nobile L.)

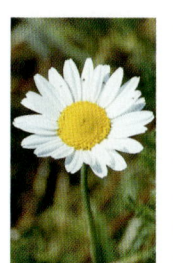

高価なカモミールオイルの持つ強い鎮静作用は、第一に優れた緊張緩和作用を持つエステルに由来しています。少量を腹腔神経叢に塗れば、神経系が強化されて、驚愕や心的ショックを解消します。

からだに対する作用：緊張緩和、睡眠促進

心と精神に対する作用：強い鎮静作用、ストレス解消、精神力向上、抗うつ

マンダリン *(Citrus reticulata Blanco)*

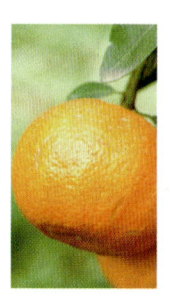

柔らかく穏やかでフルーティで甘いオレンジの香りを嗅げば、すぐにホッとして明るい気持ちになれます。精神的に過度に緊張しているときには、この香りからインスピレーションが与えられ、自信も回復します。

からだに対する作用：活力向上
心と精神に対する作用：気分爽快、不安解消
代用できる精油：ベルガモット、ライム

ネロリ *(Citrus aurantium L. ssp. amara)*

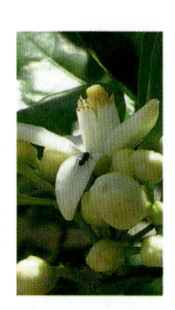

ネロリオイルには非常に優れた鎮静作用があるため、精神的に傷ついたとき（たとえばショックを受けたとき）に起こる不安を解消したいときに使うとよいでしょう。

からだに対する作用：エネルギーバランスの調整
心と精神に対する作用：鎮静、気分爽快、緊張緩和
代用できる精油：プチグレン・ビターオレンジ

ブレンド

マンダリン　5滴
ネロリ　2滴
ローマン・カモミール　1滴
シストローズ　1滴
ベンゾイン　3滴
ホホバオイル　50ml

- ブレンド全量
- マッサージオイル：腹腔神経叢（みぞおち）を優しくマッサージします。

11.5 火傷、日焼け

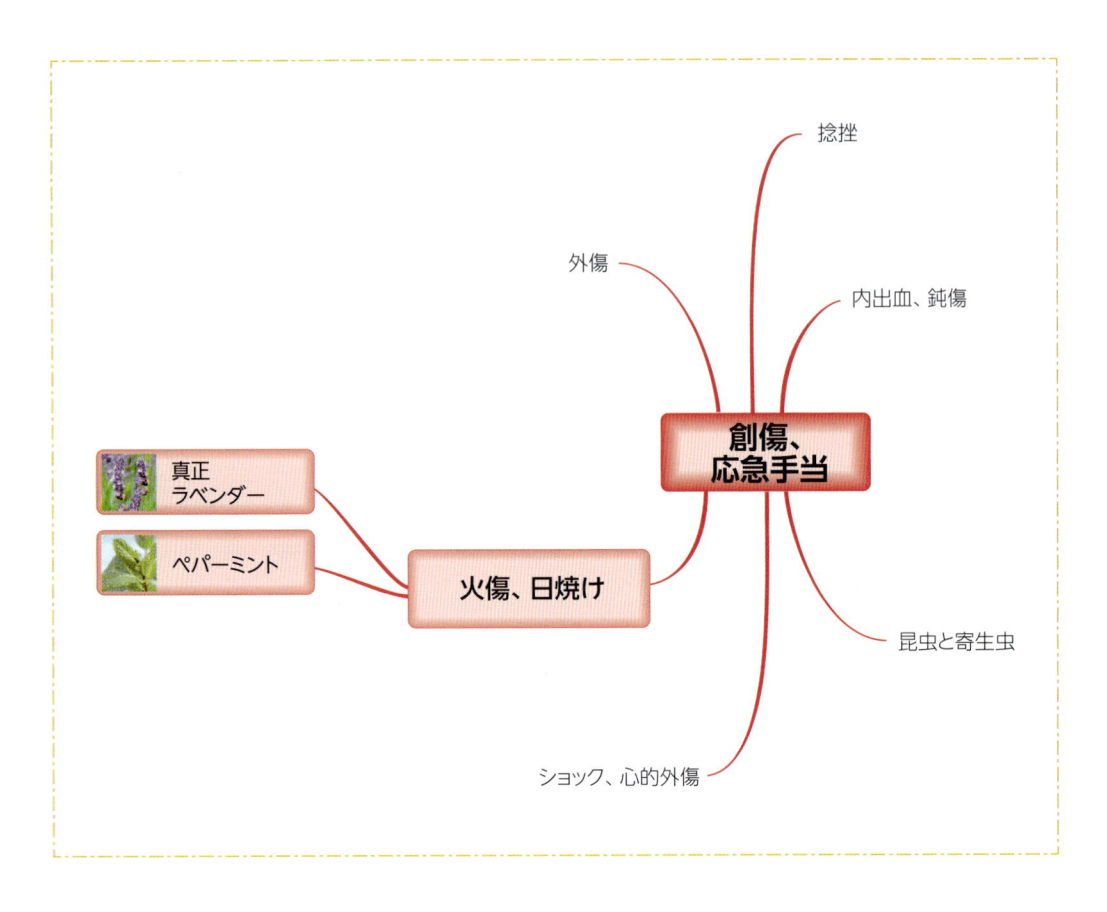

（マインドマップ）
- 創傷、応急手当
  - 捻挫
  - 内出血、鈍傷
  - 外傷
  - 昆虫と寄生虫
  - ショック、心的外傷
  - 火傷、日焼け
    - 真正ラベンダー
    - ペパーミント

真正ラベンダー (Lavandula angustifolia P. Miller syn. Lavandula vera)

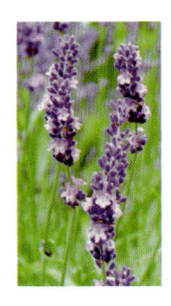

ラベンダーオイルは火傷と熱湯傷に最も適した精油です。火傷を負った皮膚に広く多めに塗れば、驚くほど早く痛みが軽減されます。また水疱もできず、炎症を起こすこともなく、早く完治します。

からだに対する作用：滅菌、消炎、細胞再生、創傷治癒、鎮痛、皮膚に優しく作用
心と精神に対する作用：バランス調整、鎮静
代用できる精油：ラバンジン・スーパー、スパイクラベンダー

ペパーミント (Mentha piperita L.)

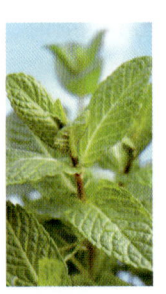

ペパーミントオイルにはメントールが多く含まれているため（50％超）、塗るとひんやりとした感じがします。ズキズキした痛みを和らげたいときに最適です。そのまま塗れば皮膚神経が落ち着き、早く傷が治り、瘢痕も形成されやすくなります。

からだに対する作用：滅菌、消炎、細胞再生、上皮形成、肉芽形成促進、鎮痛

> **注意**
> 神経毒性のあるケトンが含まれているため（20～25％）、妊婦にセラピーを施す際にはうまく制限して使ってください。3歳未満の幼児の顔面に使用すると声門痙攣を起こすことがあるため、顔面には使ってはいけません。

ブレンド

真正ラベンダー　10滴
ペパーミント　5滴
セントジョンズワートオイル　50㎖

◎ 患部にブレンドを塗ります。
　傷がひどいときにはブレンドをそのまま患部に塗っても構いません。

11.6 外傷

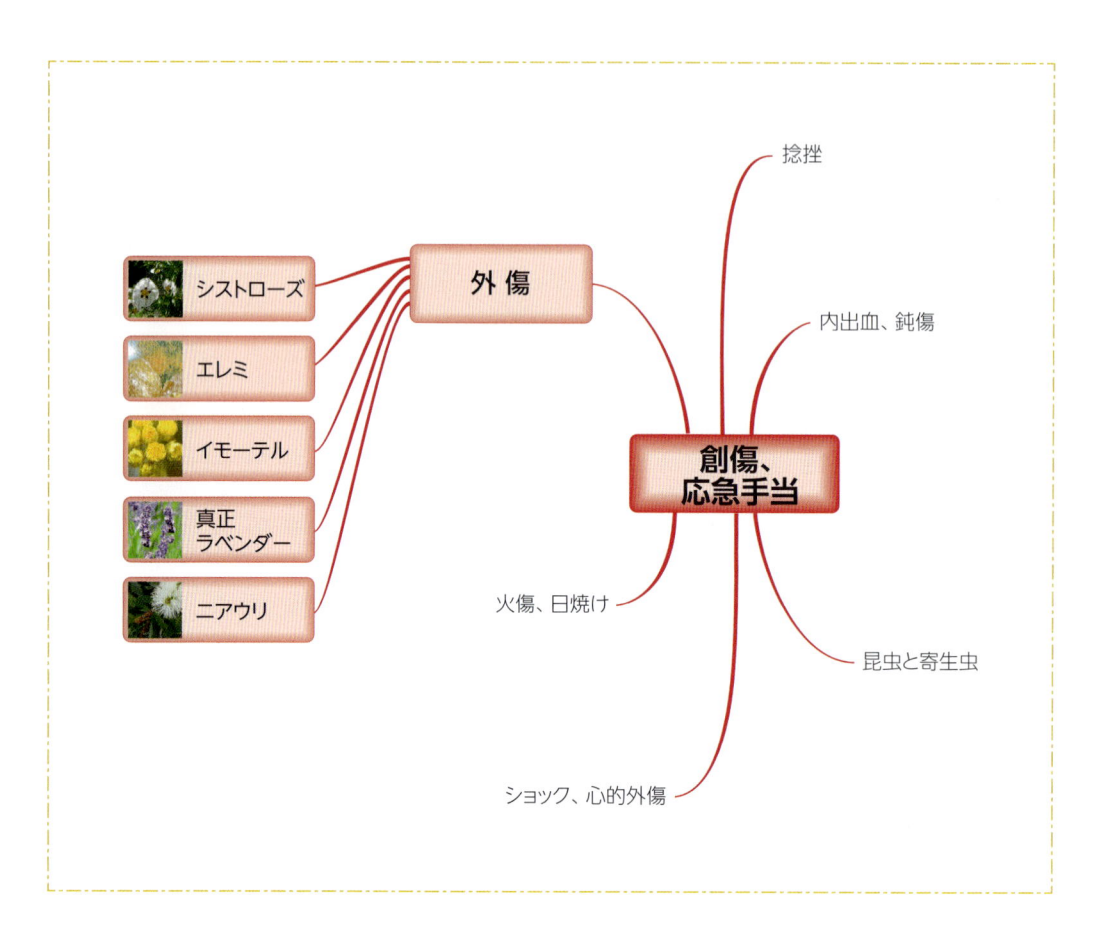

図：外傷・創傷、応急手当

- シストローズ
- エレミ
- イモーテル
- 真正ラベンダー
- ニアウリ

→ 外傷

創傷、応急手当：
- 捻挫
- 内出血、鈍傷
- 火傷、日焼け
- 昆虫と寄生虫
- ショック、心的外傷

シストローズ (Cistus ladaniferus L.)

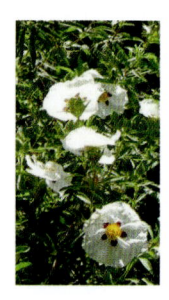

擦り傷、切り傷、開いた傷など、どのような外傷にも、シストローズオイルをそのまま使えば出血を止められます。特にラベンダーオイルとイモーテルオイルと共に使えば、「応急用のブレンド」として優れた効果を発揮します。

からだに対する作用：強い止血作用、消毒、消炎、皮膚再生
心と精神に対する作用：気分爽快
代用できる精油：ゼラニウム・ブルボン

エレミ (Canarium luzonicum (Miq.) A.)

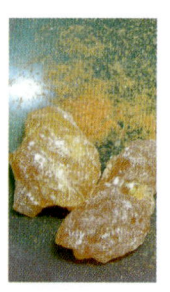

アジアではエレミは、数百年も前から創傷軟膏の成分として使われてきました。特に治りにくい傷に効果があり、治癒プロセスを促し、皮膚の機能を亢進させます。ただしそのままではなく、必ず生理的用量（1％）を守って使わなければいけません。

からだに対する作用：強い抗菌作用、消炎、上皮形成、皮膚再生
心と精神に対する作用：精神力強化
代用できる精油：フランキンセンス・アデン/イエメン

イモーテル (Helichrysum italicum G. Don.)

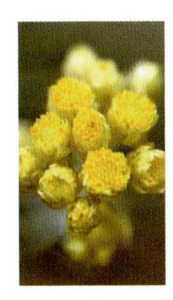

イモーテルオイルは、地中海沿岸諸国の多くで創傷治療用オイルとして高く評価されており、さまざまな皮膚の問題に効果があります。治療およびケアのために皮膚にそのまま塗ることができる数少ない精油の1つです。
からだに対する作用：強いうっ血減少作用と消炎作用、リンパ流の促進、うっ滞解消

真正ラベンダー (Lavandula angustifolia P. Miller syn. Lavandula vera)

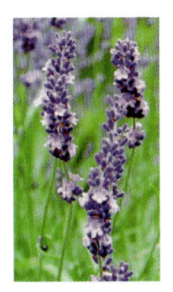

ラベンダーオイルは、数百年も前から伝統的なハーブとして知られ、万能薬のように考えられてきました。そのまま患部に塗れば効果があり、さらに心もからだも落ち着きます。必ず100％純正なラベンダーオイルを使い、できればAOC（Appellation d'Origine Contrôlée、フランスの品質保証マーク）のものを選びましょう。
からだに対する作用：強い抗菌作用、滅菌、細胞再生、創傷治癒、鎮痛、皮膚に優しく作用
心と精神に対する作用：バランス調整、鎮静
代用できる精油：ベルガモットミント、ラバンジン・スーパー

ニアウリ (Melaleuca viridiflora)

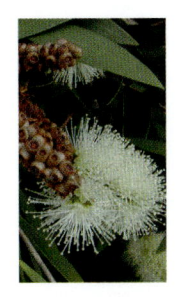

ニアウリは非常に肌に優しいオイルで、フランスでは抗生物質が知られるずいぶん前から、重要な治療薬とされていました。そのまま傷口に塗れば殺菌できるだけではなく、傷が治り痛みが和らぎます。
からだに対する作用：強い滅菌作用、抗菌（グラム陽性球菌、黄色ブドウ球菌、A群およびB群連鎖球菌）、消炎、鎮痛、皮膚再生
代用できる精油：ティートリー

アフターケア用ブレンド

シストローズ　2滴
エレミ　2滴
イモーテル　2滴
真正ラベンダー　2滴
ニアウリ　2滴
セントジョンズワートオイル　50㎖

◎ 傷の治療とアフターケアに、ブレンドを患部に塗ります。

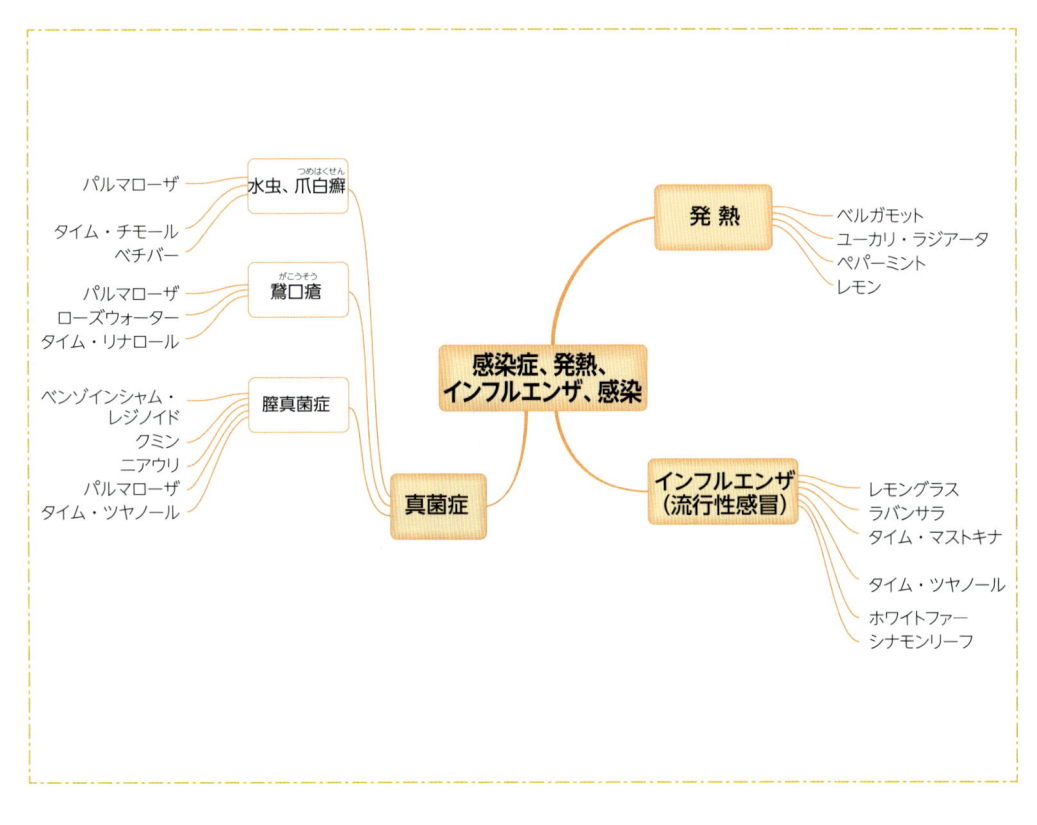

12　感染症、発熱、インフルエンザ、感染

- **水虫、爪白癬**
  - パルマローザ
  - タイム・チモール
  - ベチバー

- **鵞口瘡**
  - パルマローザ
  - ローズウォーター
  - タイム・リナロール

- **膣真菌症**
  - ベンゾインシャム・レジノイド
  - クミン
  - ニアウリ
  - パルマローザ
  - タイム・ツヤノール

- **真菌症**

- **感染症、発熱、インフルエンザ、感染**

- **発熱**
  - ベルガモット
  - ユーカリ・ラジアータ
  - ペパーミント
  - レモン

- **インフルエンザ（流行性感冒）**
  - レモングラス
  - ラバンサラ
  - タイム・マストキナ
  - タイム・ツヤノール
  - ホワイトファー
  - シナモンリーフ

12.1 発熱

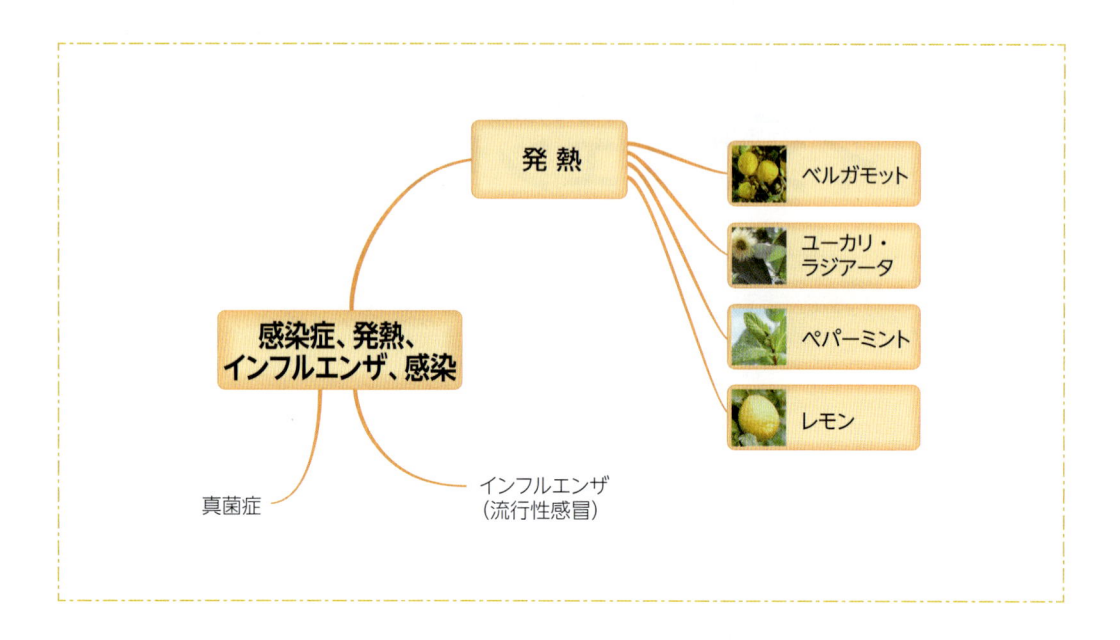

```
感染症、発熱、        発熱 ─── ベルガモット
インフルエンザ、感染        ├── ユーカリ・ラジアータ
  ├── 真菌症              ├── ペパーミント
  └── インフルエンザ       └── レモン
     （流行性感冒）
```

ベルガモット
(Citrus bergamia Risso & Poiteau)

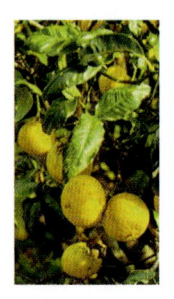

発熱はからだの自然の反応ですから、無理に下げてはいけません。ただしリスク患者や小児が発熱した場合は、ベルガモットなど精油を使って穏やかに軽減するとよいでしょう。ベルガモットはフレッシュな香りで熱が下がるとともに、元気も回復してきます。

からだに対する作用：解熱、抗ウイルス、強い抗菌作用と滅菌作用、免疫機能促進
心と精神に対する作用：緊張緩和、気分爽快

> **注意**
> ベルガモットオイルにはフロクマリンが含まれており、皮膚が光に敏感に反応するようになるため、使用後に紫外線に当たると光毒性皮膚炎が生じることがあります。生理的用量（成人で0.5％未満、幼児で0.1％未満）による副作用は報告されていません。最近では、フロクマリンを含まないベルガモットオイルも販売されています。

ユーカリ・ラジアータ
(Eucalyptus radiata Siebold)

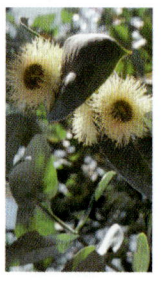

経験医学では、胸部や下肢のパックが穏やかな解熱方法として知られています。こうしたパックにユーカリラジアータオイルを数滴加えれば、解熱効果が高まります。

からだに対する作用：強い抗菌作用と抗ウイルス作用、解熱、消炎
心と精神に対する作用：リフレッシュ、活力向上
代用できる精油：トルコ・マートル、カユプテ

ペパーミント *(Mentha piperita L.)*

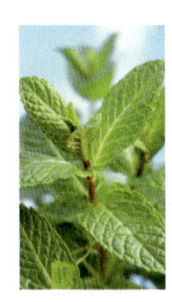

ペパーミントオイルには、冷却、リフレッシュ作用のあるメントールが多く含まれており（50％超）、解熱用パックに加えるのに適しています。

からだに対する作用： 抗菌、抗ウイルス、解熱、抵抗力増強

> **注意**
>
> 神経毒性のあるケトンが含まれているため（20〜25％）、妊婦にはうまく制限して使用する必要があります。3歳未満の幼児の顔面に使用すると声門痙攣を起こすおそれがあるため、顔面付近に使用してはいけません。

レモン *(Citrus limon (L.) Burm. f.)*

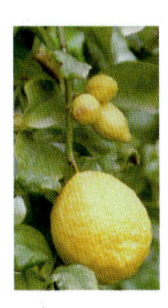

レモンオイルには非常に治癒効果の高い作用があり、室内の滅菌とともにからだにも使えます。レモンオイルを数滴加えた水で下肢や胸部をパックすれば、パックの解熱作用が高くなります。

からだに対する作用： 解熱、滅菌、免疫機能促進

心と精神に対する作用： 気分爽快

下肢パック

1リットルの水にベルガモット、ユーカリ・ラジアータ、ペパーミント、レモンを1滴ずつ加えます（水の温度は使用時点の体温を2〜3℃下回る程度にします）。

12.2 インフルエンザ（流行性感冒）

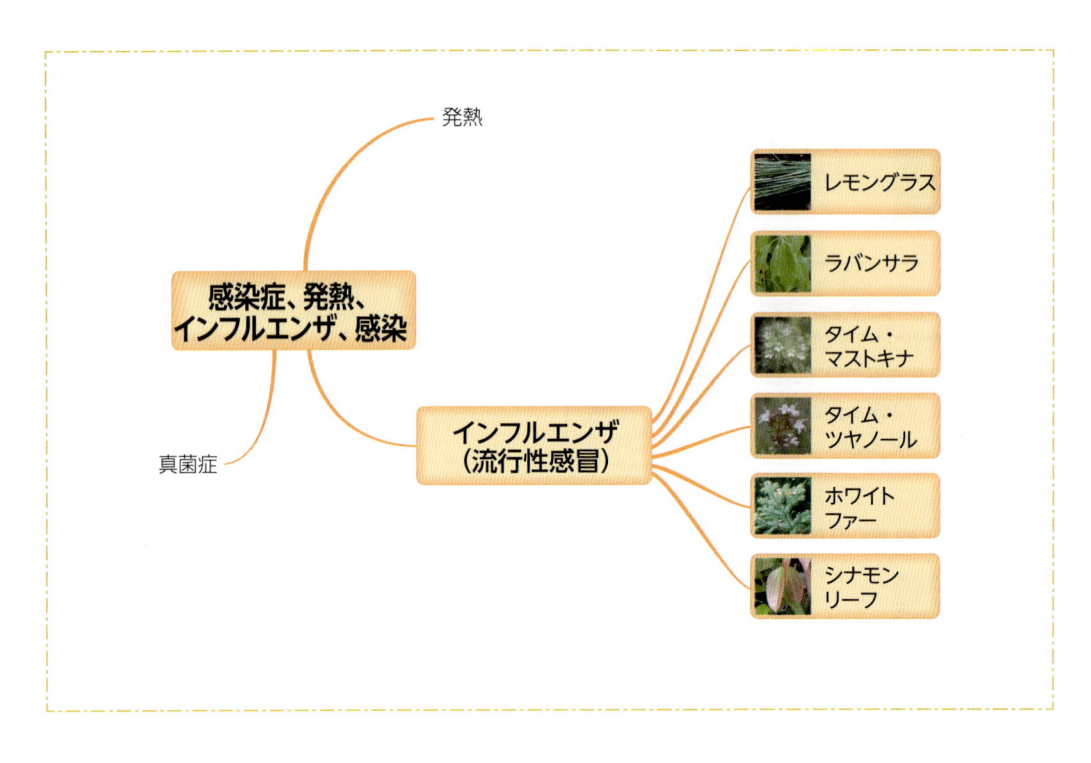

```
感染症、発熱、          発熱
インフルエンザ、感染
                                        レモングラス
                                        ラバンサラ
                                        タイム・マストキナ
               インフルエンザ
               （流行性感冒）            タイム・ツヤノール
        真菌症                          ホワイトファー
                                        シナモンリーフ
```

レモングラス (Cymbopogon flexuosus)

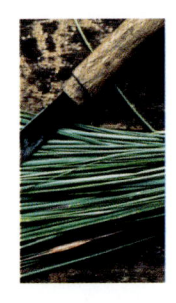

レモングラスオイルは成分がうまく組み合わされており、ウイルスに有効なだけではなく、免疫系も大きく強化します。さらに室内空気の消毒にも非常に効果があります。
からだに対する作用：抗菌、抗ウイルス、強い免疫強化作用
心と精神に対する作用：リフレッシュ、活力向上
代用できる精油：シトロネラ、ユーカリ・シトリオドラ

> **注意**
> 敏感肌、乾燥肌、ストレスのかかった肌、乳児および幼児に使うと、刺激を感じることがあります。生理的用量による副作用は報告されていません。

ラバンサラ
(Cinnamomum camphora CT 1,8-シネオール)

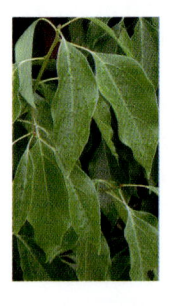

ラバンサラは、マダガスカル語で「優れた葉」という意味です。その葉から採れる皮膚に優しい精油は、ウイルス性だけではなく細菌性の感染症にかかったときや、免疫防御力が弱っているときなどに使える広い作用を持つオイルです。
からだに対する作用：抗ウイルス、抗菌、免疫機能促進
心と精神に対する作用：精神力向上
代用できる精油：タイム・マストキナ

タイム・マストキナ *(Thymus mastichina)*

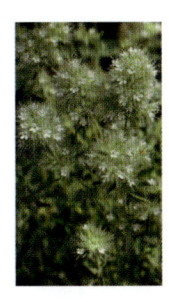

タイム・マストキナオイルは、イベリア半島に野生する独特なタイム種で、「スペインのフォレストマジュラム」という名称で販売されています。心地良い香りのタイムオイルは、インフルエンザに非常に有効で、からだの防御システムを強化します。
からだに対する作用：強い抗菌作用と抗ウイルス作用、免疫機能促進
心と精神に対する作用：活力向上
代用できる精油：ヒソップ匍匐性、ラバンサラ

タイム ツヤノール
(Thymus vulgaris L. CT Thujanol-4)

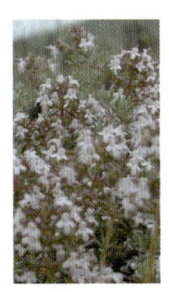

タイム・ツヤノールから採れるオイルには、強い抗ウイルス作用と強い免疫調節作用があります。そのためインフルエンザにかかったときに使えば、早く回復します。
からだに対する作用：強い抗ウイルス作用、強い免疫強化作用

ホワイトファー *(Abies alba Mill.)*

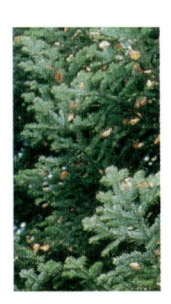

ホワイトファーオイルは、フレッシュでクリアな香りを持つため、風邪が流行する時期に室内空気の消毒に使うとよいでしょう。シトラスオイルと混ぜてエアゾールスプレーをブレンドし室内に散布すると、病原菌数を顕著に減らすことができます。さらにボディオイル用ブレンドに加えれば、全身の状態を改善するのに有効です。
からだに対する作用：強い抗ウイルス作用、抗菌作用、免疫機能促進作用
代用できる精油：シトラスオイル全種

シナモンリーフ
(Cinnamomum ceylanicum syn. verum Blume)

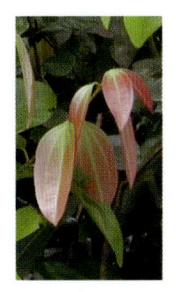

シナモンリーフオイルの主要成分はオイゲノールです（80％）。この成分には強い抗ウイルス作用があるとともに、免疫系も強化します。シナモンリーフオイルは、シンナミックアルデヒドを多く含むため、シナモンバークオイルよりも皮膚に優しいオイルです。
からだに対する作用：強い抗ウイルス作用、多種の細菌に対する抗菌作用
心と精神に対する作用：興奮、活力向上、精神力向上
代用できる精油：シナモンバーク、ベイ、クローブ、クローブリーフ

> **注意**
> 皮膚にそのまま塗ると刺激を与えることがあります。マッサージオイルに数滴加える程度であれば問題ありません。

基本ブレンド（5mℓ）

レモングラス　0.5mℓ
ラバンサラ　1.0mℓ
タイム・マストキナ　1.0mℓ
タイム・ツヤノール　1.0mℓ
ホワイトファー　1.0mℓ
シナモンリーフ　0.5mℓ

- 基本ブレンド6滴をホホバオイル30mℓに加えて、胸部をマッサージします。
- 基本ブレンド6～8滴
- 全身浴：基本ブレンド8滴を生クリーム半カップに加えます。

12.3 真菌症

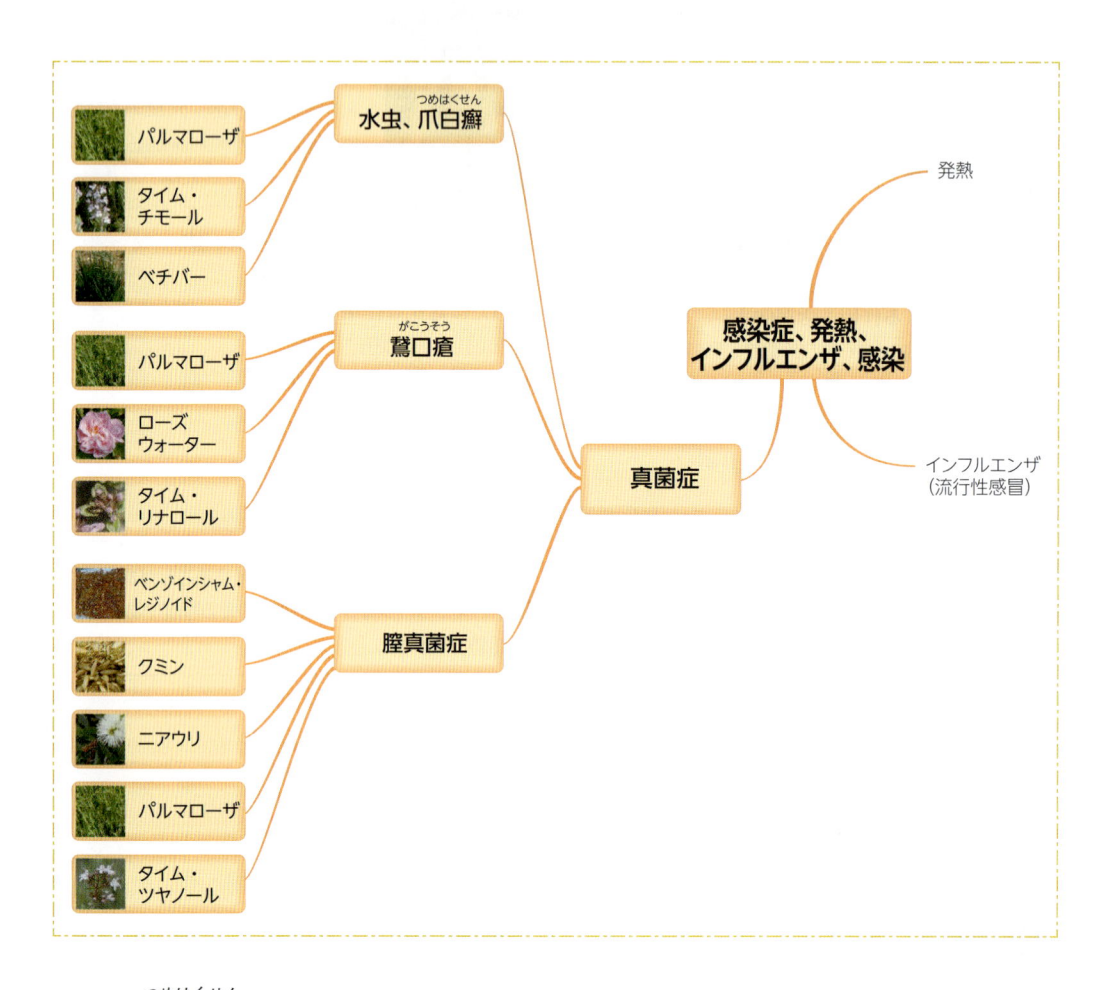

```
パルマローザ ─┐
タイム・チモール ─┼─ 水虫、爪白癬(つめはくせん) ─┐
ベチバー ─┘                                      │
                                                 │
パルマローザ ─┐                                  │
ローズウォーター ─┼─ 鵞口瘡(がこうそう) ─┼─ 真菌症 ─── 感染症、発熱、─── 発熱
タイム・リナロール ─┘                            │        インフルエンザ、感染 ─── インフルエンザ
                                                 │                                 （流行性感冒）
ベンゾインシャム・レジノイド ─┐                  │
クミン ─┤                                        │
ニアウリ ─┼─ 膣真菌症 ─────────────────────────┘
パルマローザ ─┤
タイム・ツヤノール ─┘
```

水虫、爪白癬(つめはくせん)

パルマローザ
(Cymbopogon martinii Will. Watson)

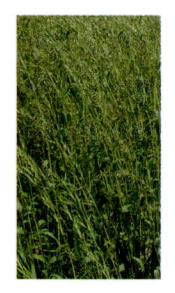

最も真菌症にかかりやすいのは、免疫系が弱っている人や糖尿病患者です。パルマローザオイルは非常に肌に優しく、皮膚の真菌症にとても効果があります。またからだの防御機能が弱っているときに使えば、免疫系を補助します。

からだに対する作用：強い抗真菌作用、特に優れた皮膚のケアと再生作用、免疫系のバランス調整

代用できる精油：コリアンダー

12.3 真菌症

タイム チモール
(Thymus vulgaris CT Thymol)

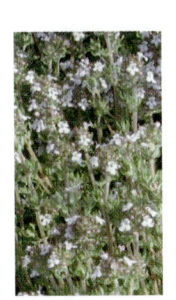

水虫と爪白癬の治療には根気が必要です。タイム・チモールオイルは、低用量で真菌と胞子に対して大きな効果があるほか、免疫系も強化します。

からだに対する作用：抗真菌、免疫機能促進
代用できる精油：クローブ

> **注意**
> 敏感肌には少量のみ使います。子宮収縮があるため、妊婦には使ってはいけません。柔らかい乳児や幼児の皮膚には適していません。

ベチバー *(Vetiveria zizanoides Nash)*

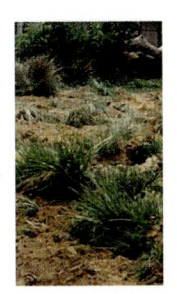

水虫は今日、運動靴世代で非常に多く見られます。原因菌が繁殖しやすいのは、多湿温暖な環境です。ベチバーオイルは肌にとても優しく、特にパルマローザオイルと一緒に使えば、完治しにくい感染にも効果があります。

からだに対する作用：抗真菌、止痒、皮膚再生、免疫機能促進
代用できる精油：ナルデ、マヌカ

水虫と爪白癬のケアオイル

パルマローザ　5滴
タイム・チモール　3滴
ベチバー　2滴
セントジョンズワートオイル　10mℓ

◉ **爪白癬**：8日間、タイム・チモールオイル1滴をそのまま患部に塗り、9日目からはケアオイルを塗ります。
水虫：ケアオイルで治療します。

備考：この治療には根気を要します。水虫の治療では、足指の間を常に乾燥させておきましょう（シャワーや足を洗った後はしっかり乾かします）。スニーカーや運動靴の中は多湿で温暖となりやすいため履かないようにします。

鵞口瘡

パルマローザ
(Cymbopogon martinii Will. Watson)

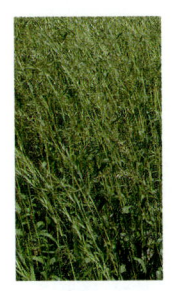

真菌症にかかりやすいのは、免疫力が低下している人や粘膜の微生物叢が損なわれている人です。パルマローザオイルは非常に肌に優しく、皮膚の真菌症に対しても有効です。防御力が低下している人の免疫系を補助して、粘膜の微生物叢を回復させます。

からだに対する作用：強い抗真菌作用、特に優れた皮膚のケアと再生作用、免疫系のバランス調整

使用法：コットンパフを使ってパルマローザオイルをそのまま罹患した粘膜に塗ります。

ローズウォーター
(Rosa damascena P. Miller)

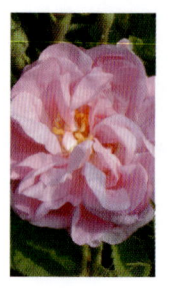

ローズウォーターは植物材料を蒸留して得られる揮発性親水性成分を含む蒸留水で、数百年も前から治療、健康、美容のために使われてきました。品質はさまざまで、最高級のローズウォーターでは、1リットル得るために1kgの花びらを使います。治療に使う場合は、この品質のものが適しています。

精油が多く含まれており（300mg以上）、消炎作用だけではなく真菌に対しても効果があります。

からだに対する作用：鎮静、消炎、抗真菌

タイム・リナロール
(Thymus vulgaris L. CT Linalool)

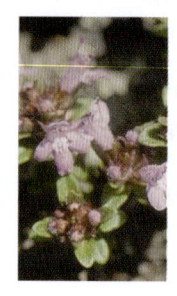

鵞口瘡(がこうそう)に感染すると、粘膜が大きく損傷します。マイルドなタイムオイルは免疫系を強化して炎症を抑えるほか、感染で荒れた粘膜を鎮静させます。

からだに対する作用：抗真菌、免疫機能促進、スキンケア
代用できる精油：タイム・ツヤノール、フランキンセンス・アデン

口内洗浄液
パルマローザ　5滴
タイム・リナロール　3滴
レモン　2滴
ソルボール20滴またはプロポリスチンキ10滴
ペパーミントウォーターまたはローズウォーター50mℓ

◉ 口内洗浄：小さじ1杯の口内洗浄液をコップ1杯の水で薄めます。

膣真菌症

ベンゾインシャム・レジノイド
(Styrax tonkinensis)

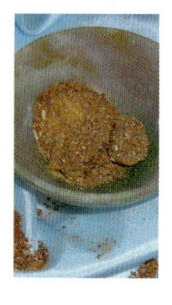

抗生剤投与後や精神免疫が損なわれたときなど免疫系の機能が低下していると、カンジダ菌（Candida albicans）が急速に繁殖します。とても香りのよいベンゾインオイルは真菌に対して有効であるだけではなく、皮膚の微生物叢と皮膚の代謝を穏やかに調整します。さらに精神も強くします。

からだに対する作用：強い抗真菌作用（特に酵母菌と真菌）、消炎、創傷治癒、止痒
心と精神に対する作用：バランス調整
代用できる精油：バニラ

クミン (Cuminum cyminum L.)

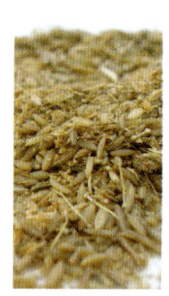

クミンオイルの特徴は、主成分が稀な組合せであることで、抗真菌作用のあるモノテルペンアルデヒドとともに、同じく抗真菌作用と精神安定作用のある芳香族アルデヒドが含まれています。

からだに対する作用：抗真菌、消炎、鎮静
心と精神に対する作用：気分爽快、バランス調整

― **注意** ―
ドイツ語ではクミンオイルをKreuzkümmelöl、キャラウェイ（Carum carvi）オイルをKümmelölといいます。どちらにもクミンと訳されるKümmelという言葉が使われていますが、後者にはモノテルペンケトンが最大60％含まれているため、両者を混同してはいけません。

ニアウリ (Melaleuca viridiflora)

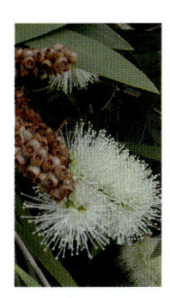

ニアウリは、医療用精油として長く使われてきたオイルで、特にフランスでは「ゴメノール」という名称で医薬品として販売されています。腟真菌症に特に有効なオイルです。

からだに対する作用：滅菌、抗真菌、止痒、皮膚再生

代用できる精油：ティートリー

パルマローザ
(Cymbopogon martinii Will. Watson)

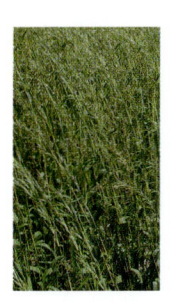

腟真菌症の症状は、痒みと「おりもの」です。経験から、精油を使った治療は、非常に有効であることがわかっています。皮膚にとても優しいパルマローザオイルが特に勧められます。防御機能が低下している際に、免疫系を強化して、粘膜の微生物叢を再生します。

からだに対する作用：強い抗真菌作用、特に優れた皮膚のケアと再生作用、免疫系のバランス調整

タイム・ツヤノール
(Thymus vulgaris L. CT Thujanol-4)

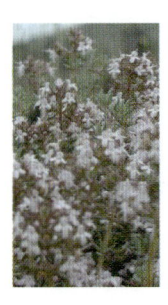

穏やかなタイム・ツヤノールオイルは、抗真菌作用に優れ、粘膜を損なわずにカンジダアルビカンス感染を治療します。免疫系の機能を強化する作用もあり、感染症が再発した際にも役に立ちます。

からだに対する作用：強い抗菌作用（B群連鎖球菌）、抗ウイルス、抗真菌、消炎、強い免疫強化作用

陰部ケアオイル用ブレンド

ベンゾイン　2滴
クミン　1滴
ニアウリ　2滴
パルマローザ　3滴
タイム・ツヤノール　2滴
セントジョンズワートオイル　50㎖

◎ 陰部ケアオイル用ブレンドを止血栓（タンポン）に含ませて膣内に挿入します。

重要：パートナーにも治療を受けさせましょう。

13 　子どもの病気とけが

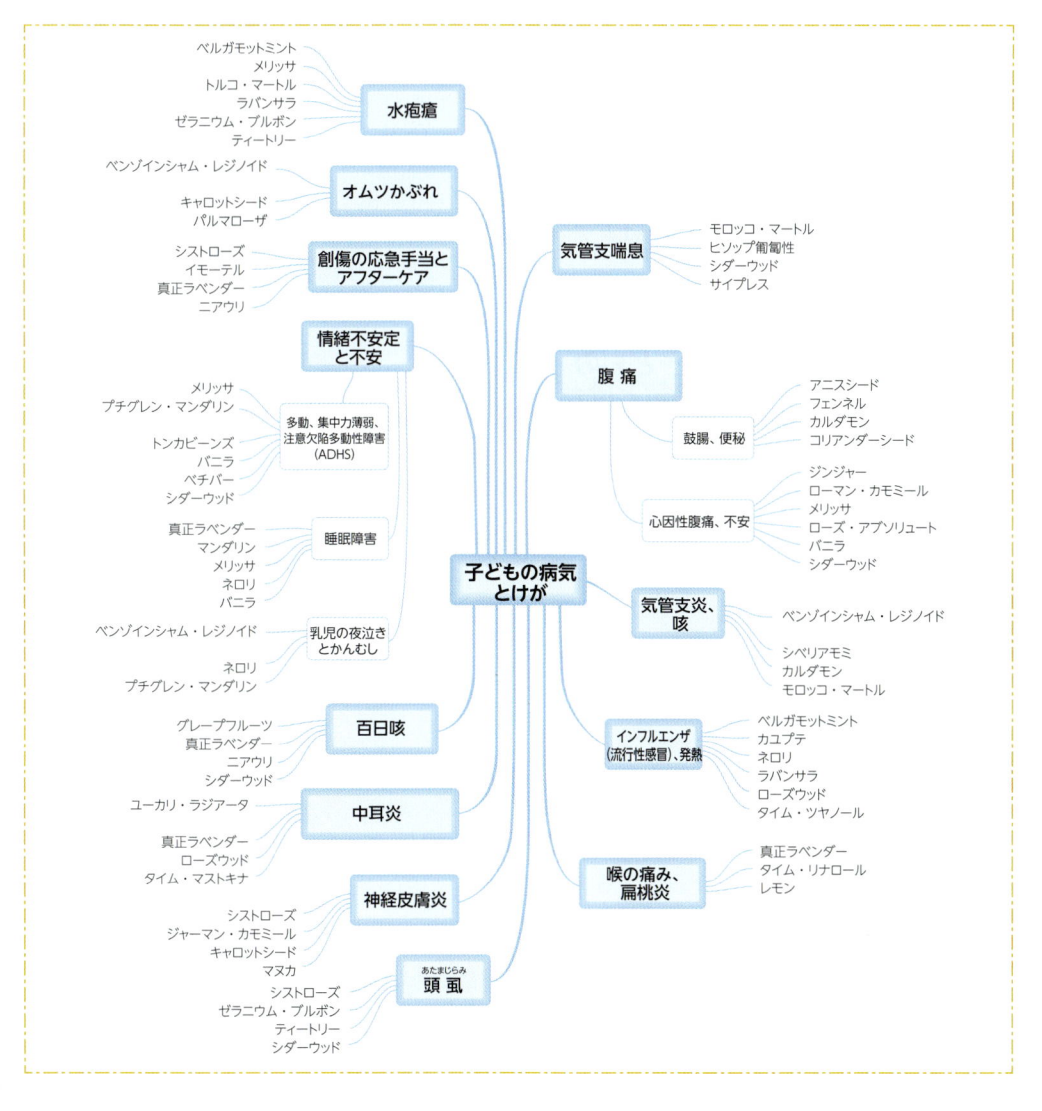

子どもの病気とけが

- **水疱瘡**
  - ベルガモットミント
  - メリッサ
  - トルコ・マートル
  - ラバンサラ
  - ゼラニウム・ブルボン
  - ティートリー

- **オムツかぶれ**
  - ベンゾインシャム・レジノイド
  - キャロットシード
  - パルマローザ

- **創傷の応急手当とアフターケア**
  - シストローズ
  - イモーテル
  - 真正ラベンダー
  - ニアウリ

- **情緒不安定と不安**

- **多動、集中力薄弱、注意欠陥多動性障害（ADHS）**
  - メリッサ
  - プチグレン・マンダリン
  - トンカビーンズ
  - バニラ
  - ベチバー
  - シダーウッド

- **睡眠障害**
  - 真正ラベンダー
  - マンダリン
  - メリッサ
  - ネロリ
  - バニラ

- **乳児の夜泣きとかんむし**
  - ベンゾインシャム・レジノイド
  - ネロリ
  - プチグレン・マンダリン

- **百日咳**
  - グレープフルーツ
  - 真正ラベンダー
  - ニアウリ
  - シダーウッド

- **中耳炎**
  - ユーカリ・ラジアータ
  - 真正ラベンダー
  - ローズウッド
  - タイム・マストキナ

- **神経皮膚炎**
  - シストローズ
  - ジャーマン・カモミール
  - キャロットシード
  - マヌカ

- **頭虱（あたまじらみ）**
  - シストローズ
  - ゼラニウム・ブルボン
  - ティートリー
  - シダーウッド

- **気管支喘息**
  - モロッコ・マートル
  - ヒソップ匍匐性
  - シダーウッド
  - サイプレス

- **腹痛**
  - 鼓腸、便秘
    - アニスシード
    - フェンネル
    - カルダモン
    - コリアンダーシード
  - 心因性腹痛、不安
    - ジンジャー
    - ローマン・カモミール
    - メリッサ
    - ローズ・アプソリュート
    - バニラ
    - シダーウッド

- **気管支炎、咳**
  - ベンゾインシャム・レジノイド
  - シベリアモミ
  - カルダモン
  - モロッコ・マートル

- **インフルエンザ（流行性感冒）、発熱**
  - ベルガモットミント
  - カユプテ
  - ネロリ
  - ラバンサラ
  - ローズウッド
  - タイム・ツヤノール

- **喉の痛み、扁桃炎**
  - 真正ラベンダー
  - タイム・リナロール
  - レモン

13.1 気管支喘息

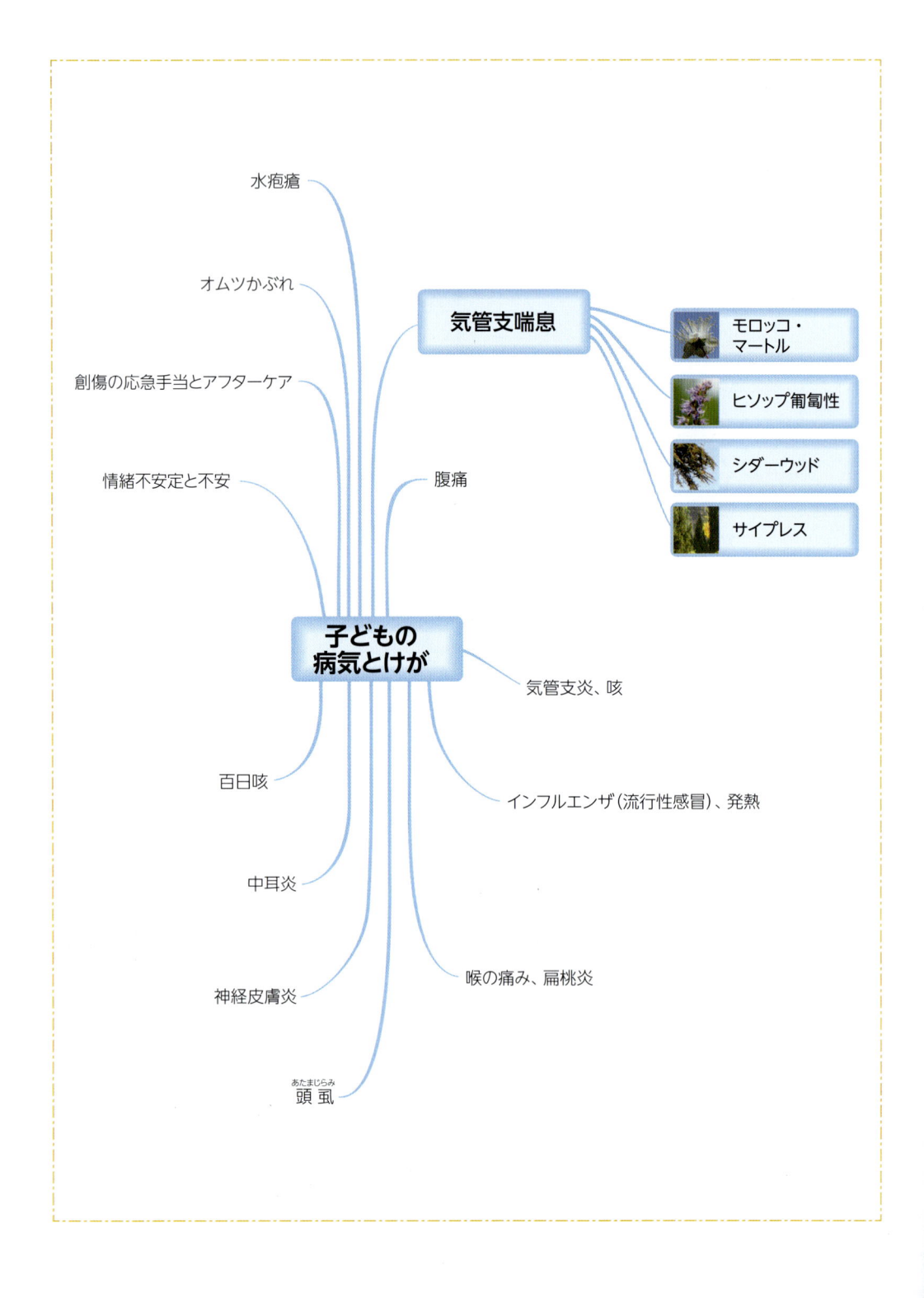

```
                                                    ┌─────────────┐
                                                    │ モロッコ・   │
                                                    │ マートル     │
                                                    └─────────────┘
                      ┌──────────┐                  ┌─────────────┐
    水疱瘡            │ 気管支喘息│                  │ ヒソップ匍匐性│
                      └──────────┘                  └─────────────┘
    オムツかぶれ                                     ┌─────────────┐
                                                    │ シダーウッド │
    創傷の応急手当とアフターケア                     └─────────────┘
                                                    ┌─────────────┐
    情緒不安定と不安         腹痛                    │ サイプレス   │
                                                    └─────────────┘

                   ┌──────────┐
                   │ 子どもの │
                   │ 病気とけが│
                   └──────────┘
                                    気管支炎、咳

         百日咳
                              インフルエンザ（流行性感冒）、発熱

         中耳炎

                              喉の痛み、扁桃炎
         神経皮膚炎

              あたまじらみ
              頭虱
```

モロッコ・マートル
(Myrtus communis L. CT Myrtenylacetat)

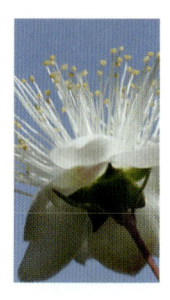

モロッコ・マートルオイルには強い痙攣抑制作用があり、肺胞の痙攣を抑えて呼吸を楽にします。喘息発作には不安がつきものですが、マートルオイルは不安でストレスを感じているときにも役に立ちます。

からだに対する作用：鎮痙、滅菌、抗菌
心と精神に対する作用：緊張緩和、不安解消
代用できる精油：カルダモン、ローレル

ヒソップ匍匐性
(Hyssopus officinalis L. var. montana)

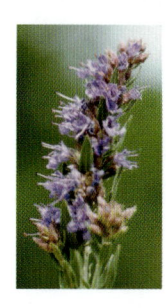

ヒソップオイルには1,8-シネオールが多く含まれており、肺胞領域に粘膜斑が付着するのを防ぎます。また浄化作用もあり、毛細気管支の炎症を有効に抑えます。

からだに対する作用：抗菌
心と精神に対する作用：活力向上、精神力向上
代用できる精油：ニアウリ

シダーウッド *(Cedrus atlantica Manet)*

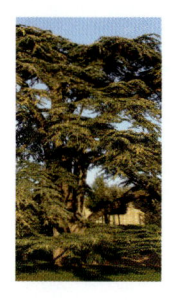

シダーウッドオイルの特徴は、稀な成分で抗アレルギー作用のあることが実証されているセスキテルペンを含むことです。また精神力を再生する作用で、困難なときにも不安を解消します。

からだに対する作用：消炎、抗アレルギー（抗ヒスタミン）
心と精神に対する作用：不安解消、精神力向上、鎮静
代用できる精油：マヌカ

> **注意**
> 純正のシダーウッドオイルに含まれるのはモノテルペンケトンではなく、問題のないセスキテルペンケトンです。ニオイヒバ属と混同しないように、購入時には正確なラテン語学術名を確認しましょう。

サイプレス *(Cupressus sempervirens L.)*

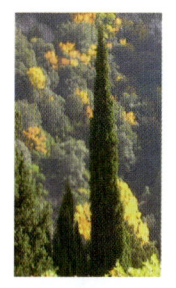

アレルギー性喘息や花粉症には、シダーウッドオイルと併用すると最大の効果が得られることが経験からわかっています。サイプレスオイルには、肥満細胞の膜を安定させて、ヒスタミンの放出量を減らす作用があります。

からだに対する作用：滅菌、抗アレルギー（抗ヒスタミン）
心と精神に対する作用：バランス調整、精神力向上

ブレンド

モロッコ・マートル　2滴
ヒソップ匍匐性　1滴
シダーウッド　1滴
サイプレス　2滴
スイートアーモンドオイル　50ml

- ブレンドを胸部に塗ります。
- ブレンドをアロマランプに使います。

13.2 腹痛

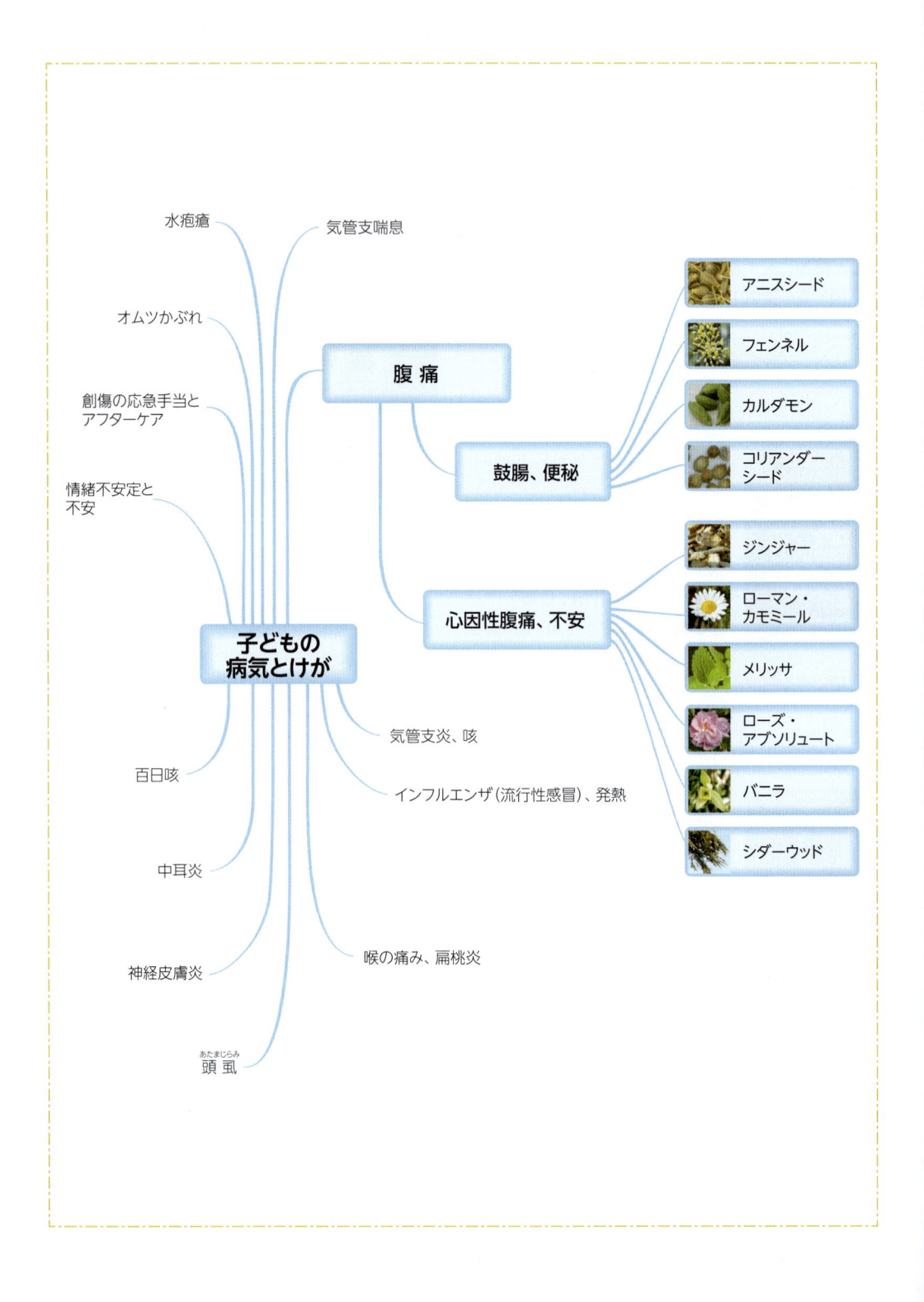

```
子どもの病気とけが
├─ 水疱瘡
├─ 気管支喘息
├─ オムツかぶれ
├─ 創傷の応急手当とアフターケア
├─ 情緒不安定と不安
├─ 腹痛
│   ├─ 鼓腸、便秘
│   │   ├─ アニスシード
│   │   ├─ フェンネル
│   │   ├─ カルダモン
│   │   └─ コリアンダーシード
│   └─ 心因性腹痛、不安
│       ├─ ジンジャー
│       ├─ ローマン・カモミール
│       ├─ メリッサ
│       ├─ ローズ・アブソリュート
│       ├─ バニラ
│       └─ シダーウッド
├─ 気管支炎、咳
├─ インフルエンザ（流行性感冒）、発熱
├─ 百日咳
├─ 中耳炎
├─ 喉の痛み、扁桃炎
├─ 神経皮膚炎
└─ 頭虱（あたまじらみ）
```

鼓腸、便秘

アニスシード (Pimpinella anisum L.)

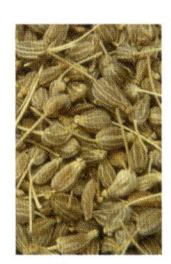

アニスシードの持つ鎮痙、駆風作用は、エーテルを多く含むことと、緊張抑制作用のある他の成分がうまく調和して作用することに由来しています。
からだに対する作用：消化促進、鎮痙、駆風

カルダモン (Elettaria cardamomum L.)

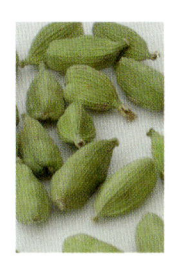

心地良く花のような香りのカルダモンオイルは、消化促進に非常に役立ち、強い鼓腸が原因で現われる仙痛を抑えます。
からだに対する作用：消化促進、鎮痙、駆風
代用できる精油：ジンジャー

フェンネル (Foeniculum vulgare Miller var. dulce)

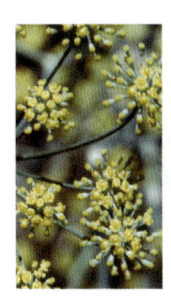

痙攣を伴う消化障害には、スイートフェンネルオイルがよく効きます。このオイルには鎮痛作用があり、特に腹部マッサージ用ブレンドに加える効果的です。
からだに対する作用：消化促進、鎮痙、駆風
代用できる精油：タラゴン

コリアンダーシード (Coriandrum sativum L.)

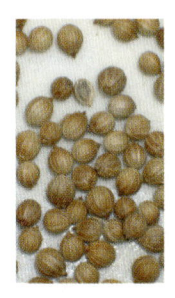

コリアンダーオイルは強い駆風、鎮静作用がある上、腸の運動を促進することで作用するため、非常に忍容性に優れています。
からだに対する作用：消化促進、鎮痛、駆風

> **注意**
> スイートフェンネルオイルと、フェンコン（モノテルペンケトン）の含有率の高いビターフェンネルオイルを混同しないようにしましょう。

> 腹部マッサージ用：アニスシード、フェンネル、カルダモン、コリアンダーシード各1滴を、スイートアーモンドオイル30mlに加えます。

心因性腹痛、不安

ジンジャー (Zingiber off. Roscoe)

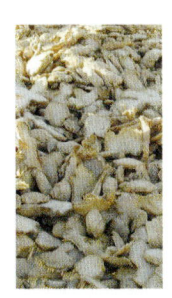

スパイシーでフルーティな香りのジンジャーオイルには、根茎部のような辛味成分は含まれていません。心因性の腹痛に威力を発揮し、気分を爽快にし、精神を安定させます。
からだに対する作用：鎮痛
心と精神に対する作用：気分爽快、バランス調整
代用できる精油：ナルデ

ローマン・カモミール (Chamaemelum nobile L.)

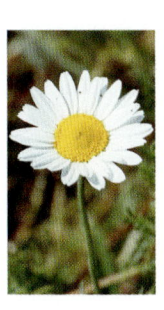

緊張緩和作用のあるエステルが多く含まれるため、高価なオイルには、強い鎮静作用があります。1滴をみぞおちに塗擦すれば緊張がほぐれ、元気がでてきます。
からだに対する作用：緊張緩和、睡眠促進
心と精神に対する作用：強鎮静作用、ストレス解消、精神力向上

メリッサ(Melissa officinalis L.)

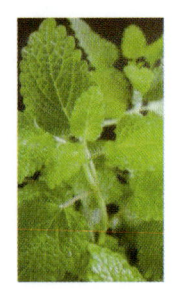

外部から同時に多くの刺激が押し寄せてくると、子どもはそれを処理しきれず、不安になることも少なくありません。そういうときにメリッサオイルは、「痛みを訴えるお腹」を落ち着かせます。
からだに対する作用：鎮静、バランス調整
心と精神に対する作用：バランス調整、状態に応じて活力向上または鎮静、精神力向上、睡眠促進

ローズ・アブソリュート
(Rosa damascena P. Miller)

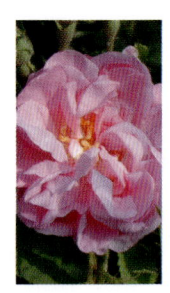

ローズ・アブソリュートは花びらから抽出したもので、軽い陶酔作用と鎮痛作用があります。繊細で魅力的な香りは、嗅ぐ人を陽気な気分にさせ、心配や不安を押しのけます。
心と精神に対する作用：強い気分爽快作用、陶酔
代用できる精油：ネロリ、イランイラン

バニラ(Vanilla fragrans L. syn. Vanilla planifolia Andr.)

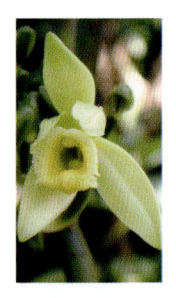

心地良く馴染みやすいバニラの香りを嗅げば、温かい気持ちになり、緊張も和らぎます。バニラは「家庭の温かさ」や安心感を与えるオイルです。気分爽快作用もあり、不安が解消されます。
心と精神に対する作用：鎮静、緊張緩和、バランス調整、睡眠促進
代用できる精油：ベンゾインシャム

シダーウッド(Cedrus atlantica Manet)

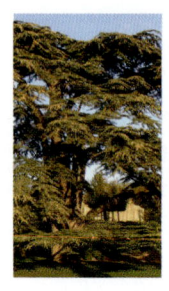

入園、両親の離婚、引っ越しなど大きな変化があると、子どもは不安になりがちで、それが心因性腹痛となって現われることがあります。精神力を回復させる作用のあるシダーウッドオイルは、自信を回復し、変化に対する不安を解消するのに役立ちます。シダーウッドオイルは、パワー、強さ、自信を与えるオイルです。
心と精神に対する作用：精神力向上、鎮静、調和
代用できる精油：サンダルウッド、バージニアジュニパー

> **注意**
> 純正のシダーウッドオイルに含まれるのはモノテルペンケトンではなく、問題のないセスキテルペンケトンです。ニオイヒバ属と混同しないように、購入時には正確なラテン語学術名を確認しましょう。

ブレンド

ジンジャー　1滴
ローマン・カモミール　2滴
メリッサ　1滴
ローズ・アブソリュート　1滴
バニラ　2滴
シダーウッド　1滴
スイートアーモンドオイル　50mℓ

ブレンドで腹部を優しくマッサージします。

13.3 気管支炎、咳

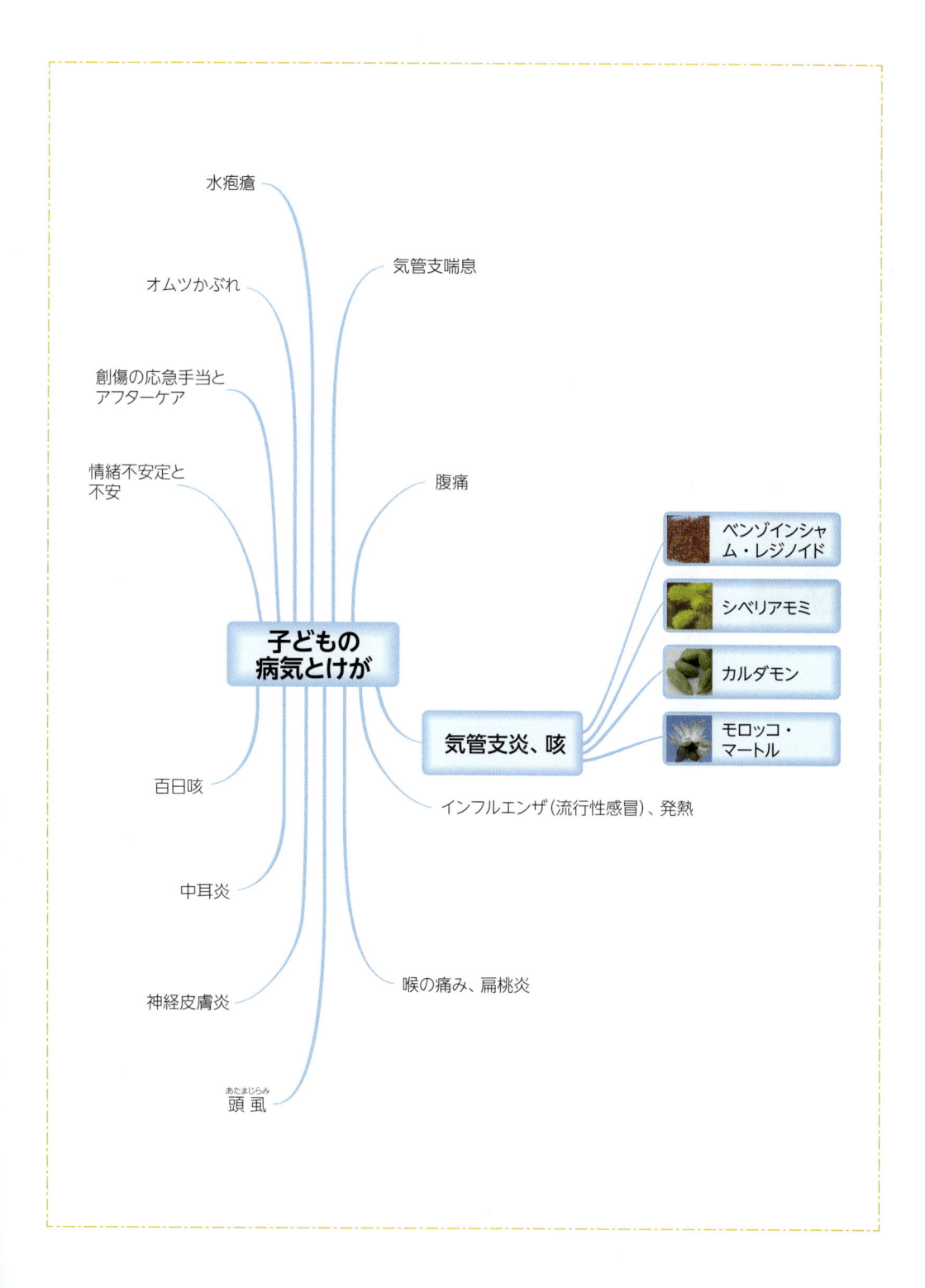

子どもの病気とけが
- 水疱瘡
- オムツかぶれ
- 創傷の応急手当とアフターケア
- 情緒不安定と不安
- 腹痛
- 気管支喘息
- 気管支炎、咳
  - ベンゾインシャム・レジノイド
  - シベリアモミ
  - カルダモン
  - モロッコ・マートル
- インフルエンザ（流行性感冒）、発熱
- 百日咳
- 中耳炎
- 喉の痛み、扁桃炎
- 神経皮膚炎
- 頭虱（あたまじらみ）

ベンゾインシャム・レジノイド
(Styrax tonkinensis)

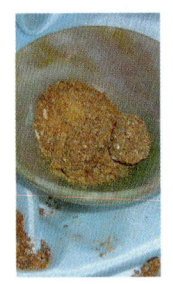

数千年にもわたり知られ、記述されてきたベンゾインの気道に対する優れた鎮静作用は、経験医学で確認されています。ベンゾインオイルは、刺激を受けた気道の真のバルサムです。
からだに対する作用：消炎、穏やかな去痰作用、鎮痙
心と精神に対する作用：緊張緩和
代用できる精油：スチラックス

シベリアモミ *(Abies sibirica L.)*

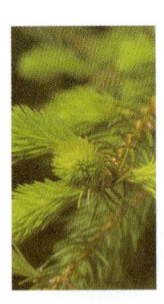

シベリアモミは緊張緩和作用のある成分を含んでおり、気道に障害をもたらすストレスを鎮静します。
からだに対する作用：粘液排出、強い鎮痙作用
心と精神に対する作用：神経強壮、ストレス解消
代用できる精油：パイン

カルダモン *(Elettaria cardamomum L.)*

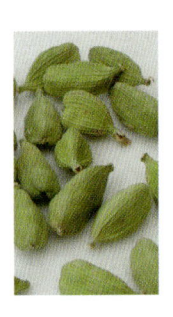

カルダモンは最古の香辛料植物の1つです。そのカルダモンから採れる精油には、鎮静作用と抗痙攣作用のある成分が含まれており、気道に現われる痙攣性と炎症性の障害の治療に最適です。
からだに対する作用：鎮痙、去痰
心と精神に対する作用：鎮静、バランス調整
代用できる精油：ローレル、シベリアモミ、パイン

モロッコ・マートル
(Myrtus communis L. CT Myrtenylacetat)

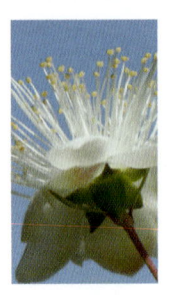

穏やかで癒し系のすっきりとしたマートルオイルの香りは、深呼吸を促して神経系の緊張を緩和するとともに、ストレスのかかった粘膜を落ち着かせます。
からだに対する作用：粘液溶解、去痰、鎮痙
心と精神に対する作用：気分爽快、精神力向上
代用できる精油：トルコ・マートル

基本ブレンド（5㎖）

ベンゾイン　1.0㎖
シベリアモミ　1.5㎖
カルダモン　1.5㎖
モロッコ・マートル　1.0㎖

- 基本ブレンド8滴
- 胸部マッサージオイル：基本ブレンド6滴をスイートアーモンドオイル30㎖に加えます。
- 基本ブレンド1滴をボウル1杯のお湯に加えます。

13.4 インフルエンザ（流行性感冒）、発熱

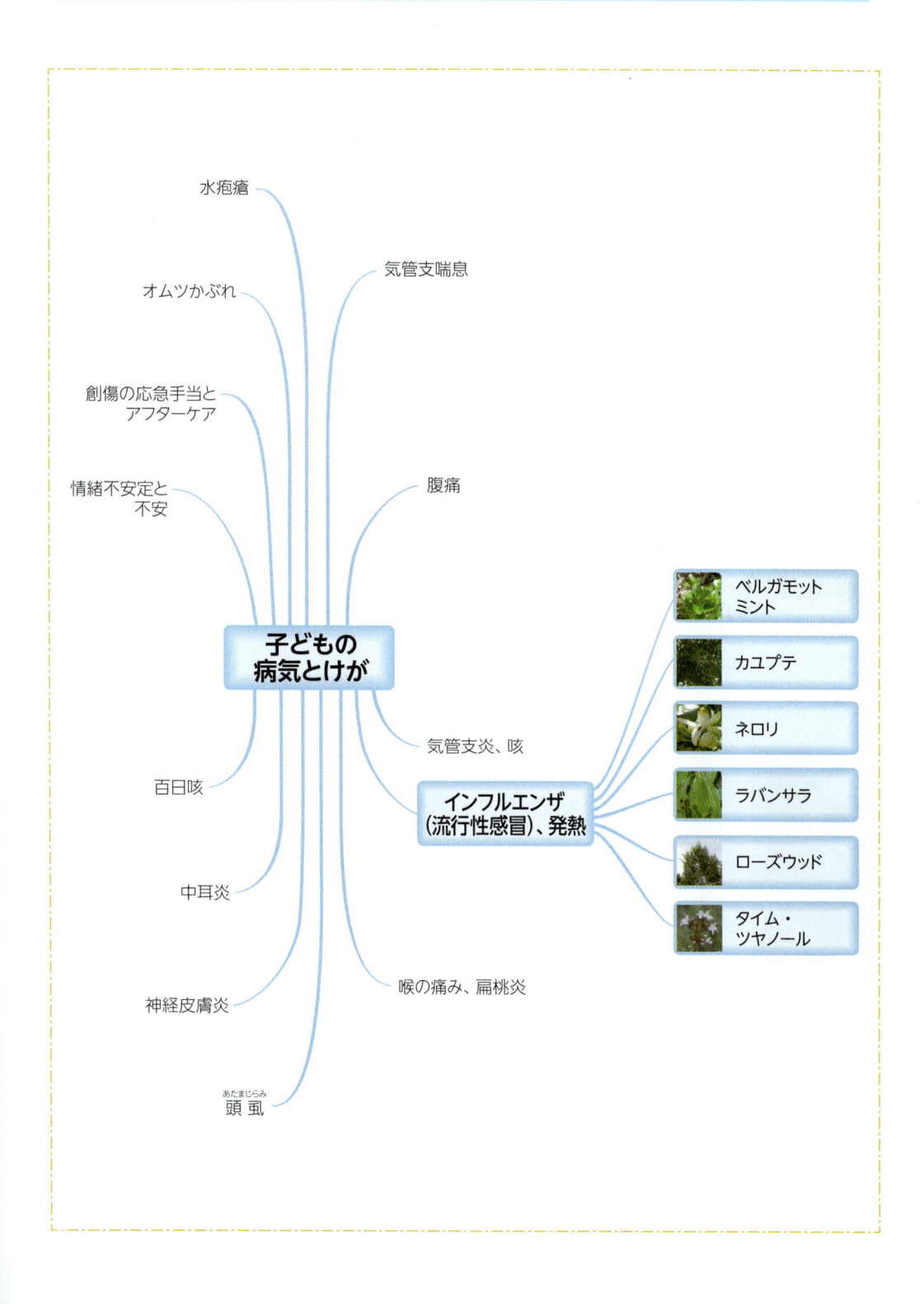

- 水疱瘡
- オムツかぶれ
- 創傷の応急手当とアフターケア
- 情緒不安定と不安
- 気管支喘息
- 腹痛

子どもの病気とけが

- 百日咳
- 中耳炎
- 神経皮膚炎
- 頭虱（あたまじらみ）
- 気管支炎、咳
- 喉の痛み、扁桃炎

インフルエンザ（流行性感冒）、発熱
- ベルガモットミント
- カユプテ
- ネロリ
- ラバンサラ
- ローズウッド
- タイム・ツヤノール

ベルガモットミント (Mentha citrata L.)

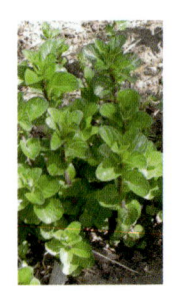

とても穏やかな精油で、メントールもモノテルペンケトンも含まれていません。作用はラベンダーオイルによく似ています。優しくフレッシュミントの香りは、子どもたちにも人気があります。
からだに対する作用：抗菌、抗ウイルス、消炎
代用できる精油：真正ラベンダー

カユプテ (Melaleuca cajeputi L. syn. Melaleuca leucadendron L.)

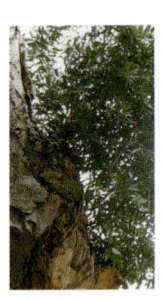

カユプテオイルは皮膚に優しく、とくに風邪に対して威力を発揮します。強い抗ウイルス作用があるとともに、感染して熱があるときに発汗を促します。
からだに対する作用：滅菌、抗菌、抗ウイルス、咳嗽軽減、粘液排出
代用できる精油：ユーカリ・ラジアータ、カルダモン

ネロリ (Citrus aurantium L. ssp. amara)

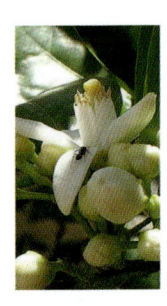

子どものインフルエンザに理想的なオイルで、強い抗ウイルス、抗菌、解熱作用があり、香りも子どもに人気があります。
からだに対する作用：強い抗菌作用、抗ウイルス、解熱
心と精神に対する作用：鎮静、気分爽快、緊張緩和

ラバンサラ (Cinnamomum camphora CT 1,8-Cineol)

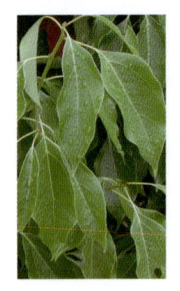

肌に優しいこのオイルにはさまざまな作用があり、弱くなった免疫系がウイルスに対抗するのに欠かせない助っ人です。
からだに対する作用：抗ウイルス、抗菌、消炎、粘液溶解、去痰、免疫機能促進
心と精神に対する作用：精神力向上
代用できる精油：タイム・マストキナ

ローズウッド (Aniba parviflora Mez. syn. aniba rosaeodora)

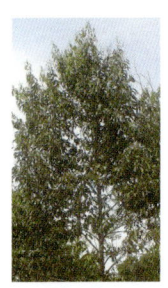

華やかでウッディ系の香りは、子どもにも好まれ、子どもが伝染病にかかったときに、からだの防御機能を促進します。
からだに対する作用：強い抗菌、抗ウイルス、免疫調節作用
心と精神に対する作用：緊張緩和、バランス調整、精神力向上

タイム ツヤノール (Thymus vulgarisL. CT Thujanol-4)

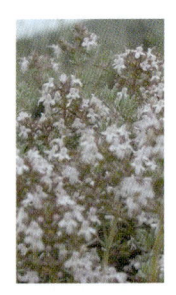

強い抗ウイルス、免疫調節作用があり、インフルエンザからの回復を促します。
からだに対する作用：強い抗ウイルス作用、強い免疫強化作用
代用できる精油：タイム・リナロール

基本ブレンド (5ml)

ベルガモットミント　1.0ml
カユプテ　0.5ml
ネロリ　0.5ml
ラバンサラ　1.0ml
ローズウッド　1.0ml
タイム・ツヤノール　1.0ml

- 基本ブレンド6滴
- 基本ブレンド6滴をスイートアーモンドオイル30mlに加えて胸部と背中に塗擦します。
- 下肢パック：基本ブレンド3滴を水1リットル（その時点の体温の2〜3℃低い温度）に加えます。

13.5 喉の痛み、扁桃炎

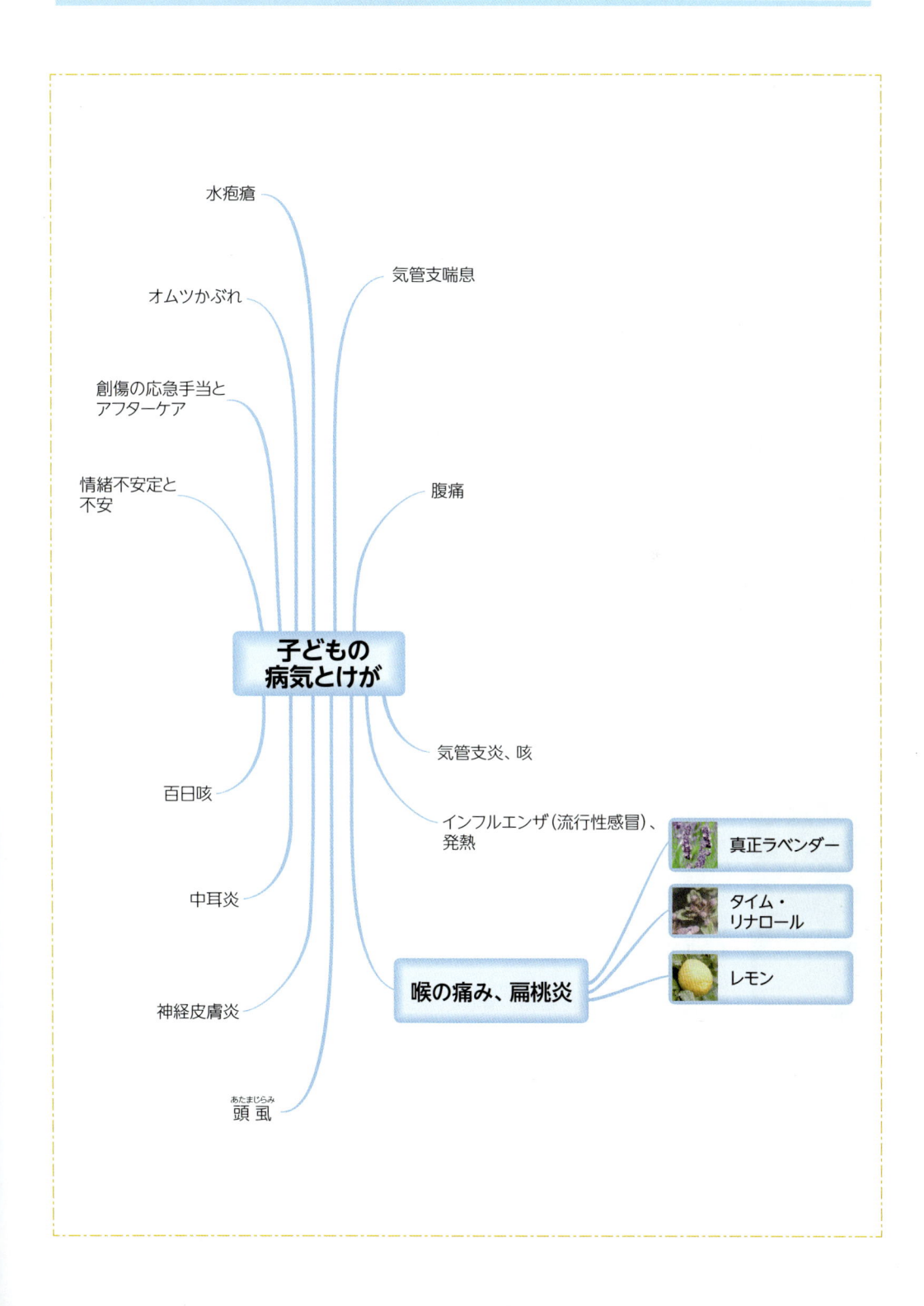

- 水疱瘡
- 気管支喘息
- オムツかぶれ
- 創傷の応急手当とアフターケア
- 情緒不安定と不安
- 腹痛

子どもの病気とけが

- 気管支炎、咳
- インフルエンザ（流行性感冒）、発熱
- 百日咳
- 中耳炎
- 神経皮膚炎
- 頭虱（あたまじらみ）

喉の痛み、扁桃炎
- 真正ラベンダー
- タイム・リナロール
- レモン

真正ラベンダー (Lavandula angustifolia P. Miller syn. Lavandula vera)

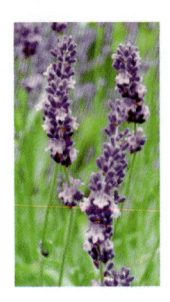

真正ラベンダーオイルは多くの炎症性疾患に使われる精油ですが、もちろんここでも欠かせません。痛みを緩和して、子どもを落ち着かせます。
からだに対する作用：抗菌、抗ウイルス、滅菌、解熱、強い免疫機能促進作用
心と精神に対する作用：鎮静
代用できる精油：ベルガモットミント

喉パック

真正ラベンダー、タイム・リナロール、レモンを各1滴小さじ1杯の温めたオリーブオイルに加えます。このブレンドをコットン製の布に含ませて喉に当て、ウールのスカーフで覆います（1晩つけたままにしておいても構いません）。

タイム リナロール (Thymus vulgaris L. CT Linalool)

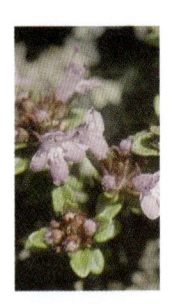

穏やかなタイムから採れる精油は免疫系を強化するほか、消炎、鎮静作用もあります。成分がうまく組み合わされているため、穏やかでありながら効果の高いオイルです。
からだに対する作用：滅菌、免疫機能促進、鎮痙
心と精神に対する作用：気分爽快、活力向上
代用できる精油：タイム・ツヤノール

レモン (Citrus limon (L.) Burm. f.)

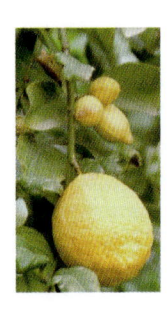

レモンオイルの非常に有効な作用は、室内の消毒のほかに、からだに使ったときにも認められます。解熱のための腓腹部や胸部のパックに使う水にレモンオイルを数滴加えれば、作用が向上します。
からだに対する作用：解熱、滅菌、免疫機能促進
心と精神に対する作用：気分爽快
代用できる精油：シトラスオイル全種

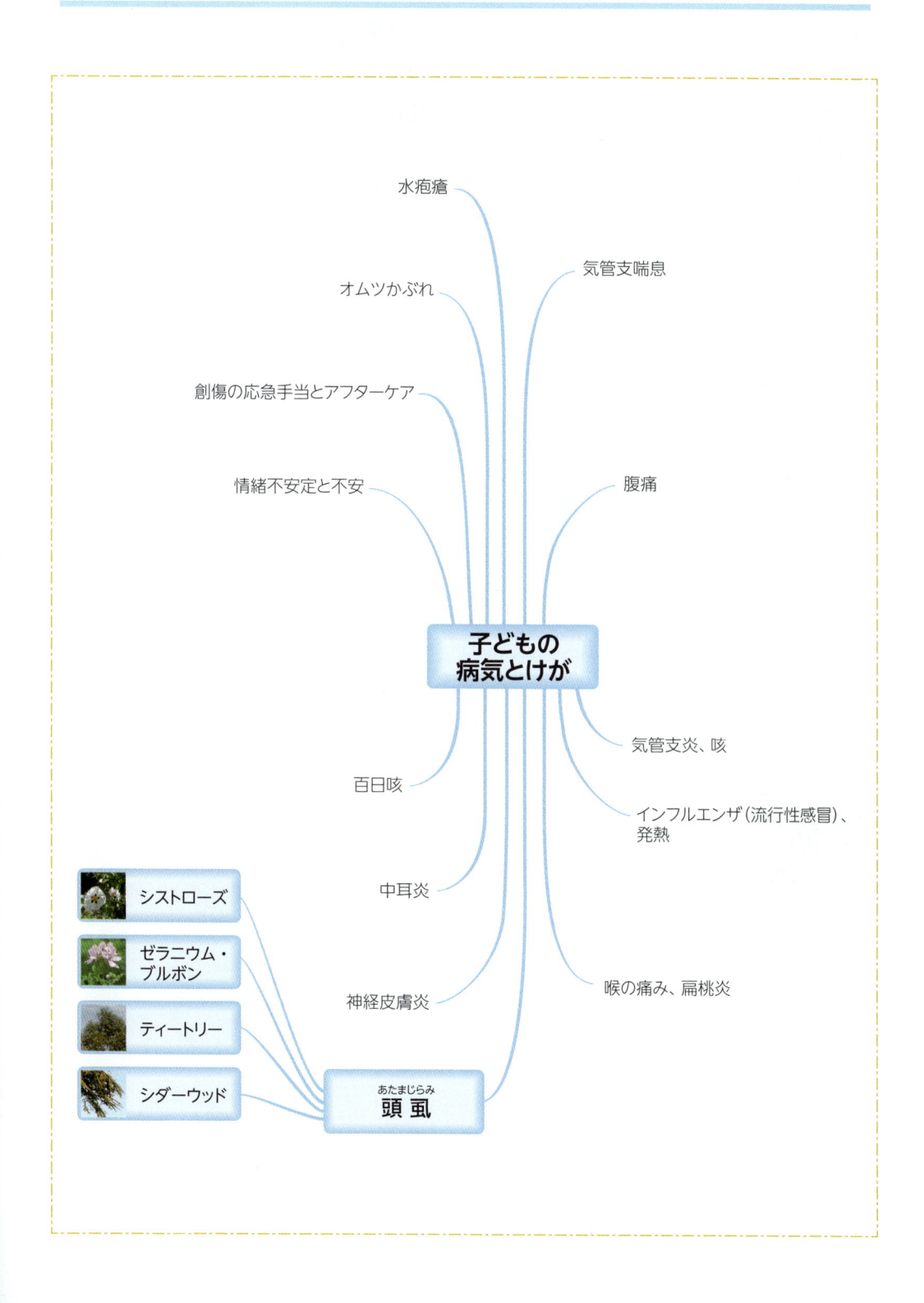

13.6 頭虱(あたまじらみ)

```
                            水疱瘡
                                    気管支喘息
            オムツかぶれ

        創傷の応急手当とアフターケア

            情緒不安定と不安
                                    腹痛

                        子どもの
                        病気とけが

                                    気管支炎、咳

                                    インフルエンザ(流行性感冒)、
                                    発熱
              百日咳

   シストローズ
                中耳炎
   ゼラニウム・
   ブルボン
                                    喉の痛み、扁桃炎
   ティートリー
              神経皮膚炎
   シダーウッド
                    頭虱(あたまじらみ)
```

シストローズ (Cistus ladaniferus L.)

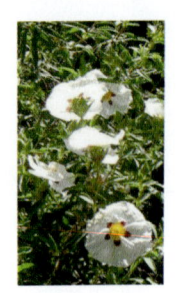

寄生虫はシストローズの甘く強い香りが苦手です。またシストローズオイルは皮膚の痒みを抑えて、効果的に保護します。
からだに対する作用： 寄生虫駆除、止痒
代用できる精油： 真正ラベンダー

ゼラニウム・ブルボン (Pelargonium x asperum Typ Bourbon Erhart ex Willdenow)

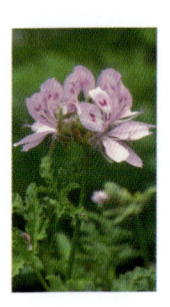

ローズを思い起こさせるような香りの穏やかで皮膚に優しいゼラニウムオイルは、特に皮膚に塗ると威力を発揮し、寄生虫を寄せ付けません。この作用は多く含まれるシトロネロールとゲラニオールに由来します。
からだに対する作用： 寄生虫駆除、止痒
代用できる精油： パルマローザ

ティートリー (Melaleuca alternifolia Maiden)

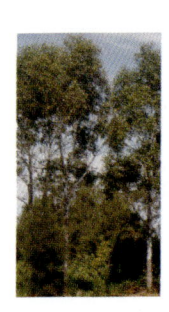

ティートリーオイルの匂いは独特で、慣れる必要がありますが、頭虱（あたまじらみ）をすばやく退治し、痒みを抑える効果を一度体験すれば、匂いも気にならなくなります。
からだに対する作用： 寄生虫駆除、止痒
代用できる精油： ニアウリ

シダーウッド (Cedrus atlantica Manet)

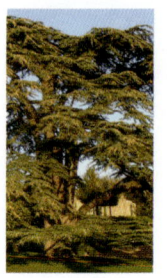

ウッディ系で心を癒す香りを持つシダーウッドの防虫作用は、すでに古代エジプトで高く評価されていました。欧州では、シダーウッドの香りが持つ寄生虫除け作用が、ずいぶん昔から利用されています。
からだに対する作用： 寄生虫駆除、止痒
代用できる精油： パチュリー

> **注意**
> 純正のシダーウッドオイルに含まれるのはモノテルペンケトンではなく、問題のないセスキテルペンケトンです。ニオイヒバ属と混同しないように、購入時には正しいラテン語学術名を確認しましょう。

基本ブレンド

シストローズ　2滴
ゼラニウム・ブルボン　10滴
ティートリー　10滴
シダーウッド　10滴

- **シラミ退治用オイル：** ブレンドをオリーブオイル100mlに加えます。
  シラミ取りシャンプー： ブレンドを中性シャンプー100mlに加えます。

シラミ取りシャンプーで頭髪を十分に洗った後、頭皮にシラミ退治用オイルを隙間なく塗り付け、頭部を完全にラップで覆います（「シラミキャップ」）。そのまま1〜2時間放置します。その後、2度洗い流し、シラミ用くしで頭髪をといて、残ったシラミの卵を落とします。
毎日8週間シラミ取りシャンプーで洗髪し、その都度チェックしましょう。

13.7 神経皮膚炎

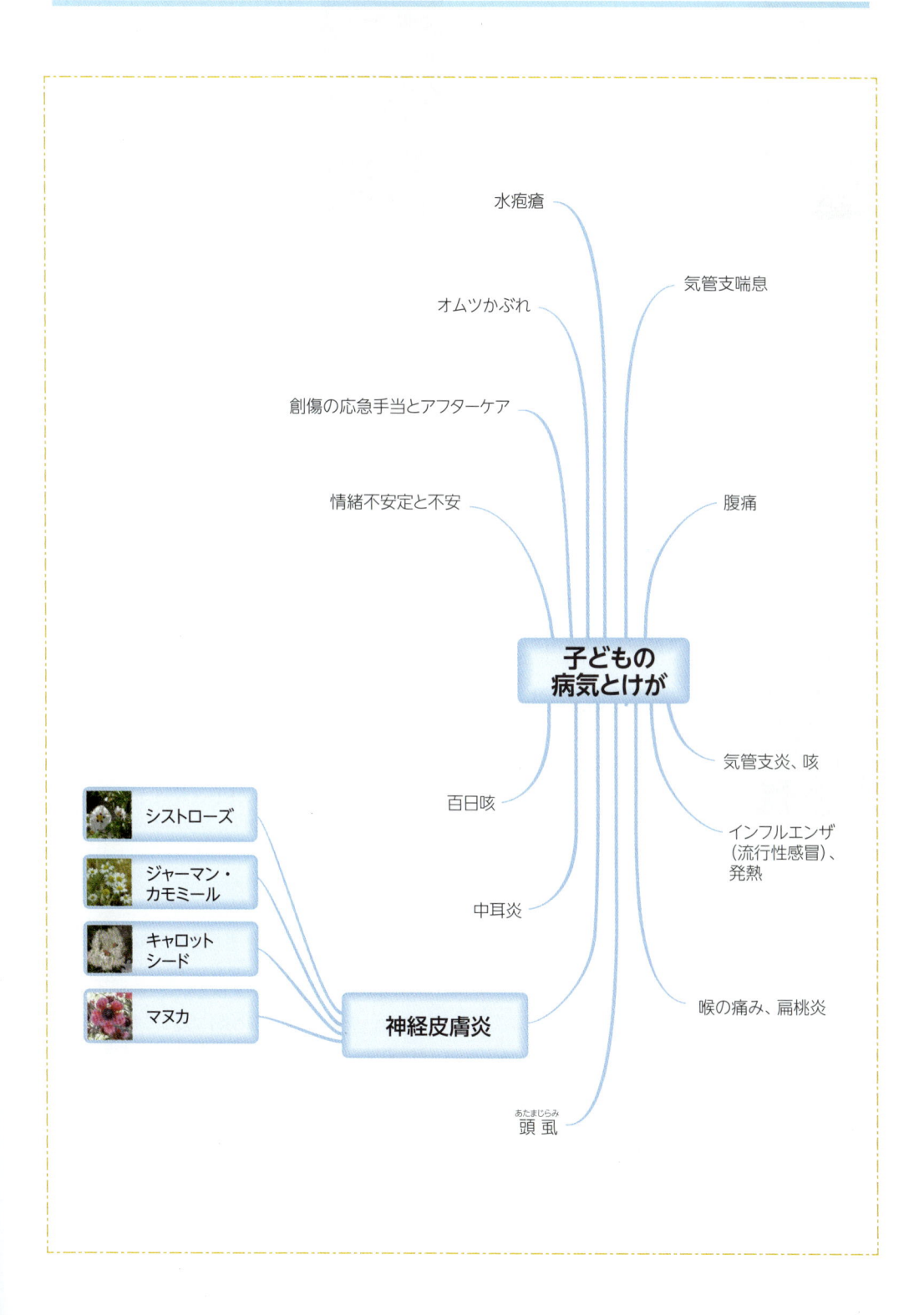

```
                            水疱瘡
                                      気管支喘息
              オムツかぶれ

       創傷の応急手当とアフターケア

                                      腹痛
       情緒不安定と不安


                        子どもの
                        病気とけが

                                      気管支炎、咳
                   百日咳
                                      インフルエンザ
                                      （流行性感冒）、
                                      発熱
                   中耳炎

  シストローズ
                                      喉の痛み、扁桃炎
  ジャーマン・
  カモミール

  キャロット
  シード

  マヌカ          神経皮膚炎

                                あたまじらみ
                             頭 虱
```

シストローズ (Cistus ladaniferus L.)

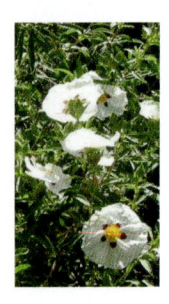

神経皮膚炎はアトピー性湿疹で、皮膚の乾燥と辛いかゆみを特徴とし、ひどいときには炎症にいたることもあります。精神的負担が大きいと、突然激しい痒みが現われることも少なくありません。特に精神的負担に起因する湿疹には、精神バランスを整えて強くする効果の高いシストローズオイルを使うと良いでしょう。多数の成分が含まれており効能が多岐にわたるため、ストレスのかかった皮膚に現われるさまざまな症状に有効です。

からだに対する作用： 消毒、消炎、止痒、皮膚再生、免疫機能促進
心と精神に対する作用： バランス調整、気分爽快
代用できる精油： ネロリ

ジャーマン・カモミール (Matricaria recutitia Rauschert)

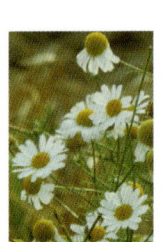

かゆいところを掻きむしると、その部分が不潔になり、炎症を起こしたり脂漏性の湿疹に悪化したりすることが多いものです。炎症を止めて皮膚を落ち着かせるには、セスキテルペンを多く含むジャーマン・カモミールオイルが有効です。

からだに対する作用： 強い消炎作用、抗菌、皮膚に優しく作用、止痒
心と精神に対する作用： 鎮静
代用できる精油： ヤロウ

キャロットシード (Daucus carota L.)

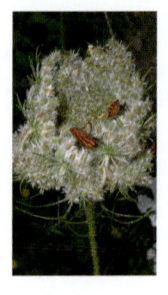

キャロットシードオイルは、炎症を起こした皮膚やストレスのかかった皮膚の治療に古くから使われてきた精油です。かゆみを抑えるだけではなく、特に乾燥した肌の皮膚細胞の再生を促します。

からだに対する作用： 消炎、止痒、皮膚細胞再生、皮膚のケアと保護、皮膚に優しく作用
心と精神に対する作用： バランス調整、精神力向上
代用できる精油： アミリス

マヌカ (Leptospermum scoparium)

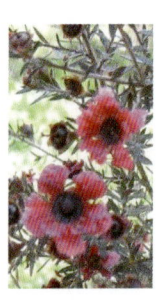

皮膚のイライラやかゆみは、神経性障害に起因することが少なくありません。セスキテルペンを多く含むマヌカオイルは、肥満細胞の細胞膜を安定させて、ヒスタミンの放出量を低下させます。非常にマイルドなオイルですが、僅かな量で効果を発揮します。このほか傷ついた皮膚の細胞の働きを活発にし、再生、鎮静します。

からだに対する作用： 消炎、止痒、抗ヒスタミン、上皮形成
心と精神に対する作用： ストレス解消、精神安定
代用できる精油： パチュリー、シダーウッド

> **重要事項：** アトピー性湿疹のある子どもには、リノール酸をγ-リノレン酸に変換する酵素が欠けています。そのため皮膚が乾燥し、激しいかゆみが現われます。月見草オイルやボラージオイルオイルには、皮膚から吸収されるγ-リノレン酸が含まれており、かゆみを抑えて、皮膚の構造を改善します。

ブレンド

シストローズ　2滴
ジャーマン・カモミール　1滴
キャロットシード　2滴
パチュリー　1滴

◎ シアバター60g、月見草オイルまたはボラージオイル40g、ヒッポファエオイル6滴を温めます（60℃を超えないように）。ブレンドを加えて混ぜ、50g用容器に入れて冷まします。

13.8 中耳炎

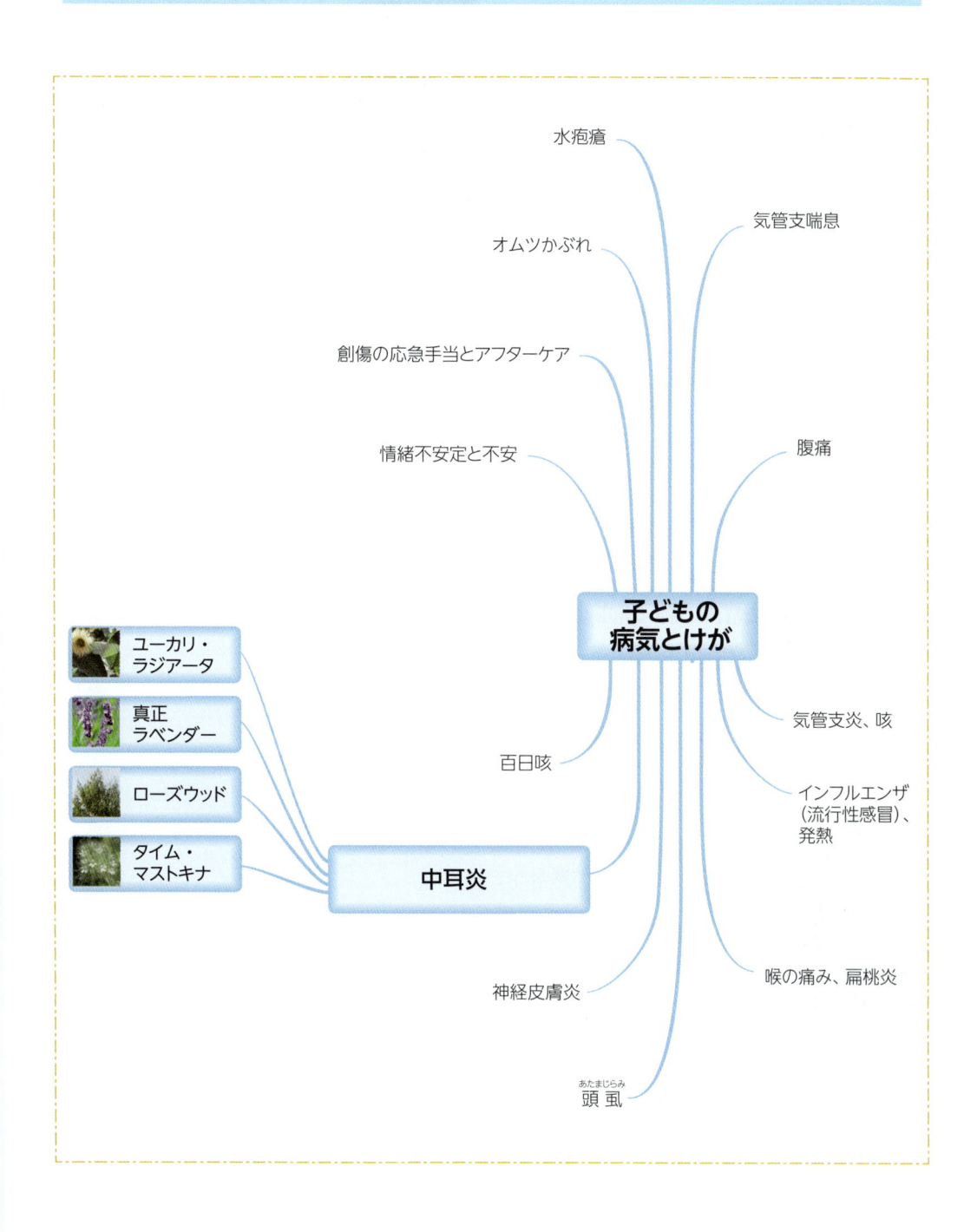

子どもの病気とけが
- 水疱瘡
- 気管支喘息
- オムツかぶれ
- 創傷の応急手当とアフターケア
- 情緒不安定と不安
- 腹痛
- 百日咳
- 気管支炎、咳
- インフルエンザ（流行性感冒）、発熱
- 中耳炎
- 喉の痛み、扁桃炎
- 神経皮膚炎
- 頭虱（あたまじらみ）

中耳炎
- ユーカリ・ラジアータ
- 真正ラベンダー
- ローズウッド
- タイム・マストキナ

ユーカリ・ラジアータ
(Eucalyptus radiata Siebold)

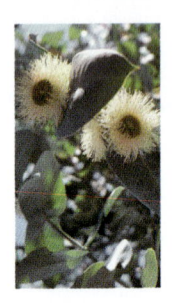

ユーカリオイルには炎症と腫れを抑える作用があり、痛みを緩和します。穏やかで非常に忍容性が高いため、特に幼児に向いています。
からだに対する作用：強い抗菌作用と抗ウイルス作用、消炎

真正ラベンダー(Lavandula angustifolia P. Miller syn. Lavandula vera)

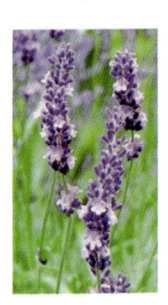

真正ラベンダーオイルは、さまざまな炎症に有効な精油ですが、ここでもその威力を発揮します。痛みを緩和して、子どもを落ち着かせます。
からだに対する作用：抗菌、抗ウイルス、滅菌、解熱、強い免疫機能促進作用
心と精神に対する作用：鎮静
代用できる精油：ベルガモットミント

ローズウッド
(Aniba parviflora Mez. syn. aniba rosaeodora)

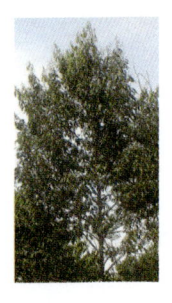

ユリに似た香りの穏やかなローズウッドオイルは、ウイルスと細菌に対して強い効果があるとともに、精神を落ち着かせ緊張も緩和します。
からだに対する作用：抗ウイルス、抗菌、解熱、免疫調節、鎮痛、消炎
心と精神に対する作用：緊張緩和、バランス調整
代用できる精油：ローズ

タイム・マストキナ (Thymus mastichina)

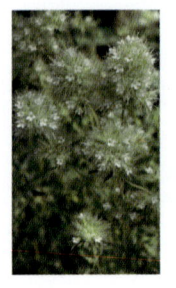

タイム・マストキナオイルは、「スペインのフォレストマジョラム」という名前でも販売されています。粘液溶解作用に優れているため、中耳炎で鼓膜の内側に耳漏があるときに適しています。
からだに対する作用：粘液溶解、粘液排出、去痰、粘膜のケア
心と精神に対する作用：活力向上
代用できる精油：ユーカリ・ラジアータ、カユプテ、トルコ・マートル

◉ ユーカリ・ラジアータ、真正ラベンダー、ローズウッド、タイム・マストキナのうちどれか1種類を1滴脱脂綿に含ませて、慎重に耳道に入れます。朝晩取り替えてください。精油を耳道に直接落としてはいけません。耳の温パック (P50を参照) をすると効果が上がります。

13.9 百日咳

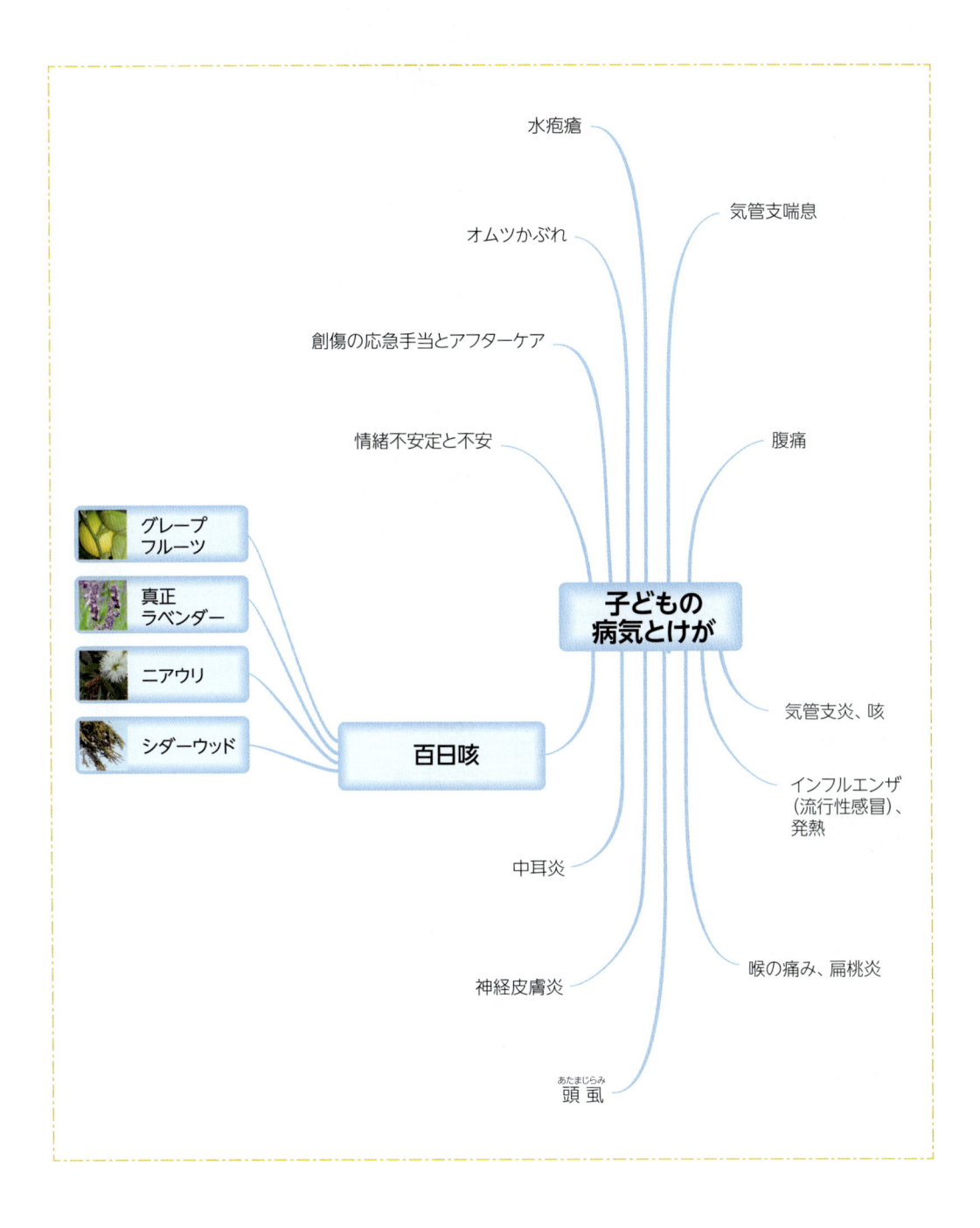

```
                        水疱瘡
                                    気管支喘息
            オムツかぶれ

        創傷の応急手当とアフターケア

            情緒不安定と不安
                                    腹痛

  ┌─────────┐
  │ グレープ    │
  │ フルーツ    │
  ├─────────┤
  │ 真正      │
  │ ラベンダー  │       ┌──────────┐
  ├─────────┤       │ 子どもの    │
  │ ニアウリ    │       │ 病気とけが  │
  ├─────────┤       └──────────┘
  │ シダーウッド │   ┌──────┐
  └─────────┘   │ 百日咳 │      気管支炎、咳
                  └──────┘
                                    インフルエンザ
                                    （流行性感冒）、
                                    発熱
                        中耳炎

                                    喉の痛み、扁桃炎
            神経皮膚炎

                        あたまじらみ
                         頭 虱
```

グレープフルーツ
(Citrus paradisi Macfayden J.)

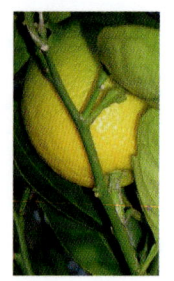

百日咳はコンコンという断続的な咳を特徴とし、子どもにも親にも大きな負担となります。このようなときに気分を改善し、充実感を得たいときに、ピリッと爽やかでフレッシュなグレープフルーツオイルの香りが適しています。

からだに対する作用：滅菌、免疫機能促進、鎮痙
心と精神に対する作用：気分爽快、気分高揚
代用できる精油：マンダリン、オレンジ

> **注意**
> 敏感肌の人に対してグレープフルーツオイルを高濃度（1%超）で用いると、皮膚が刺激されることがあります。フロクマリンが微量含まれていますが、**生理的用量（1%）で用いれば日光過敏症が現われることはありません**。

真正ラベンダー *(Lavandula angustifolia P. Miller syn. Lavandula vera)*

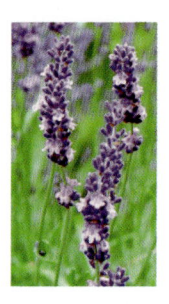

多くの炎症に効果がありますが、ここでも威力を発揮します。何度も出る咳で負担のかかった毛細気管支に働きかけて鎮静させ、痛みを抑え、子どもの気持ちを落ち着かせます。

からだに対する作用：抗菌、抗ウイルス、滅菌、解熱、強い免疫機能促進作用
心と精神に対する作用：鎮静
代用できる精油：ベルガモットミント

ニアウリ
(Melaleuca viridiflora Solander ex Gaertner)

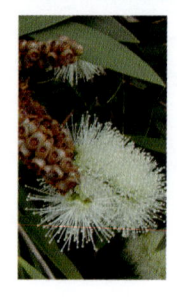

ニアウリオイルは呼吸管に宿る細菌に対して強い作用があり、百日咳の治癒を促します。免疫系が弱っていると、潜伏している感染源が活性化されることがありますが、ニアウリオイルは、こうしたリスクも低減します。

からだに対する作用：抗菌、滅菌、抗ウイルス、消炎

シダーウッド *(Cedrus atlantica Manet)*

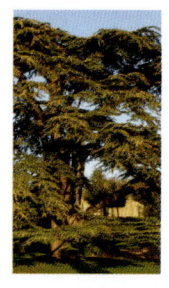

辛い咳の原因は、中枢神経系の咳中枢を刺激する細菌毒素にあります。感染後数週間たっても、まだ突然咳き込む子どもも少なくありません。中枢神経系を鎮静させる作用のあるシダーウッドオイルを使えば、過剰な不安、興奮、情緒不安定が解消されます。

からだに対する作用：消炎、鎮痛、鎮痙
心と精神に対する作用：不安解消、精神力向上、鎮静
代用できる精油：マヌカ

> **注意**
> 純正のシダーウッドオイルに含まれるのはモノテルペンケトンではなく、問題のないセスキテルペンケトンです。ニオイヒバ属と混同しないように、購入時には正確なラテン語学術名を確認しましょう。

基本ブレンド(5mℓ)
- グレープフルーツ　1.5mℓ
- 真正ラベンダー　1.0mℓ
- ニアウリ　1.5mℓ
- シダーウッド　1.0mℓ

- 基本ブレンド6滴。
- 胸部マッサージオイル：基本ブレンド6滴をホホバオイル30mℓに加えます。
- 基本ブレンド1～2滴をボウル1杯のお湯に入れます。

13.10 情緒不安定と不安

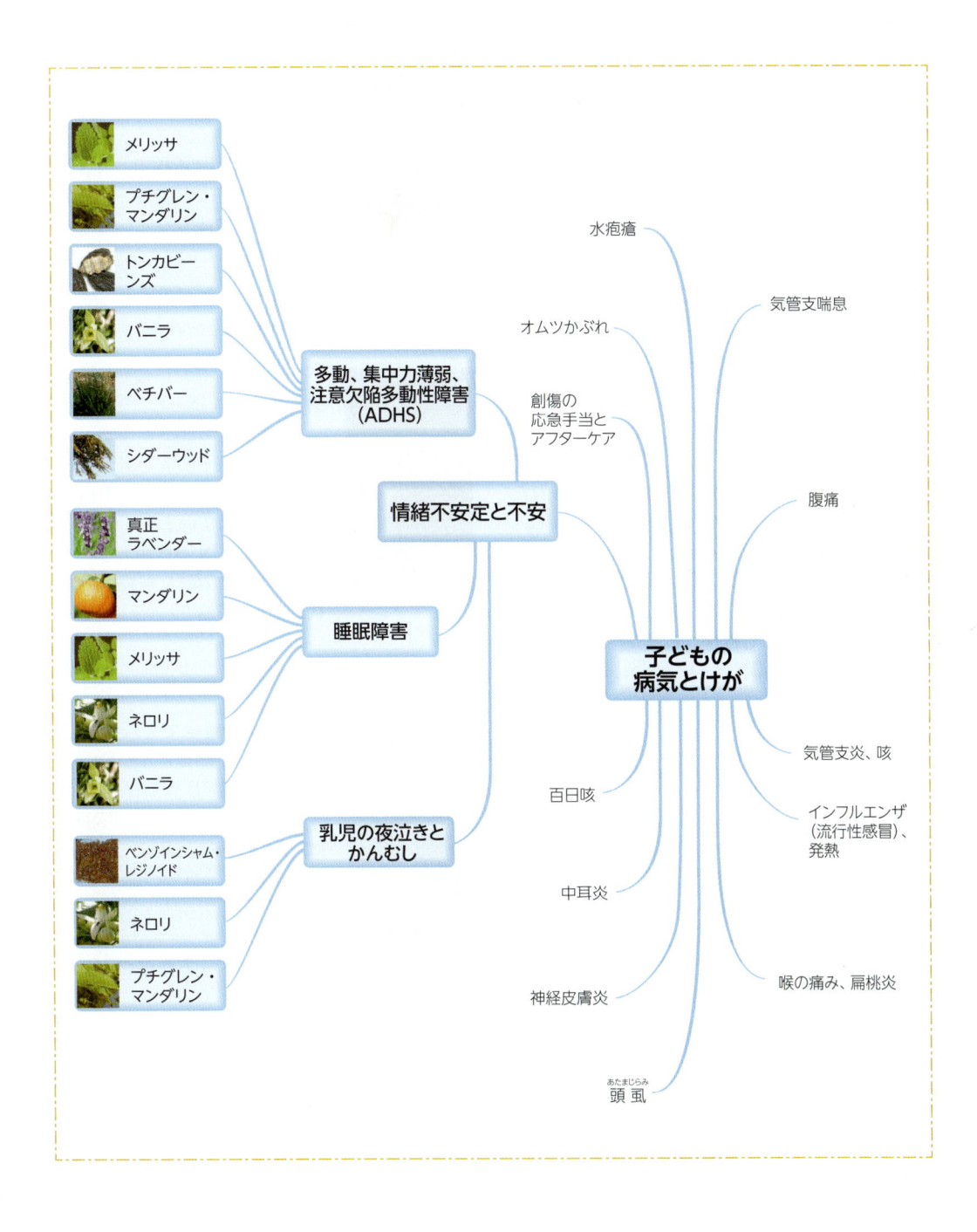

多動、集中力薄弱、注意欠陥多動性障害（ADHS）
- メリッサ
- プチグレン・マンダリン
- トンカビーンズ
- バニラ
- ベチバー
- シダーウッド

睡眠障害
- 真正ラベンダー
- マンダリン
- メリッサ
- ネロリ
- バニラ

乳児の夜泣きとかんむし
- ベンゾインシャム・レジノイド
- ネロリ
- プチグレン・マンダリン

子どもの病気とけが
- 水疱瘡
- 気管支喘息
- オムツかぶれ
- 創傷の応急手当とアフターケア
- 腹痛
- 気管支炎、咳
- インフルエンザ（流行性感冒）、発熱
- 百日咳
- 中耳炎
- 喉の痛み、扁桃炎
- 神経皮膚炎
- 頭虱（あたまじらみ）

メリッサ (Melissa officinalis L.)

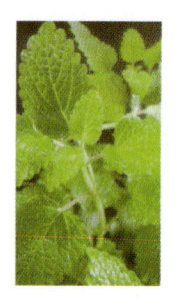

子どもは外部から多くの刺激を一度に受けると、処理しきれないこともあります。そういうときは鎮静作用のあるメリッサオイルが効果的です。

からだに対する作用：鎮静、バランス調整
心と精神に対する作用：バランス調整、落ち込んでいるときに活力を向上させ、興奮しているときには鎮静させる作用、精神力向上、睡眠促進

プチグレン・マンダリン (Citrus reticulata Blanco)

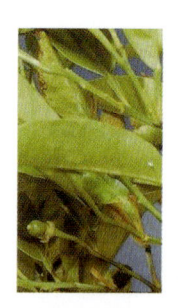

決して安くはない精油ですが、芳香族エステルの含有率が高く、緊張緩和作用の最も優れたオイルです。神経系を調整し、バランスを整えます。

からだに対する作用：緊張緩和、鎮痙
心と精神に対する作用：感情の調節、ストレス解消、睡眠促進
代用できる精油：イランイラン・エクストラ

トンカビーンズ (Dipteryx odorata Wild)

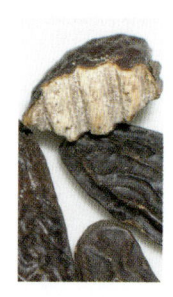

アーモンドを思い起こさせる温かでスパイシーな香りは、温かさ、信頼、安心感を与えてくれます。落ち着きのない子どもも、安心感を得て平穏な気持ちになれるでしょう。

からだに対する作用：強い鎮痙作用、緊張緩和、加温
心と精神に対する作用：気分爽快、バランス調整、活力向上
代用できる精油：バニラ、ベンゾインシャム

バニラ (Vanilla fragrans L. syn. Vanilla planifolia Andr.)

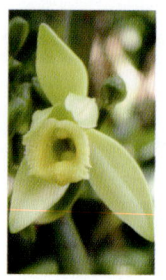

心地良く馴染みやすいバニラの香りは、気持ちを温かくして、緊張を和らげてくれます。「家庭の温かさ」と安心感を与えるオイルです。

心と精神に対する作用：睡眠促進、鎮静、バランス調整
代用できる精油：ベンゾインシャム

ベチバー (Vetiveria zizanoides Nash)

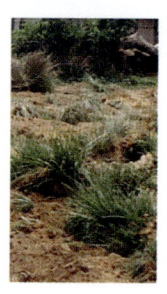

ベチバーは、非常に強靭で抵抗力の強い根を持っており、精油はこの根から採取されます。ぼんやりとして、何かと思考が逸脱しがちな子どもには、ベチバーオイルが適しています。

心と精神に対する作用：心の安定化、バランス調整、神経鎮静
代用できる精油：ナルデ

シダーウッド (Cedrus atlantica Manet)

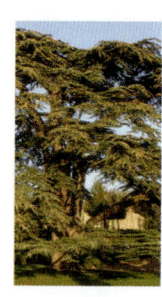

気が散って集中できないときは、シダーウッドオイルが役に立ちます。精神力再生作用のあるシダーウッドオイルを使えば、自分の「芯」を見つけることができるでしょう。自分の能力を取り戻す力、強さ、自信が得られます。

心と精神に対する作用：精神力向上、鎮静、調和
代用できる精油：サンダルウッド

> **注意**
> 純正のシダーウッドオイルに含まれるのはモノテルペンケトンではなく、問題のないセスキテルペンケトンです。ニオイヒバ属と混同しないように、購入時には正確なラテン語学術名を確認しましょう。

基本ブレンド（5㎖）

メリッサ　0.5㎖
プチグレン・マンダリン　1.0㎖
トンカビーンズ　1.5㎖
バニラ　1.0㎖
ベチバー　0.5㎖
シダーウッド　0.5㎖

- ボディオイル：基本ブレンド10滴をスイートアーモンドオイル50㎖に加えます。
  応急処置：ハンカチに1滴落とします。
- 基本ブレンド5～6滴。

睡眠障害

真正ラベンダー *(Lavandula angustifolia P. Miller syn. Lavandula vera)*

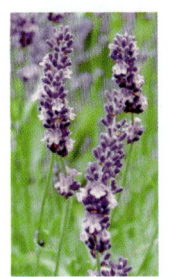

ラベンダーオイルには優れたバランス調整力があり、極端な状態を緩和します。この作用のお蔭で、鎮静剤を使わなくても眠りにつけるようになります。
からだに対する作用：睡眠促進
心と精神に対する作用：鎮静、不安解消
代用できる精油：ラバンジン・スーパー、ベルガモットミント

マンダリン *(Citrus reticulata Blanco)*

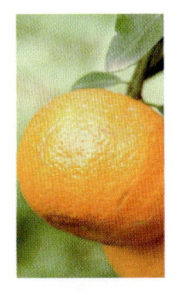

マンダリンオイルは子どもの大好きなオイルです。柔らかで優しく、フルーティーで甘い香りは、優しい気持ちと安心感を与え、寝つきを良くします。
心と精神に対する作用：睡眠促進、気分爽快、不安解消
代用できる精油：ベルガモット

> **注意**
> 高濃度（小児で0.5％超）で用いると逆作用となり、気分が高揚します。

メリッサ *(Melissa officinalis L.)*

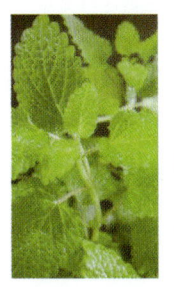

子どもが多くの刺激をほぼ同時に受けると、処理しきれないことがあります。鎮静作用のあるメリッサオイルを使えば、心の平穏を取り戻してゆっくりと眠れます。
からだに対する作用：鎮静、バランス調整
心と精神に対する作用：バランス調整、元気のないときには活力を向上させ、興奮しているときは鎮静する作用、精神力向上、睡眠促進

ネロリ *(Citrus aurantium L. ssp. amare)*

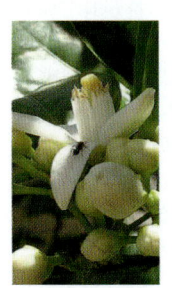

ネロリオイルには、稀に見る優れた鎮静作用があります。子どもが気持ちの憔悴や精神的に傷ついたことが原因で不安になり眠れなくなったときに、不安を解消するのに適しています。
からだに対する作用：エネルギーバランスの調整
心と精神に対する作用：鎮静、気分爽快、緊張緩和
代用できる精油：ローズ

バニラ (Vanilla fragrans L. syn. Vanilla planifolia Andr.)

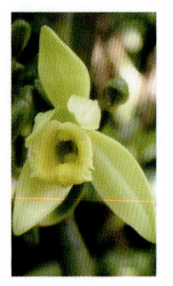

心地良く馴染みやすい香りは、温かい気持ちを与え、緊張を緩和します。ゆっくりとした睡眠のために重要な「家庭の温かさ」と安心感を与えるオイルです。

心と精神に対する作用：睡眠促進、鎮静、バランス調整
代用できる精油：ベンゾインシャム

基本ブレンド（5㎖）

マンダリン　2.0㎖
真正ラベンダー　1.0㎖
メリッサ　0.5㎖
ネロリ　0.5㎖
バニラ　1.0㎖

- 基本ブレンド5〜6滴
- 基本ブレンド6滴をスイートアーモンドオイル30㎖に加えます。これで腹部と背中を優しくマッサージします。

乳児の夜泣きとかんむし

ベンゾインシャム・レジノイド (Styrax tonkinensis)

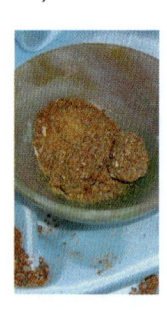

赤ん坊が異常に泣き叫ぶ原因はまだはっきりと解明されていませんが、妊娠中のストレスが原因の1つであると推論されています。ベンゾインオイルの癒し系の香りを嗅げば、母親も子どもも安心感と信頼感を得て平穏な気持ちになれます。

からだに対する作用：バランス調整
心と精神に対する作用：緊張緩和、不安解消
代用できる精油：バニラ

ネロリ (Citrus aurantium L. ssp. amara)

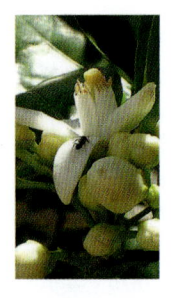

稀に見る優れた鎮静作用があり、子どもを落ち着かせて緊張を緩和させたいときに特に適しています。繊細な香りを嗅げば、母親も子どもも緊張がほぐれて、ストレスが解消され、心の平穏を取り戻しやすくなります。

からだに対する作用：エネルギーバランスの調整
心と精神に対する作用：鎮静、気分爽快、緊張緩和
代用できる精油：ローズ

プチグレン・マンダリン (Citrus reticulata Blanco)

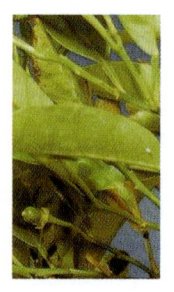

プチグレン・マンダリンオイルは決して安価ではありませんが、芳香族エステルの含有率が高く、緊張緩和作用の最も優れたオイルの1つです。神経系を調整し、バランスを整えます。

からだに対する作用：緊張緩和、鎮痙
心と精神に対する作用：感情の調節、ストレス解消、睡眠促進
代用できる精油：イランイラン・エクストラ

ボディオイル用ブレンド

プチグレン・マンダリン　1滴
ネロリ　1滴
ベンゾイン　1滴
スイートアーモンドオイル　30㎖

- ボディオイル用ブレンドで「∞」の字を描くように子どものお腹を優しくマッサージします。

13.11 創傷の応急手当とアフターケア

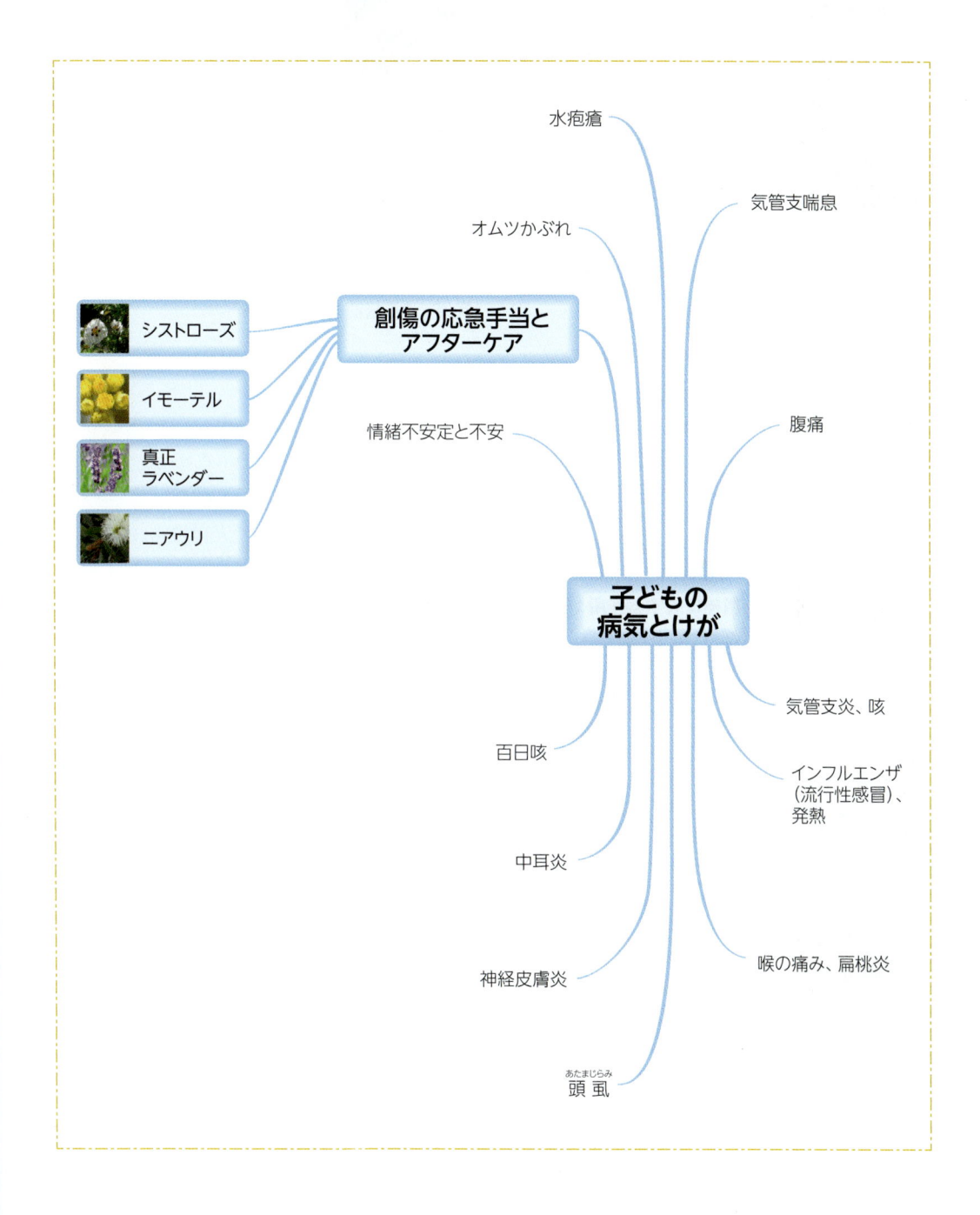

```
         シストローズ ─┐
         イモーテル  ─┤ 創傷の応急手当と      水疱瘡
         真正        ─┤ アフターケア         気管支喘息
         ラベンダー  ─┤            オムツかぶれ
         ニアウリ    ─┘

                        情緒不安定と不安      腹痛

                              子どもの
                              病気とけが
                                         気管支炎、咳
                                         インフルエンザ
                          百日咳         （流行性感冒）、
                                         発熱
                          中耳炎

                                         喉の痛み、扁桃炎
                        神経皮膚炎

                           あたまじらみ
                           頭 虱
```

シストローズ (Cistus ladaniferus L.)

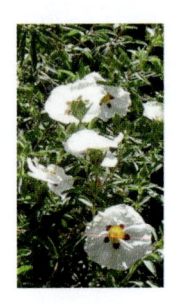

シストローズオイルは出血を止めて組織を落ち着かせるとともに、極端に負担のかかった結合組織をうまく保護します。イモーテルオイル、真正ラベンダーと一緒に使えば、驚くほどの効果が得られます。

からだに対する作用：強い止血作用、うっ滞解消、鎮痙

心と精神に対する作用：バランス調整、気分爽快、精神力向上

イモーテル (Helichrysum italicum G. Don.)

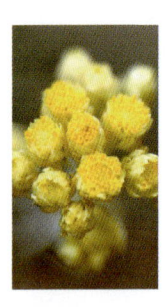

イモーテルオイルほど血腫に有効な精油はありません。表層でも深部でも内出血に対して強いうっ血減少作用があります。

からだに対する作用：強いうっ血減少作用とリンパ流促進作用、うっ滞解消

心と精神に対する作用：緊張緩和、鎮静

真正ラベンダー (Lavandula angustifolia P. Miller syn. Lavandula vera)

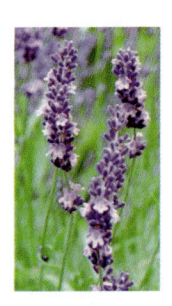

急に襲ってくる激しい痛みには、多数の神経伝達物質を調整する作用のあるラベンダーオイルが役に立ちます。からだだけではなく精神的な痛みも治まります。

からだに対する作用：創傷治癒、鎮痛、血行促進

心と精神に対する作用：バランス調整、鎮静

代用できる精油：ラバンジン・スーパー

ニアウリ (Melaleuca viridiflora)

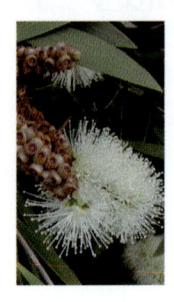

非常に皮膚に優しいニアウリオイルは、抗生物質が知られるようになるずいぶん前からフランスで極めて重要な治療薬とされていました。消毒のためにそのまま患部に塗れば、治癒を促すほか、痛みも緩和されます。

からだに対する作用：強い滅菌作用、抗菌（グラム陽性球菌、黄色ブドウ球菌、A群およびB群連鎖球菌）、消炎、疼痛緩和と皮膚再生

代用できる精油：ティートリー

基本ブレンド

シストローズ　1.5㎖
イモーテル　1.5㎖
真正ラベンダー　1.5㎖

◎ 痛みが激しいときには、この「応急手当用のブレンド」をそのまま使います。
アフターケアには基本ブレンド20滴をセントジョンズワートオイル50㎖に加えます。

13.12 オムツかぶれ

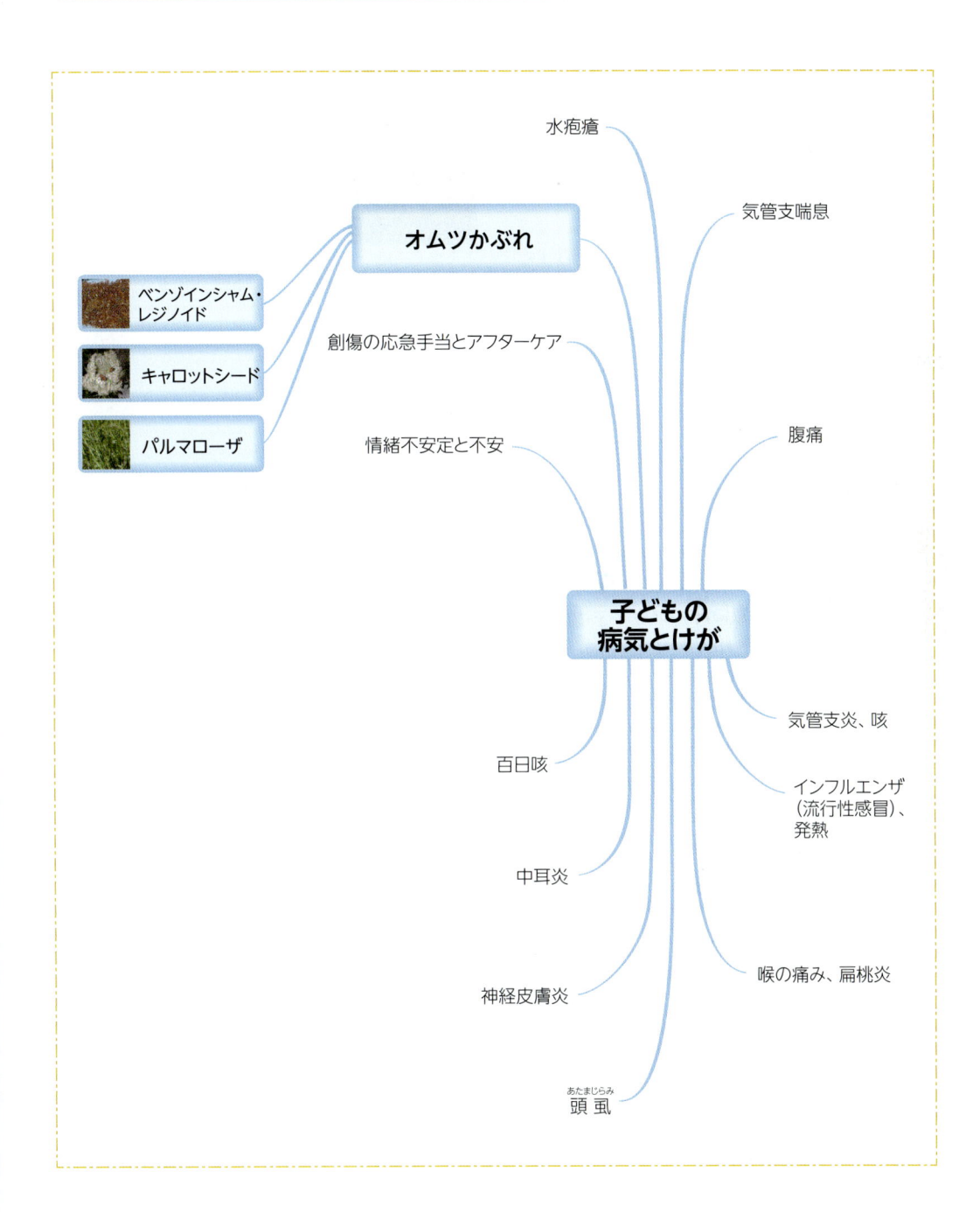

```
                              水疱瘡

                                        気管支喘息
                  ┌─オムツかぶれ─┐
    ベンゾインシャム・
    レジノイド        創傷の応急手当とアフターケア

    キャロットシード

    パルマローザ     情緒不安定と不安
                                        腹痛


                          子どもの
                          病気とけが


                                        気管支炎、咳

                                        インフルエンザ
                                        （流行性感冒）、
                          百日咳           発熱


                          中耳炎

                                        喉の痛み、扁桃炎
                          神経皮膚炎

                          あたまじらみ
                          頭虱
```

ベンゾインシャム・レジノイド
(Styrax tonkinensis)

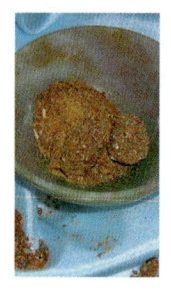

常に予防とケアを心がければ、お尻の割れ目の皮膚の炎症や発赤は防げます。非常に心地良いベンゾインオイルは、真菌感染を防ぎ、穏やかな作用で皮膚の微生物叢と代謝を調整して、炎症を抑えて落ち着かせます。

からだに対する作用：消炎、上皮形成、強い抗真菌作用、皮膚に優しく作用
心と精神に対する作用：緊張緩和
代用できる精油：バニラ

キャロットシード (Daucus carota L.)

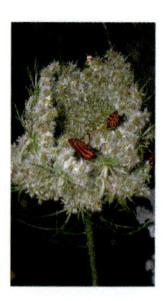

キャロットシードオイルは、古来から刺激を受けて炎症を起こした皮膚の治療に用いられてきた精油です。炎症を抑えるだけではなく、傷も治癒させます。

からだに対する作用：消炎、皮膚細胞再生、皮膚のケアと保護、皮膚に優しく作用
心と精神に対する作用：バランス調整、精神力向上
代用できる精油：アミリス

パルマローザ
(Cymbopogon martinii Will. Watson)

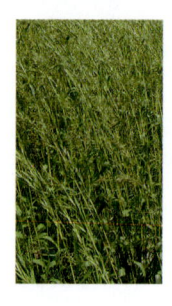

紙オムツを頻繁に交換しないと、オムツの中がジメジメして温かくなり、肛門周囲の皮膚が炎症を起こして痛くなります。皮膚に優しいパルマローザオイルは、皮膚への刺激を予防するためだけではなく、過剰に刺激を受けて損傷した皮膚の手当てにも適しています。真菌感染を予防するほか、皮膚を衛生に保ち、皮膚の微生物叢を再生します。

からだに対する作用：強い抗真菌作用と抗菌作用、皮膚の再生とケア
代用できる精油：ローズウッド、ゼラニウム・ブルボン

オムツかぶれの治療用ブレンド

パルマローザ　3滴
キャロットシード　1滴
ベンゾイン　2滴
セサミオイル　50㎖

激しいとき：芳香蒸留水（ネロリまたはローズ）か水（洗浄用の市販品は用いない）で丁寧に洗浄した後、治療用オイルを塗ります。炎症が治まったら、スキンケアクリームでお尻のケアをします。

スキンケアクリーム：シアバター60g、ココナッツオイル40㎖、ヒッポファエオイル6滴を温めます（決して60℃を超えないように）。ブレンドを加えて混ぜ、50g用容器に詰めて冷まします。

13.13 水疱瘡

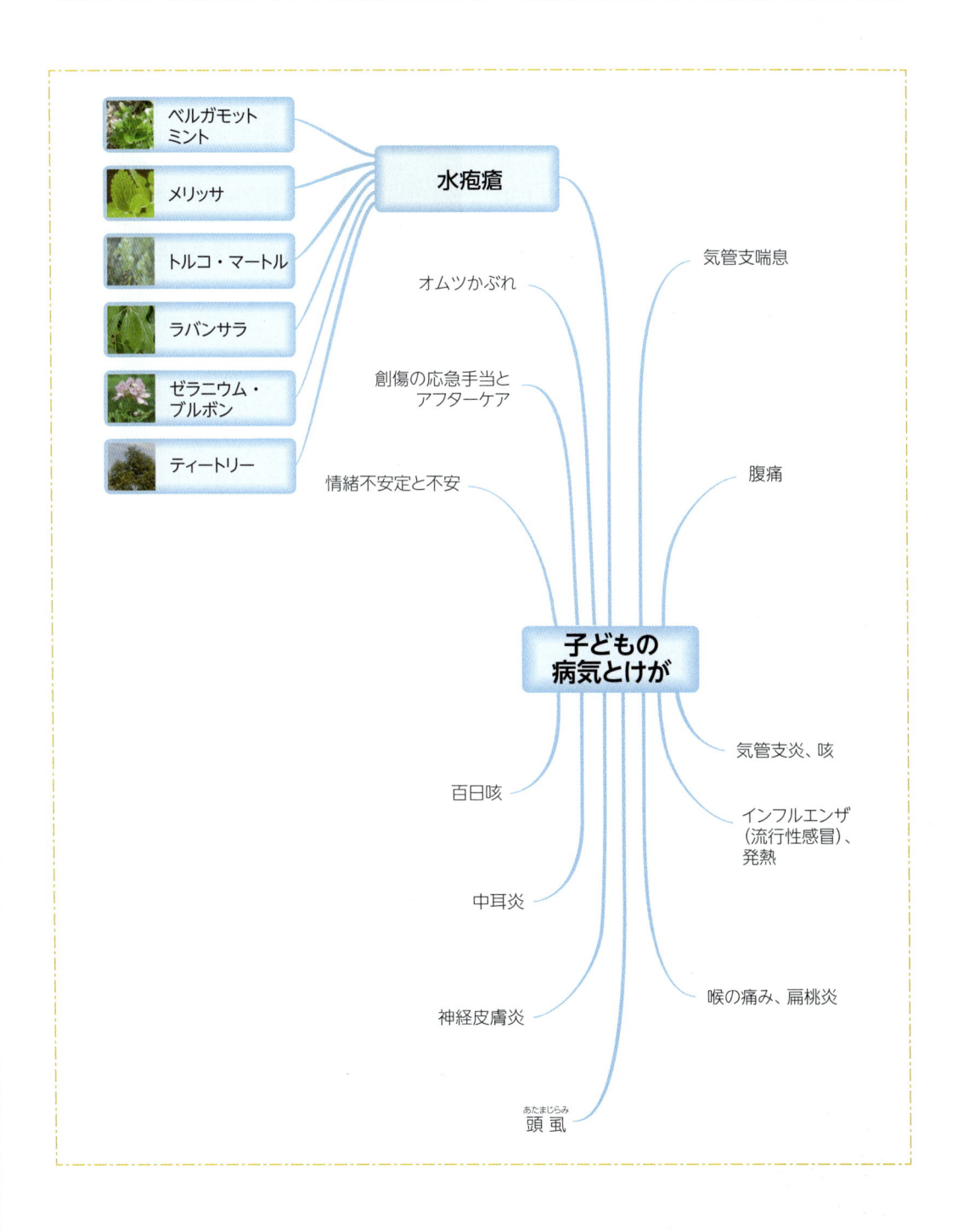

ベルガモットミント	
メリッサ	
トルコ・マートル	
ラバンサラ	
ゼラニウム・ブルボン	
ティートリー	

水疱瘡

- オムツかぶれ
- 創傷の応急手当とアフターケア
- 情緒不安定と不安
- 気管支喘息
- 腹痛

子どもの病気とけが

- 百日咳
- 中耳炎
- 神経皮膚炎
- 頭虱（あたまじらみ）
- 気管支炎、咳
- インフルエンザ（流行性感冒）、発熱
- 喉の痛み、扁桃炎

ベルガモットミント *(Mentha citrata L.)*

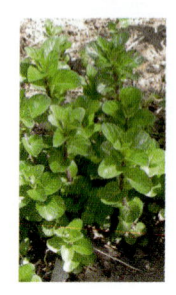

非常に穏やかで緊張を緩和するこのオイルは、多彩な作用を持ち、「ミント属のラベンダー」とも呼ばれます。最初の徴候（小胞の発現）が見られたらすぐにそのまま直接患部に塗ると、水疱瘡の症状を抑えることができます。また免疫系も強化します。

からだに対する作用： 抗ウイルス、鎮痛、スキンケア、免疫力向上
心と精神に対する作用： リフレッシュ、精神力向上、気分爽快、緊張緩和
代用できる精油： 真正ラベンダー、ラバンジン・スーパー

メリッサ *(Melissa officinalis L.)*

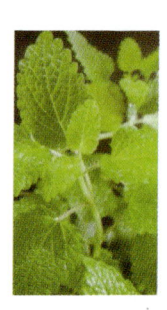

メリッサは、精油抽出時に得られオイルが多少混入されているメリッサウォーターでも、水疱・帯状疱疹ウイルスに対して十分効果があります。純正のメリッサオイルは非常に高価であるため、メリッサ30％、真正ラベンダー70％の混合オイルを販売するメーカーもあります。このオイルは手頃な価格でありながら、効果が高いため、純正のものの代わりに使ってもよいでしょう。

からだに対する作用： 強い抗ウイルス作用、鎮痛
心と精神に対する作用： 鎮静、精神力向上

トルコ・マートル *(Myrtus communis L. CT Cineol)*

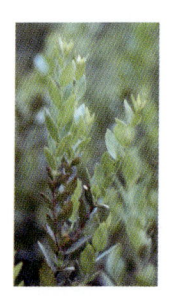

マートルオイルの中でシネオール含有率の最も高いトルコ産のマートルオイルは、非常に皮膚に優しく穏やかな精油で、水疱・帯状疱疹ウイルスに感染した口内粘膜に使うのに最適です。

からだに対する作用： 強い抗ウイルス作用、抵抗力増強
心と精神に対する作用： 鎮静
代用できる精油： カユプテ

ラバンサラ *(Cinnamomum camphora CT 1,8-Cineol)*

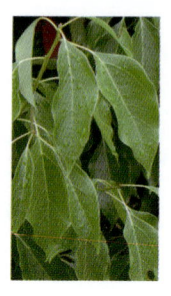

ラバンサラオイルには多岐の作用がありますが、中でもウイルス性感染症に特に役立ちます。水疱・帯状疱疹ウイルスに対して有効な他の精油と同じように、カプシドに働きかけて、ウイルスが宿主細胞に侵襲、増殖する前にウイルスを殺伐します。

からだに対する作用： 抗ウイルス、免疫強化
心と精神に対する作用： 精神力向上

ゼラニウム・ブルボン *(Pelargonium x asperum Typ Bourbon Erhart ex Willdenow)*

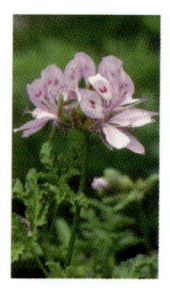

マダガスカル産のゼラニウム・ブルボンオイルは、他のゼラニウムオイルに比べて抗ウイルス作用に優れ、どのような水疱・帯状疱疹ウイルスにも効果があることが実証されています。

からだに対する作用： 強い抗ウイルス作用、鎮痛、免疫調節、鎮静
心と精神に対する作用： 精神力向上、調和、ストレスホルモン調整
代用できる精油： ローズ

ティートリー *(Melaleuca alternifolia Maiden)*

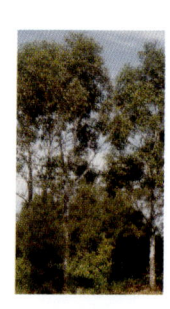

ティートリーオイルは、薄めた方が水疱・帯状疱疹ウイルスに対して特に有効であることが実験でわかっています。また長期間にわたりそのまま用いると、皮膚が乾燥しすぎるという点からも、薄めて使うことが勧められます。

からだに対する作用： 抗ウイルス、鎮痛、皮膚再生
心と精神に対する作用： 精神安定
代用できる精油： ニアウリ、マヌカ

発疹期のブレンド

メリッサ　1滴
マートル　2滴
ラバンサラ　4滴
ゼラニウム・ブルボン　5滴
ティートリー　3滴

◎ **エアゾールスプレー**：ローズウォーターまたはメリッサウォーター 50mlをブレンドとともにスプレー付きの茶色の小瓶に入れます。これを1日数回患部にスプレーします。

アフターケア用ブレンド

マートル　2滴
ラバンサラ　1滴
ゼラニウム・ブルボン　2滴
ベンゾイン　2滴

◎ **かさぶたが取れた後のアフターケア用ボディオイル**：ブレンドにセントジョンズワートオイル 50mlを加えます。これを8日間塗ります。

14　ケア（手当）

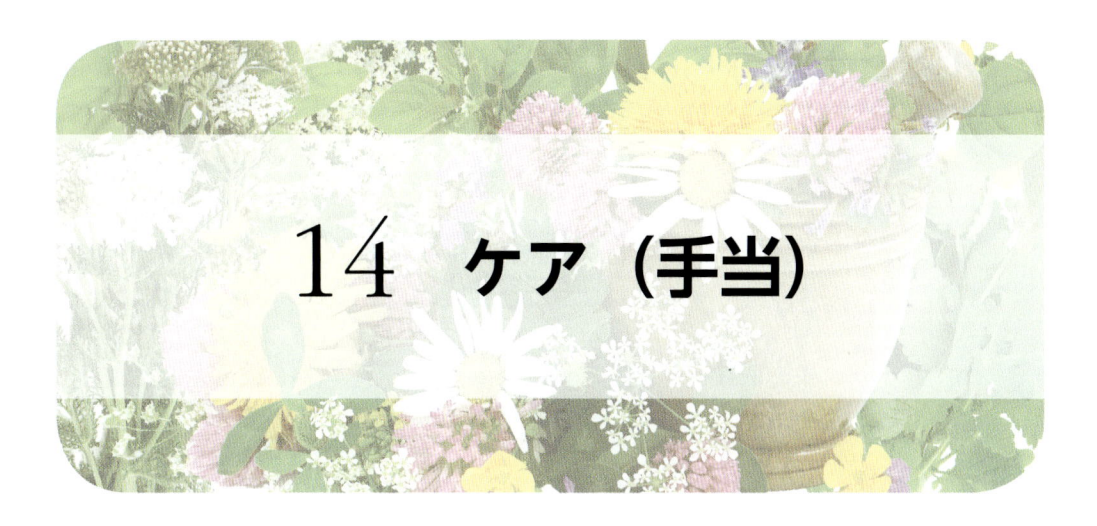

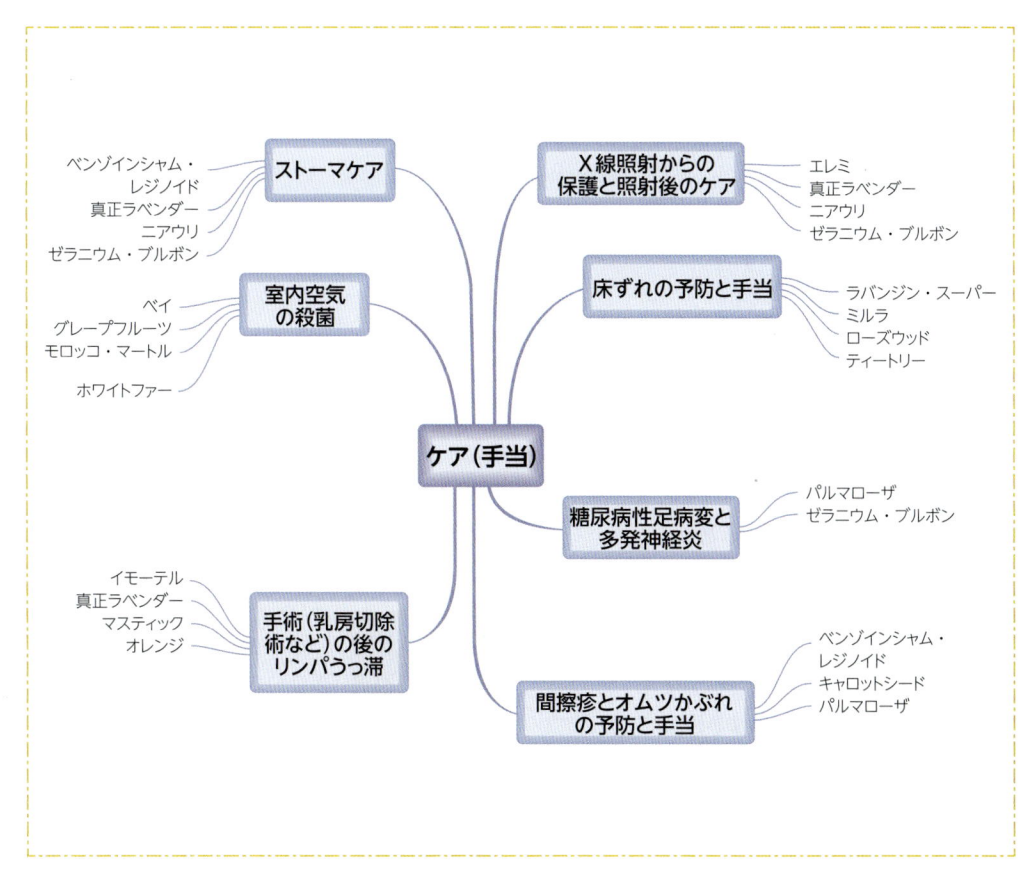

- ケア（手当）
  - ストーマケア
    - ベンゾインシャム・レジノイド
    - 真正ラベンダー
    - ニアウリ
    - ゼラニウム・ブルボン
  - 室内空気の殺菌
    - ベイ
    - グレープフルーツ
    - モロッコ・マートル
    - ホワイトファー
  - 手術（乳房切除術など）の後のリンパうっ滞
    - イモーテル
    - 真正ラベンダー
    - マスティック
    - オレンジ
  - X線照射からの保護と照射後のケア
    - エレミ
    - 真正ラベンダー
    - ニアウリ
    - ゼラニウム・ブルボン
  - 床ずれの予防と手当
    - ラバンジン・スーパー
    - ミルラ
    - ローズウッド
    - ティートリー
  - 糖尿病性足病変と多発神経炎
    - パルマローザ
    - ゼラニウム・ブルボン
  - 間擦疹とオムツかぶれの予防と手当
    - ベンゾインシャム・レジノイド
    - キャロットシード
    - パルマローザ

14.1 X線照射からの保護と照射後のケア

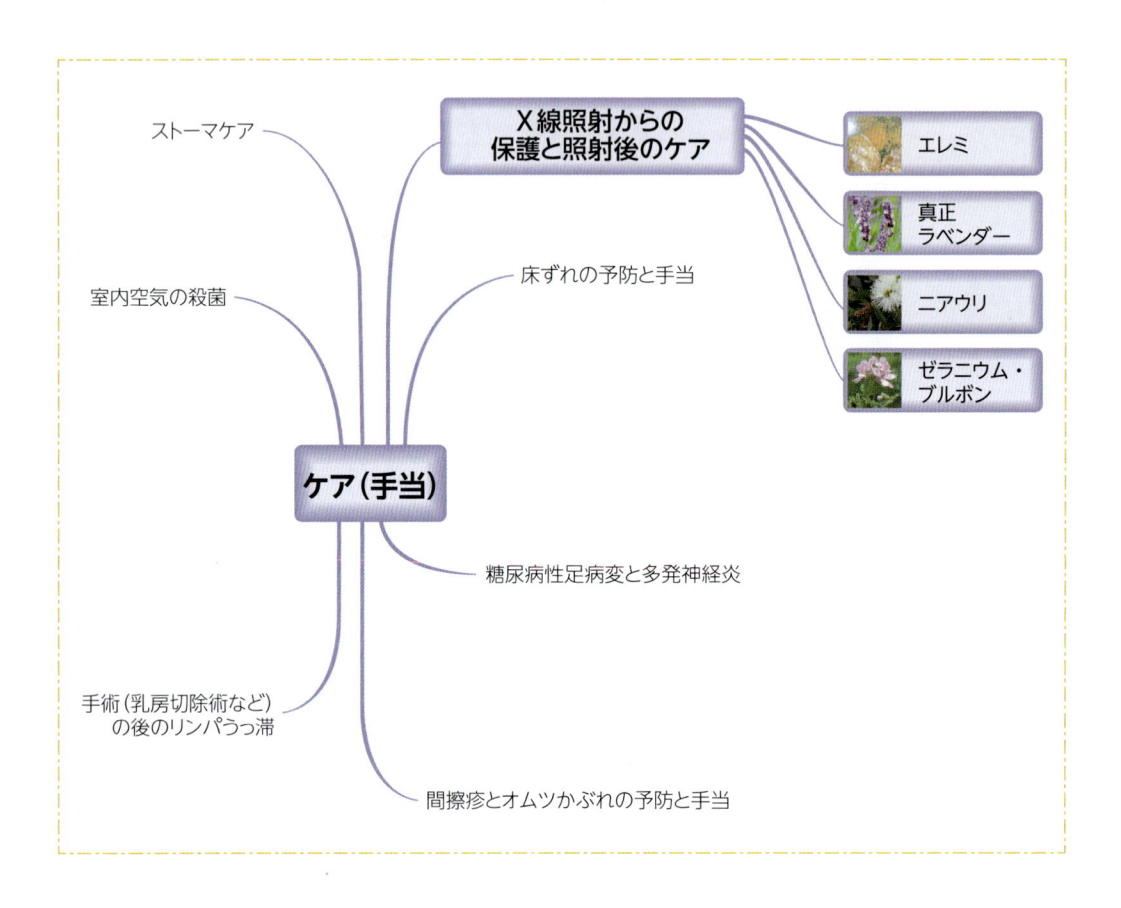

```
ケア（手当）
├─ X線照射からの保護と照射後のケア
│   ├─ エレミ
│   ├─ 真正ラベンダー
│   ├─ ニアウリ
│   └─ ゼラニウム・ブルボン
├─ ストーマケア
├─ 室内空気の殺菌
├─ 床ずれの予防と手当
├─ 糖尿病性足病変と多発神経炎
├─ 手術（乳房切除術など）の後のリンパうっ滞
└─ 間擦疹とオムツかぶれの予防と手当
```

エレミ (Canarium luzonicum (Miq.) A.)

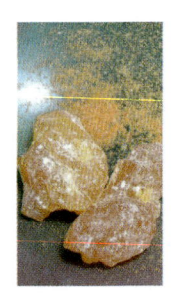

放射線照射は、皮膚に大きな負担をかけます。エレミは皮膚を保護するほか、傷を治して皮膚の機能を回復させます。

からだに対する作用：消炎、上皮形成、皮膚再生
代用できる精油：シストローズ、ベンゾインシャム

真正ラベンダー (Lavandula angustifolia P. Miller syn. Lavandula vera)

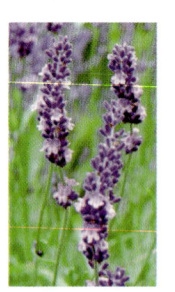

ラベンダーオイルは、放射線療法で生じる火傷の治療に適した精油です。放射線照射後、真正ラベンダーオイルを患部とその周辺にしっかりスプレーすれば、火傷や炎症にならずにすみます。

からだに対する作用：消炎、細胞再生、創傷治癒、鎮痛、皮膚に優しく作用
心と精神に対する作用：バランス調整、鎮静
代用できる精油：ラバンジン・スーパー、スパイクラベンダー、ベルガモットミント

ニアウリ (Melaleuca viridiflora)

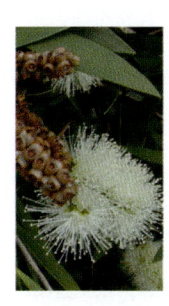

ニアウリはそのまま塗ることのできる非常に肌に優しいオイルで、照射前に使っておけば皮膚の損傷を防ぐことができます。また損傷した部位の治癒を促して、痛みを緩和します。

からだに対する作用：消炎、鎮痛、皮膚再生
代用できる精油：ティートリー

ゼラニウム・ブルボン (Pelargonium x asperum Typ Bourbon Erhart ex Willdenow)

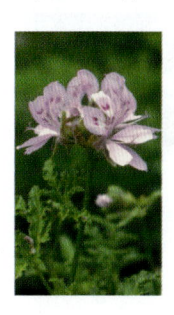

ゼラニウム・ブルボンオイルをそのまま広範囲に塗れば、傷ついた皮膚が治り、痛みが緩和されます。また、精神的な負担が大きいときに元気を回復させます。

からだに対する作用：鎮痛、鎮静
心と精神に対する作用：精神力向上、調和、ストレスホルモン調整
代用できる精油：ローズ

照射から皮膚を守るスプレー

真正ラベンダー　10mℓ
ニアウリ　10mℓ

◎ 茶色のスプレー付き容器に入れて、照射の前後にスプレーします（照射前に使用する際には、必ずその部位が乾燥してから照射を受けてください）。

ケア用ブレンド

真正ラベンダー　15滴
ニアウリ　15滴
ゼラニウム・ブルボン　10滴
エレミ　10滴
セントジョンズワートオイル　50mℓ

◎ 皮膚が落ち着くまで、1日2〜3回、患部にブレンドを塗ります。

14.2 床ずれの予防と手当

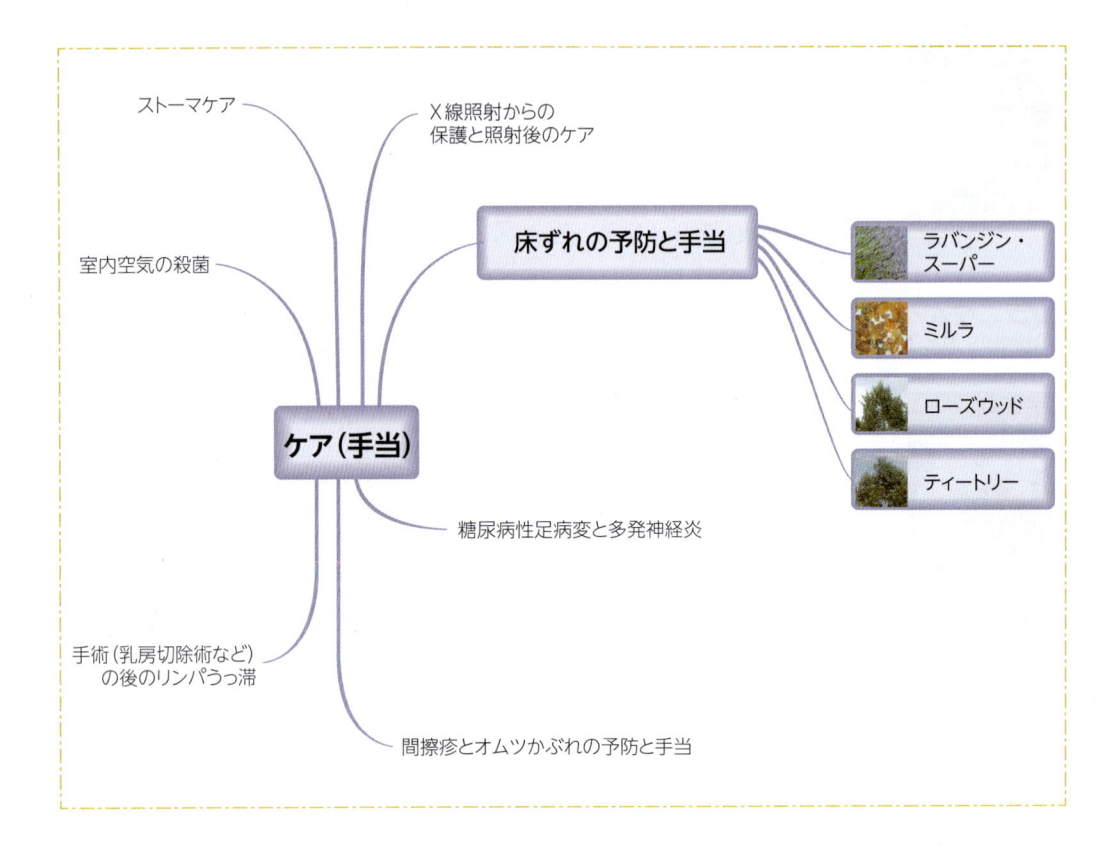

```
ストーマケア          X線照射からの
                     保護と照射後のケア
                                      ┌──────────────┐         ラバンジン・
室内空気の殺菌                         │床ずれの予防  │         スーパー
                                      │と手当        │
                                      └──────────────┘         ミルラ
          ┌──────────┐
          │ ケア(手当)│                                         ローズウッド
          └──────────┘
                      糖尿病性足病変と多発神経炎                ティートリー

   手術(乳房切除術など)
   の後のリンパうっ滞

              間擦疹とオムツかぶれの予防と手当
```

ラバンジン・スーパー
(Lavandula burnati Briquet)

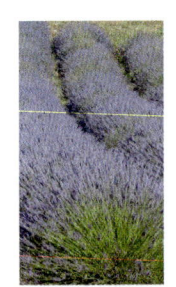

真正ラベンダーオイルよりも安価ですが、からだに対しても精神に対してもラベンダーに劣らないほど多岐にわたり作用します。床ずれなど、長期間、寝たきり状態で損傷のおそれがある部位や、損傷した部位の傷を治癒して落ち着かせます。またストレスのかかった状態にあるときに、精神を落ち着かせ、緊張を緩和します。
からだに対する作用：滅菌、消炎、血行促進、細胞再生、創傷治癒、鎮痛
心と精神に対する作用：鎮静
代用できる精油：真正ラベンダー、ベルガモットミント、プチグレン・ビターオレンジ

ミルラ *(Commiphora myrrha Nees syn. Commiphora molmol)*

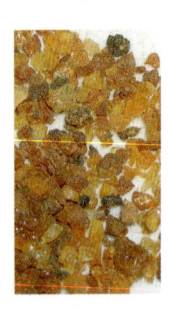

ミルラオイルは、皮膚の抵抗力を向上させて、褥瘡(床ずれ)を抑えます。さらに、傷ついた皮膚の治療とアフターケアにも最適であることが実証されています。
からだに対する作用：収斂、消炎、細胞再生、創傷治癒
心と精神に対する作用：精神安定
代用できる精油：パチュリー、ナルデ

14.2 床ずれの予防と手当

ローズウッド
(Aniba parviflora Mez. syn. Aniba rosaeodora)

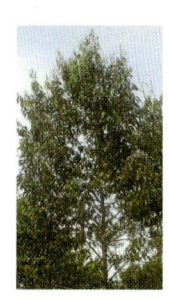

華やかでウッディ調のローズウッドオイルは、特にスキンケアに適しており、皮膚細胞の修復機能を助けます。肉芽形成と瘢痕形成を促す作用があるため、できてしまった傷の手当にも役立ちます。

からだに対する作用： スキンケア、皮膚の微生物叢の調整

代用できる精油： パルマローザ、ゼラニウム・ブルボン

ティートリー
(Melaleuca alternifolio Maiden)

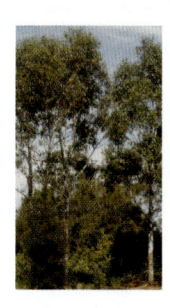

褥瘡（床ずれ）の治療で発生するもう1つの問題は、圧迫でできた潰瘍に病原細菌や真菌が繁殖するおそれがあることです。多くの臨床報告で、ティートリーオイルの優れた抗菌性と創傷治癒効果が示されています。

からだに対する作用： 多種の菌に対する抗菌（グラム陽性ブドウ球菌、プロテウス菌など腸内細菌）、滅菌、抗真菌、消炎、抵抗力増強、鎮痛、止痒、血行促進、うっ滞解消、皮膚再生

代用できる精油： ニアウリ

床ずれの手当のためのブレンド

ラバンジン・スーパー　6滴
ミルラ　5滴
ローズウッド　5滴
ティートリー　4滴
セントジョンズワートオイル（または、より安価なオリーブオイル）　50mℓ

◉ 床ずれの起こりやすい部位にケア用オイルを定期的に塗ります。

14.3 糖尿病性足病変と多発神経炎

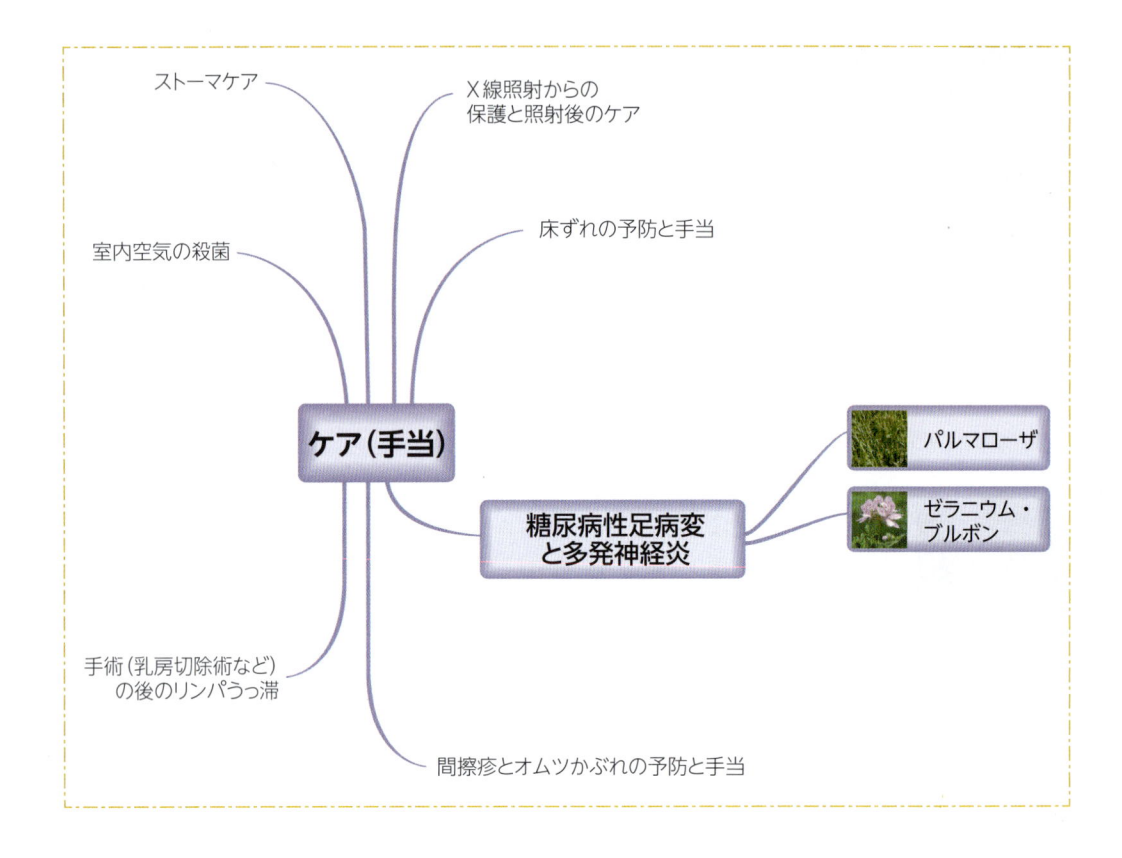

```
ストーマケア            X線照射からの
                      保護と照射後のケア

  室内空気の殺菌          床ずれの予防と手当

                                              パルマローザ
          ケア（手当）    糖尿病性足病変
                        と多発神経炎            ゼラニウム・
                                              ブルボン

  手術（乳房切除術など）
  の後のリンパうっ滞

            間擦疹とオムツかぶれの予防と手当
```

パルマローザ
(Cymbopogon martinii Will. Watson)

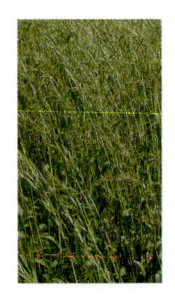

糖尿病の合併症の1つに足の病変があります。病変部は血行が阻害されていたり、末梢神経が損傷されていたりするため、けがや感染が生じやすくなっています。感染症予防と血行促進のために、パルマローザオイルを加えたブレンドで定期的に足を手入れするとよいでしょう。

からだに対する作用：強い抗真菌作用と抗菌作用、血行促進作用と皮膚の代謝促進作用、スキンケア、皮膚の微生物叢のバランスを調整
代用できる精油：リナロールウッド

ゼラニウム・ブルボン (Pelargonium x asperum Typ Bourbon Erhart ex Willdenow)

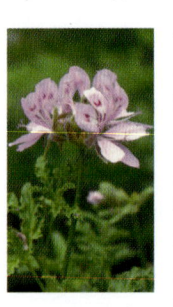

ゼラニウムオイルにはさまざまな機能を調節する特性があり、穏やかに心身の機能を調和させて、過剰なストレスホルモンの産生を防ぎます。非常に作用が穏やかで皮膚に優しく、消毒と治療用としてそのまま塗ることができます。皮膚細胞の再生を活発にして、皮膚の微生物叢のバランスを生理学的に正常な状態に戻します。

からだに対する作用：抗菌、滅菌、血行促進作用と皮膚の代謝促進作用、スキンケア、創傷治癒、皮膚の微生物叢のバランス調整
代用できる精油：ローズ、ローズウッド

ブレンド

パルマローザ　5滴
ゼラニウム・ブルボン　5滴
カロフィラム20㎖とセントジョンズワート30㎖

◎　1日数回、ケア用オイルを足に塗ります。

14.4 間擦疹とオムツかぶれの予防と手当

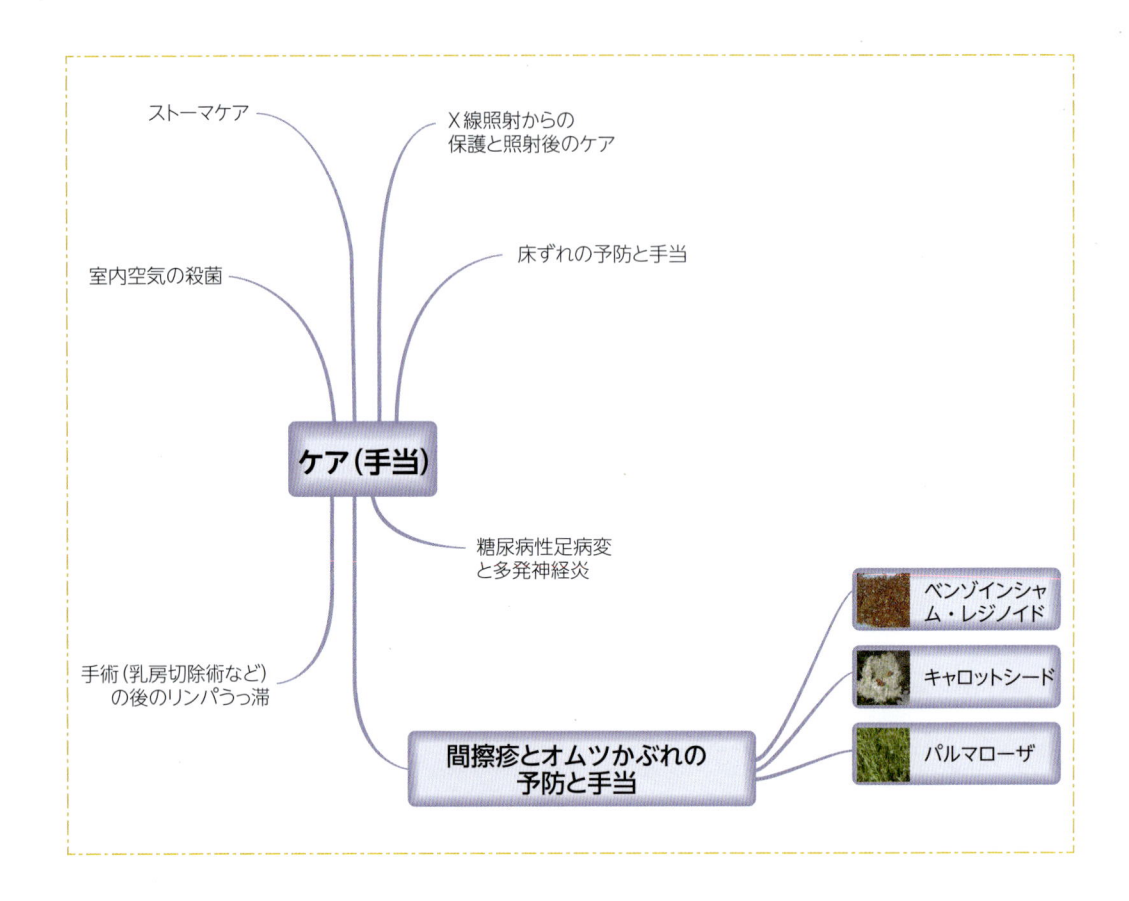

```
ストーマケア       X線照射からの
                 保護と照射後のケア

室内空気の殺菌          床ずれの予防と手当

              ケア（手当）

                 糖尿病性足病変
                 と多発神経炎
                                    ベンゾインシャ
                                    ム・レジノイド

手術（乳房切除術など）                キャロットシード
の後のリンパうっ滞
              間擦疹とオムツかぶれの
              予防と手当              パルマローザ
```

ベンゾインシャム・レジノイド
(Styrax tonkinensis)

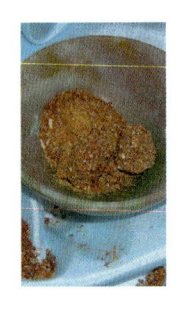

からだの屈曲部の皮膚は、間擦疹ができやすい部位です。間擦疹は放っておくと炎症を起こして、燃えるような痛みが生じますが、常時予防とケアをすれば防ぐことができます。ベンゾインオイルは優れたバルサムオイルで、真菌症を防いで、皮膚の微生物叢と皮膚の代謝を優しく調整します。また消炎作用と鎮静作用もあります。
からだに対する作用：消炎、上皮形成、強い抗真菌作用、皮膚に優しく作用
心と精神に対する作用：緊張緩和
代用できる精油：バニラ

キャロットシード *(Daucus carota L.)*

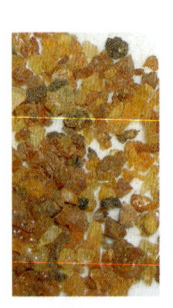

キャロットシードオイルは、古くから炎症を起こした皮膚やストレスのかかった皮膚の治療に用いられてきました。炎症を抑えるだけではなく、傷の治りも早くします。
からだに対する作用：消炎、皮膚細胞再生、皮膚のケアと保護、皮膚に優しく作用
心と精神に対する作用：バランス調整、精神力向上
代用できる精油：アミリス

パルマローザ
(Cymbopogon martinii Will. Watson)

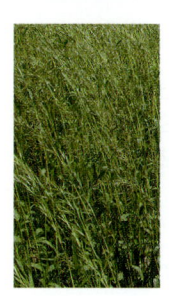

屈曲部の皮膚は、深く皺が寄って温かく湿度が高いため、細菌や真菌が繁殖しやすい状態にあります。肌に優しいパルマローザオイルは、皮膚が刺激を受けて傷つくのを予防するほか、傷ついてしまった皮膚の手当にも使えます。消毒作用が続き、皮膚の微生物叢を再生します。

からだに対する作用： 強い抗真菌作用と抗菌作用、皮膚の再生とケア

代用できる精油： ローズウッド、ゼラニウム・ブルボン

間擦疹とオムツかぶれのケアのためのブレンド

キャロットシード　2滴
パルマローザ　10滴
ゼラニウム・ブルボン　5滴
ベンゾイン　3滴
セントジョンズワートオイル（またはより安価なオリーブオイル）　50mℓ

◎ 罹患しやすい部位に定期的にケアオイルを塗ります。

14.5 手術（乳房切除術など）の後のリンパうっ滞

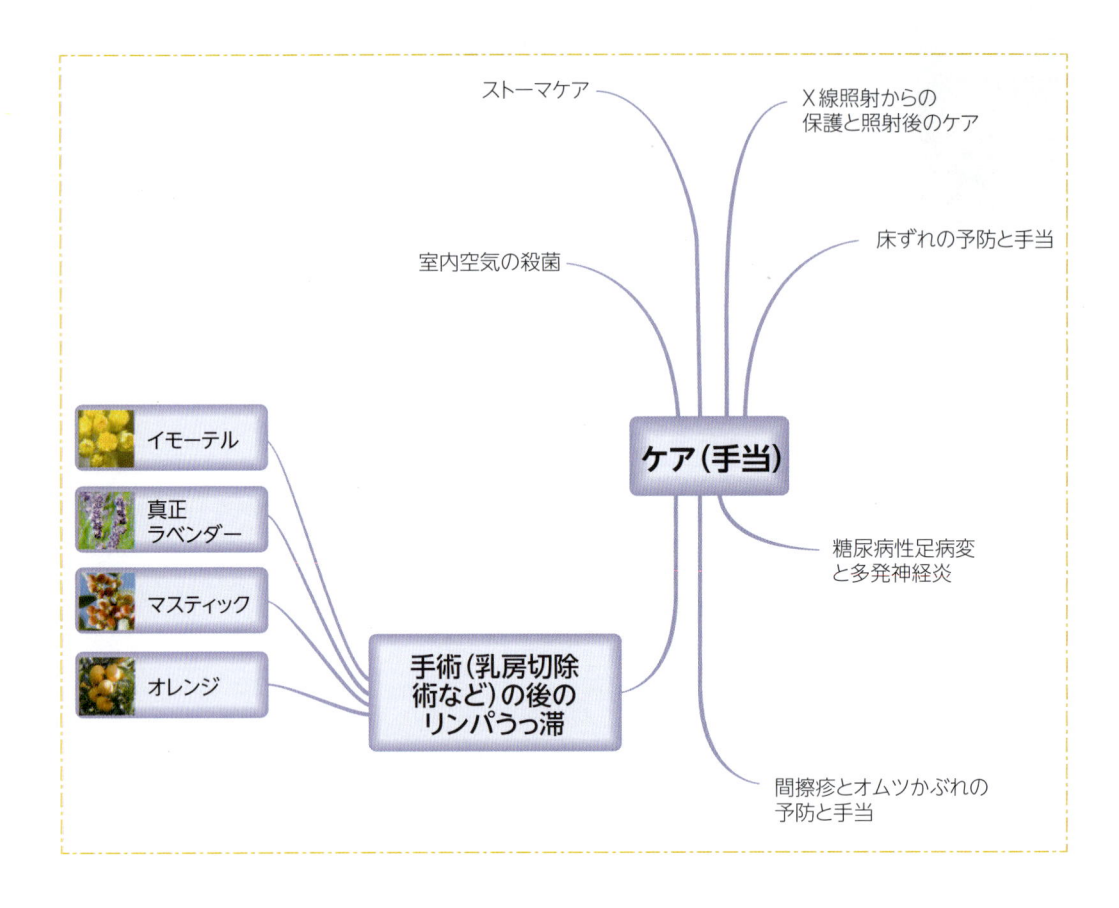

図中テキスト：
- ケア（手当）
  - ストーマケア
  - X線照射からの保護と照射後のケア
  - 室内空気の殺菌
  - 床ずれの予防と手当
  - 糖尿病性足病変と多発神経炎
  - 間擦疹とオムツかぶれの予防と手当
  - 手術（乳房切除術など）の後のリンパうっ滞
    - イモーテル
    - 真正ラベンダー
    - マスティック
    - オレンジ

イモーテル (Helichrysum italicum G. Don.)

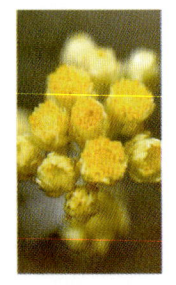

イモーテルオイルは非常に有用なオイルです。残念ながら最近は価格が上昇してしまいましたが、リンパ流を促進して作用するため微量でも腫れをひかせる効果があります。術後そのまますぐに使えば、腫れを防ぐこともできます。

からだに対する作用：リンパ流の促進、うっ滞解消、強いうっ血減少作用
心と精神に対する作用：緊張緩和、鎮静
代用できる精油：ゼラニウム・ブルボン

真正ラベンダー (Lavandula angustifolia P. Miller syn. Lavandula vera)

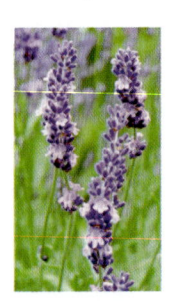

手術は、精神的ストレスにつながることが少なくありません。真正ラベンダーオイルを加えたボディオイル用ブレンドには、神経を落ち着かせて睡眠を促進する作用があるため、精神的に追い詰められたときに役立ちます。

からだに対する作用：創傷治癒、鎮痛、睡眠促進
心と精神に対する作用：バランス調整、鎮静、自信回復、不安解消
代用できる精油：ラバンジン・スーパー、ベルガモットミント、プチグレン・ビターオレンジ

14.5 手術（乳房切除術など）の後のリンパうっ滞 225

マスティック *(Pistacia lentiscus L.)*

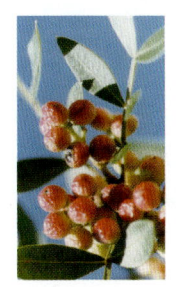

マスティックオイルは強い消炎作用があるだけではなく、毒素を排出する作用があるため、術後のケアに役立ちます。さらにリンパ流を促進して、リンパ液も誘導します。

からだに対する作用： 滅菌、強いリンパ系うっ滞解消作用

オレンジ
(Citrus sinensis ssp. dulcis (L.) Person)

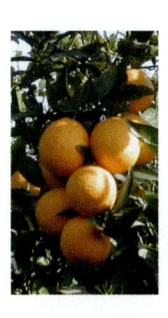

オレンジオイルは血行を促進するほか、リンパの流れを刺激してうっ滞を解消します。優しく心を包み込むような香りは人気があり、ブレンドに加えれば、活力が与えられ気持ちが晴れ晴れとする効果が得られます。

からだに対する作用： リンパ流の促進、血行促進
心と精神に対する作用： 活力、緊張緩和、気分爽快
代用できる精油： ベルガモット、マンダリン、グレープフルーツ、ライム

> **注意**
> 高濃度（1％超）で用いると、皮膚を刺激することがあります。

リンパマッサージオイル用ブレンド

オレンジ　4滴
イモーテル　3滴
真正ラベンダー　2滴
マスティック　3滴
ローズヒップオイル20mlとスイートアーモンドオイル30ml

- 1日数回、リンパマッサージオイルをマッサージ部位に塗り（リンパ液誘導術に従うのが理想的です）、必ず末梢から心臓に向かって優しくなでていきます。

14.6 室内空気の殺菌

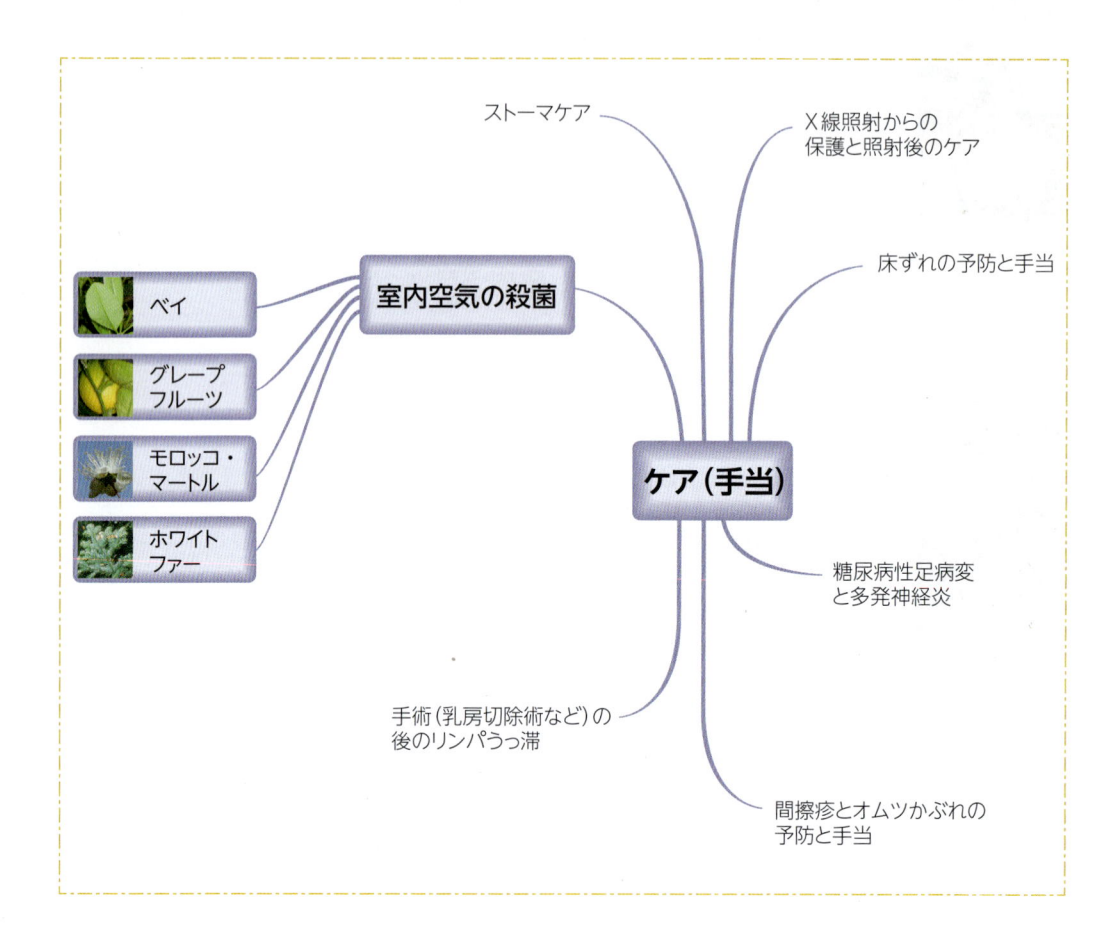

```
                    ストーマケア        X線照射からの
                                       保護と照射後のケア

  ベイ
                                       床ずれの予防と手当
  グレープ        室内空気の殺菌
  フルーツ

  モロッコ・
  マートル
                          ケア（手当）
  ホワイト
  ファー
                                       糖尿病性足病変
                                       と多発神経炎


                  手術（乳房切除術など）の
                  後のリンパうっ滞

                                       間擦疹とオムツかぶれの
                                       予防と手当
```

ベイ (Piments racemosa (Miller) J. Moore)

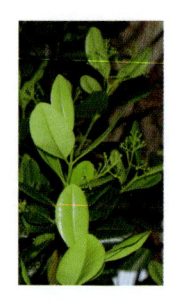

クローブを思わせる香りのベイオイルには、オイゲノール、モノテルペン、モノテルペンフェノール類が多く含まれており、室内空気の微生物を殺滅する作用があります。
からだに対する作用：強い抗菌作用と抗ウイルス作用
心と精神に対する作用：活力向上、気分高揚
代用できる精油：シナモンバーク、シナモンリーフ、クローブ、クローブリーフ

― **注意** ―
高濃度で用いると、皮膚と粘膜を刺激します。低濃度（0.5%）で外用すれば、忍容性に優れ、アレルギー反応の心配もありません。

グレープフルーツ
(Citrus paradisi Macfayden J.)

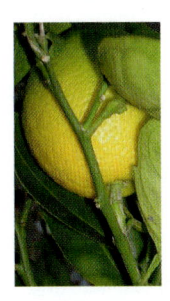

ストレスがあると免疫系が弱くなり、打ちのめされてエネルギーが消耗したように感じます。フルーティでフレッシュなグレープフルーツオイルの香りを嗅げば、気分が晴れやかになり、免疫系が強くなります。さらにモノテルペンを多く含んでいるため、消毒作用もあります。

からだに対する作用：免疫機能促進、空気浄化
心と精神に対する作用：気分爽快
代用できる精油：シトラスオイル全種

> **注意**
> 敏感肌の人は高用量(1%超)で用いると、皮膚が刺激されることがあります。フロクマリンが微量含まれていますが、生理的用量(1%)で用いれば日光過敏症の心配はありません。

モロッコ・マートル
(Myrtus communis L. CT Myrtenylacetat)

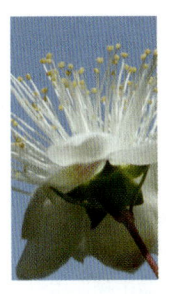

穏やかですっきりとした癒し系の香りのマートルオイルを吸入すれば、神経系の緊張がほぐれる上、ストレスのかかった粘膜が落ち着きます。

からだに対する作用：強い抗菌作用
心と精神に対する作用：気分爽快、緊張緩和
代用できる精油：トルコ・マートル

ホワイトファー *(Abies alba Mill.)*

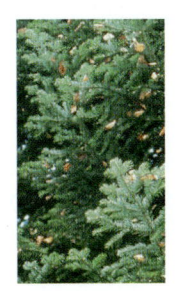

ホワイトファーのフレッシュな香りには、強い気分爽快作用があります。シトラスオイルと併用すれば、室内空気の殺菌作用が増強されます。

からだに対する作用：強い抗菌、抗ウイルス、免疫機能促進
心と精神に対する作用：気分爽快、精神力向上
代用できる精油：グランドファー、シベリアモミ

室内用スプレーのためのブレンド

グレープフルーツ　7滴
マンダリン　5滴
モロッコ・マートル　4滴
ホワイトファー　3滴
ベイ　1滴
ベンゾイン　3滴
マートルウォーター　50mℓ

スプレー付きの茶色の小瓶に精油を入れます。必要に応じて1日数回スプレーします(使用前には必ずよく振って混ぜること)。

アロマランプ用ブレンド

グレープフルーツ　4滴
マンダリン　3滴
ホワイトファー　2滴
ベイ　1滴

14.7 ストーマケア

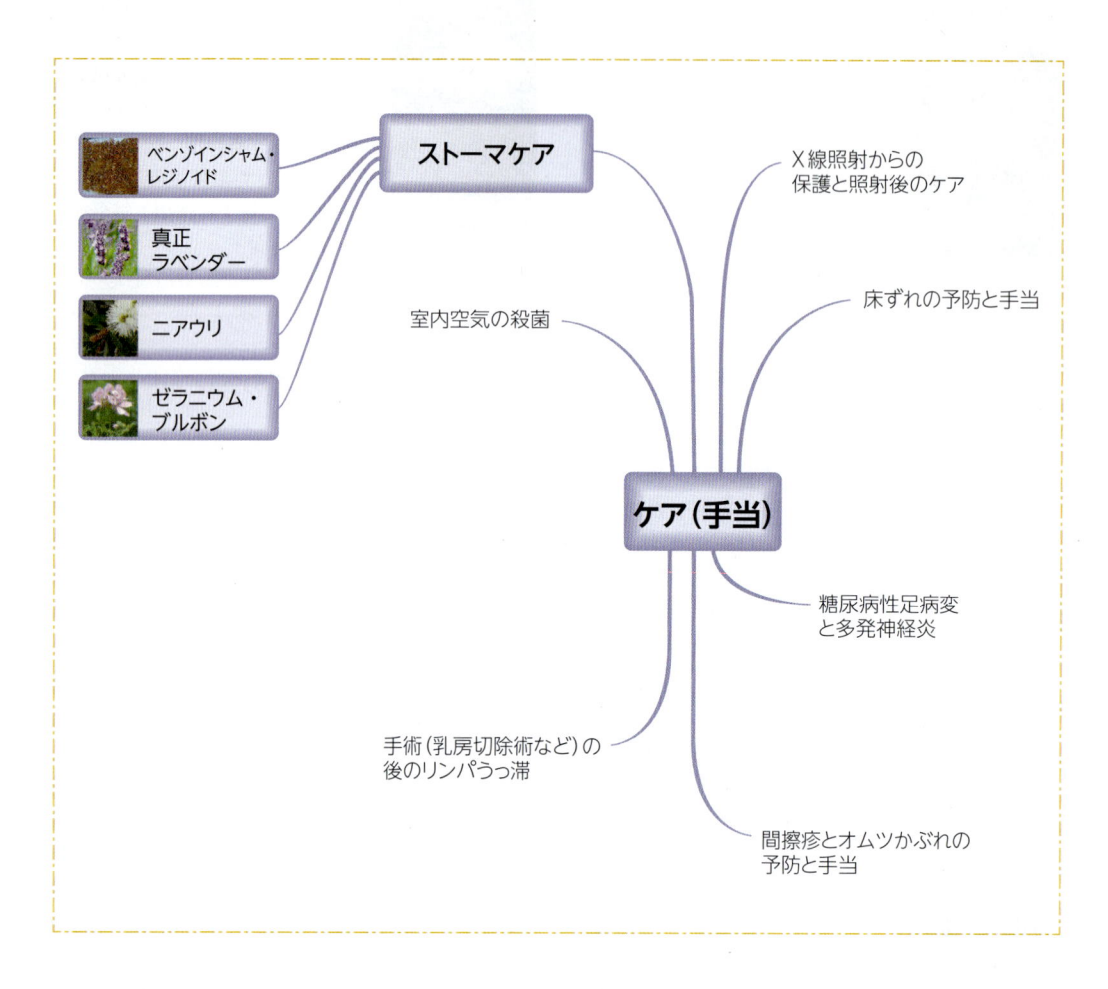

ストーマケア
- ベンゾインシャム・レジノイド
- 真正ラベンダー
- ニアウリ
- ゼラニウム・ブルボン

ケア（手当）
- X線照射からの保護と照射後のケア
- 床ずれの予防と手当
- 室内空気の殺菌
- 糖尿病性足病変と多発神経炎
- 手術（乳房切除術など）の後のリンパうっ滞
- 間擦疹とオムツかぶれの予防と手当

ベンゾインシャム・レジノイド
(Styrax tonkinensis)

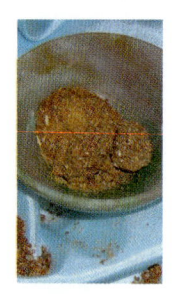

ストーマ周辺の皮膚は非常に敏感で、酸外套（皮脂でできた皮膚を弱酸性に保つ保護膜）も弱くなっています。そのため、ストーマ周辺の皮膚は刺激を与えないよう、優しく洗浄しなければなりません。ベンゾインオイルは香りのよいオイルで、皮膚の微生物叢も代謝も損なわず作用し、消炎、鎮静、消臭効果もあります。

からだに対する作用：消炎、強い抗微生物作用、皮膚に優しく作用、止痒、防臭

心と精神に対する作用：緊張緩和、不安解消

真正ラベンダー (Lavandula angustifolia P. Miller syn. Lavandula vera)

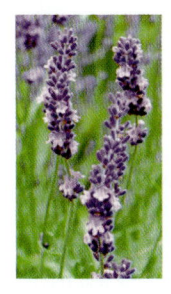

ストーマを装着すると皮膚が傷つき、細菌が繁殖しやすく、たいてい軽い炎症を起こしています。そのため、慎重かつ丁寧なケアが必要です。治癒効果の高いラベンダーオイルは、ストーマの日々の交換で生じる炎症を抑えて、痒みを和らげます。重厚な香りを嗅げば、安心感が得られるでしょう。

からだに対する作用：強い抗菌作用、滅菌、細胞再生、消炎、止痒、皮膚に優しく作用、防臭
心と精神に対する作用：バランス調整、鎮静
代用できる精油：ラバンジン・スーパー、スパイクラベンダー、ベルガモットミント

ニアウリ (Melaleuca viridiflora)

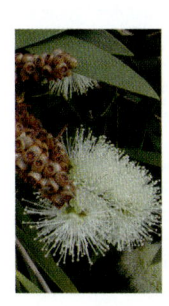

非常に肌に優しいニアウリオイルは、そのまま皮膚に塗ることのできるオイルで、皮膚を保護し、排便時に生じる刺激や感染を防ぎます。また傷ついた皮膚の治癒を促して、痒みを抑えます。

からだに対する作用：強い滅菌作用と抗菌作用、消炎、止痒、皮膚再生
代用できる精油：ティートリー

ゼラニウム・ブルボン (Pelargonium x asperum Typ Bourbon Erhart ex Willdenow)

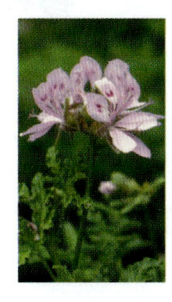

ゼラニウムから採れる精油には、さまざまな機能を調整する作用があります。穏やかで皮膚に優しく、消毒と治療にそのまま使えます。皮膚細胞の再生を活発にし、皮膚の微生物叢のバランスを生理学的に正常な状態に戻します。

からだに対する作用：抗菌、滅菌、鎮静、スキンケア、創傷治癒、皮膚の微生物叢のバランスを調整
心と精神に対する作用：精神力向上、調和
代用できる精油：ローズ、パルマローザ

ストーマケア用スプレーのブレンド

真正ラベンダー　6滴
ゼラニウム・ブルボン　4滴
ニアウリ　6滴
ベンゾイン　4滴
芳香蒸留水（ローズ、マートル、ペパーミントなど）
または乳酸リンゲル液　100mℓ

◎ ストーマ交換時に、皮膚を洗浄した後、ストーマと周辺皮膚に吹き付けて乾燥させます。使用前には必ずよく振り混ぜます（油脂分は残らないので、接着剤が付かないといった問題は生じません）。

参考文献

Baudoux D. Les Cahiers Pratiques d'Aromathérapie selon l'École Française. Luxembourg: Ed Inspir. Vol. 1 Pédiatrie. 2001; Vol. 2 Dermatologie 2003

Beuscher N. Vom Wohlgeruch zur Wirkung. Wie wirken ätherische Öle im Bronchialbereich? München: FORUM für Aromatherapie und Aromapflege 1999; 16: 41 – 45

Bierbach E (Hrsg.). Naturheilpraxis heute. 1. Aufl. München, Jena: Urban & Fischer; 2000

Braunschweig v. R. Teebaum-Öle. 1. Aufl. München: Gräfe und Unzer; 1996

Braunschweig v. R. Pflanzenöle. Qualität, Anwendung und Wirkung. 1. Aufl. Wiggensbach: Stadelmann-Eigenverlag; 2007

Braunschweig v. R. Lavendel, Teebaum und Manuka. 1. Aufl. München: Gräfe und Unzer; 1998

Braunschweig v. R, Werner M. Ein starkes Trio: Lavendel fein, Speiklavendel und Lavandin. München: FORUM für Aromatherapie und Aromapflege 2004; 25: 3 – 7

Braunschweig v. R. Allergie: Zedernholz-Öl und Zypressen-Öl. München: FORUM für Aromatherapie und Aromapflege 1995; 8: 15 – 17

Braunschweig v. R. Das Geheimnis der Ester. München: FORUM für Aromatherapie und Aromapflege 1996; 9: 6 – 7

Braunschweig v. R. Psychoaromatherapie: Sinn der Sinnlichkeit. München: FORUM für Aromatherapie und Aromapflege 1999; 16: 56 – 60

Braunschweig v. R. Allergische Reaktionen – warum genuine Öle in der Aromatherapie so wertvoll sind. München: FORUM für Aromatherapie und Aromapflege 2003; 23: 24 – 25

Brunswchig H. Liber de arte destillandi. Band 2; Strassburg; 1507

Collin P. Den Venen zuliebe – Calophyllum Inophyllum. München: FORUM für Aromatherapie und Aromapflege 1996; 9: 22 – 23

Collin P, Werner M. Solubol 196 R. München: FORUM für Aromatherapie und Aromapflege 1997; 11: 29 – 30

Drake RL, Vogl W, Mitchell AW. Gray's Anatomie für Studenten. 1. Aufl. München: Elsevier; 2007

Franchomme P, Pénoël D. L'Aromathérapie exactement. 4. Aufl. Chatillon-sur-Seine: Editions Roger Jollois; 2001

Gildemeister E, Hoffmann F. Die ätherischen Öle, Bde. 4 bis 7. Berlin: Akademie; 1956 – 1961

Hänsel R et al. (Hrsg.). Hagers Handbuch der Pharmazeutischen Praxis. Drogen A – Z. 5. Aufl. Berlin, Heidelberg, New York: Springer; 1992

Hatt H, Dee R. Das Maiglöckchenphänomen. Alles über das Riechen und wie es unser Leben bestimmt. 1. Aufl. München: Piper; 2008

Jellinek P. Die psychologischen Grundlagen der Parfümerie. 4. Aufl. Heidelberg: Hüthig; 1994

Juergens UR. Steroidartige Hemmung des monocytären Arachidonsäuremetabolismus und der IL-1-beta-Produktion durch 1,8-Cineol. Atemwegs- und Lungenkrankheiten, Zeitschrift für Diagnostik und Therapie 1998; 24: 3 – 11

Juergens UR et al. Antiinflammatorische Wirkung von 1,8-Cineol (Eucalyptol) bei Asthma bronchiale. Atemwegs- und Lungenkrankheiten, Zeitschrift für Diagnostik und Therapie Jena 2003; 29: 561 – 569

Kehrl W et al. Therapy for Acute Nonpurulent Rhinosinitis With Cineol. Results of a Double-blind, Randomized, Placebo-Controlled Trial. The Laryngoscope 2004; 114: 4

Lembke A, Deininger R. Wirkung von Terpenen auf mikroskopische Pilze, Bakterien und Viren. In: Reuter HD, Deininger R, Schulz V, eds. Phytotherapie. Grundlagen, Klinik, Praxis. Stuttgart: Hippokrates; 1987: 90 – 104

Madaus G. Lehrbuch der biologischen Heilmittel. Ravensburg: Nachdruck Mediamed; 1987

Mailhebiau P. La Nouvelle Aromathérapie. 2. Aufl. Editions Jakin; 1994

Moyers B. Die Kunst des Heilens. Vom Einfluss der Psyche auf die Gesundheit. Düsseldorf und Zürich: Artemis & Winkler; 1994

Niketta G. Netzwerk Mensch. Psychoneuroimmunologie: Den Verbindungen von Körper und Seele auf der Spur. Stuttgart: Thieme; 1992

Nowak G. Die kosmetischen Präliteraturete. 4. Aufl. Augsburg: Verlag für chem. Industrie H. Ziolkowsky KG; 1990

Ohloff G. Irdische Düfte – himmlische Lust. 1. Aufl. Basel: Birkhäuser; 1992

Ohloff G. Riechstoffe und Geruchssinn. 1. Aufl. Berlin, Heidelberg, New York: Springer; 1990

Ohloff G. Düfte. Signale aus der Gefühlswelt. 1. Aufl. Zürich: Verlag Helvetia Chimica Acta AG; 2004

Pellecuer J, Allegrini J, Simeon de Buochberg M. Huiles essentielles bactéricides et fongicides. Lyon 1976: Revue de l'Institut Pasteur.

Pohl S. Das Ölbuch. Pflanzenöle kompakt erklärt. 2. Aufl. Kempten: Selbstverlag; 2001

Pschyrembel. Wörterbuch Naturheilkunde. 1. Aufl. Berlin: de Gruyter; 1996

Pschyrembel. Klinisches Wörterbuch. 258. Aufl. Berlin: de Gruyter; 1998

Römmelt H et al. Zur Resorption von Terpenen aus Badezusätzen. Münchner Medizinische Wochenschrift 1974: 11

Römpp Chemie Lexikon. 9. Aufl. Stuttgart, New York: Thieme; 1995

Sandritter W, Beneke G. Allgemeine Pathologie. 2. Aufl. Stuttgart-New York: Schattauer; 1981

Schilcher H, Kammerer S. Leitfaden Phytotherapie. 1. Aufl. München, Jena: Urban & Fischer; 2000

Schneider E. Nachtkerzenöl; Herkunft – Zusammensetzung – biologische Wirkung. 2. Aufl. Bruckmühl/Obb: Natur und Gesundheit; 1990

Schönfelder I, Schönfelder P. Das neue Handbuch der Heilpflanzen. Stuttgart: Wissenschaftliche Verlagsgesellschaft; 2004

Seitz R. Rosen – einmal pharmazeutisch betrachtet. Deutsche Apothekerzeitung 2000; 140: 79

Seybold S. Die wissenschaftlichen Namen der Pflanzen und was sie bedeuten. 2. Aufl. Stuttgart: Ulmer; 2002

Snyder S. Chemie der Psyche. 3. Aufl. Heidelberg: Spektrum der Wissenschaft; 1990

Stadelmann I: Die Hebammen-Sprechstunde. Ermengerst: Stadelmann-Eigenverlag; 1994

Stahl-Biskup E. Die chemische Extravaganz der Zitrusfrüchte. Zitrusfrüchte im Fokus von Chemie, Pharmazie und Toxikologie. München: FORUM für Aromatherapie und Aromapflege 2004; 26: 3 – 5

Storch M. Das Geheimnis kluger Entscheidungen. Von somatischen Markern, Bauchgefühl und Überzeugungskraft. 4. Aufl. Zürich: Pendo; 2004

Teuscher E. Biogene Arzneimittel. 5. Aufl. Stuttgart: Wissenschaftliche Verlagsgesellschaft; 1997

Teuscher E. Gewürzdrogen. 1. Aufl. Stuttgart: Wissenschaftliche Verlagsgesellschaft; 2003

Teuscher E et al. Wirkungsmechanismus ätherischer Öle. Zeitschrift für Phytotherapie 1990; 11: 87 – 92

Teuscher E. Untersuchungen zum Wirkmechanismus ätherischer Öle. München: FORUM für Aromatherapie und Aromapflege 1999; 16: 49 – 56

Ulmer GA. Heilende Öle. Pflanzenöle als Nahrungs- und Heilmittel. Tuningen: Günther Albert Ulmer; 1994

Wagner H. Arzneidrogen und ihre Inhaltsstoffe. Pharmazeutische Biologie Band 2. 6. Aufl. Stuttgart: Wissenschaftliche Verlagsgesellschaft; 1999

Wagner H, Wiesenauer M. Phytotherapie. Phytopharmaka und pflanzliche Homöopathika. 2. Aufl. Stuttgart: Wissenschaftliche Verlagsgesellschaft; 2003

Weiß F. Lehrbuch der Phytotherapie. 7. Aufl. Stuttgart: Hippokrates; 1990

Werner M. Ätherische Öle. 4. Aufl. München: Gräfe und Unzer; 1997

Werner M. Ätherische Öle für Wohlbefinden, Schönheit und Gesundheit. 6. Aufl. München: Gräfe und Unzer; 2001

Werner M. Sanfte Massagen mit ätherischen Ölen. 5. Aufl. München: Gräfe und Unzer; 1999. Genehmigte Lizenzausgabe für Gondrom Verlag; Bindlach; 2004

Werner M, Braunschweig v. R. Praxis Aromatherapie. Grundlagen – Steckbriefe – Indikationen. 2. Aufl. Stuttgart: Haug; 2009

Werner M. Phyto-Aromatherapie – Anwendungen in der naturheilkundlichen Praxis. Co'Med 2001; 7: 32 – 34

Werner M. Holistische Aromatherapie – Ansätze und Erfahrungen aus der Praxis. WELEDA Pflege Forum 2002; 6: 5 – 7

Werner M. Angelikawurzelöl bei „Schaufensterkrankheit". München: FORUM für Aromatherapie und Aromapflege 1997; 16: 16 – 17

Werner M. Teufelskreis Akne. München: FORUM für Aromatherapie und Aromapflege 2000; 18: 12 – 13

Werner M. Meine Hausapotheke. München: FORUM für Aromatherapie und Aromapflege 2003; 24: 18 – 19

Werner M: Natürliche Antibiotika – Ätherische Öle mit antibakteriellen und antiseptischen Eigenschaften. München: FORUM für Aromatherapie und Aromapflege 2005; 27: 5 – 8.

Zehentbauer J. Körpereigene Drogen. 7. Aufl. Düsseldorf und Zürich: Artemis & Winkler; 1997

Zimmermann E. Aromatherapie für Pflege- und Heilberufe. 4. Aufl. Stuttgart: Sonntag; 2008

写真・イラストクレジット

植物の写真

- Patrick Collin（フランス）：ベイ、ベルガモットミント、ジンジャー、マジョラム、ナナミント、クローブ、ニアウリ、パルマローザ、パチュリー、ブラックペッパー、ラバンサラ、ローズウッド、ヤロウ、タイム・リナロール、タイム・ツヤノール、タイム・チモール、バニラ、ベチバー、イランイラン・コンプリート、シナモンリーフ、シナモンバーク
- Dorothea Hamm（カールスルーヘ）：パイン、真正ラベンダー、モロッコ・マートル、オレンジ、ローズマリー・シネオール
- Michael Moisseeff（フランス）：メリッサ、ウィンターグリーン
- Primavera Life社（ズルツベルク）：バジル、ベルガモット、バーベナ、ユーカリ・ラジアータ、シベリアモミ、ジャスミン・アブソリュート、モンタナマツ、レモングラス、ライム、マジョラム、マンダリン、ペパーミント、ジュニパー、ホワイトファー
- Dr. Roland Spohn（エンゲン）：アニスシード、タラゴン、ナルデ、ゼラニウム・ブルボン、タイム・マストキナ、フランキンセンス
- Thieme出版グループ（シュトゥットガルト）：ジャーマン・カモミール（T. Widmayer）
- Monika Werner（フランス）：アミリス、アンジェリカルート、ベンゾインシャム・レジノイド、カユプテ、チャンパカ・アブソリュート、シストローズ、エレミ、ユーカリ・シトリオドラ、グレープフルーツ、イモーテル、ローマン・カモミール、カルダモン、キャロットシード、コリアンダーシード、クミン、ラバンジン・スーパー、リツェアクベバ、ローレル、マヌカ、マスティック、クラリセージ、ミルラ、アンデス・マートル、トルコ・マートル、ネロリ、キンモクセイ、プチグレン・ビターオレンジ、プチグレン・マンダリン、シャクナゲ、グランドファー、ローズ、ローズマリー・カンファー、ローズマリー・ベルベノン、セージ、サンダルウッド、スパイクラベンダー、ティートリー、トンカビーンズ、バージニアジュニパー、ヒソップ匍匐性、シダーウッド、レモン、サイプレス

適応症のイラストと写真

- Angelika Brauner（ホーヘンパイセンベルク）：悪露流出、陰部のケア
- Corel Stock：尿閉、副鼻腔炎
- Creativ Collection（フライブルク）：顔面神経痛、疲労、口内衛生、イライラ、情緒不安定、乾性咳、足のむくみ（浮腫）
- Digital Vision社（ロンドン）：不安、気管支喘息、眼、X線照射からの保護と照射後のケア、機能性心臓障害、流行性感冒、高血圧、頭痛と片頭痛、神経性の腹痛、中耳炎、心因性腹痛と不安、アレルギー性鼻炎、歯肉炎
- Dynamic Graphics社：頭痛と片頭痛
- Emotive Images社：気力低下
- EyeWire社：鼻炎
- Thieme出版グループ（シュトゥットガルト）Faller A./Schünke M.共著『Der Körper des Menschen』2004年発行第14版より転載：肝臓虚弱
- Fotolia社：間欠性跛行（Murat Subatli）、昆虫／応急手当（ChriSes）
- Image 100社：分離不安
- Image State社：子どもの多動、集中力薄弱、ADHS
- Imagesource社：緊張、睡眠障害
- Image State社：多動
- Istockphoto社Elena Elisseeva：性欲減退
- Jupiterimages社（オットーブルン／ミュンヘン）：出産準備、会陰護護、妊娠、妊娠線
- Kodak photo社：集中力薄弱
- Kohtes Klewes communication medical社（ミュンヘン）：ショック、心的外傷、悪心
- Mauritius社：急性扁桃炎、喉の痛み
- MEV出版社（アウグスブルク）：更年期、鼓腸、母乳分泌とうつ乳、口腔、鼻、耳、ひょう疽、百日咳、咽頭炎、月経前症候群、過敏症、外傷、歯痛
- Thieme出版（シュトゥットガルト）Miehle W.著『Rheumatoide Arthritis. Klinik, Diagnose, Therapie』1999年発行第2版より転載：リウマチ性疾患
- Thieme出版（シュトゥットガルト）Moll I.著『Dermatologie. Duale Reihe』2005年発行第6版より転載：アフタ、口内炎、湿疹、水虫／爪白癬、疱疹（ヘルペス）、水疱瘡

- Thieme出版（シュトゥットガルト）Oestmann JW.著『Radiologie. Vom Fall zur Diagnose』2005年発行第2版より転載：関節症
- PhotoAlto社：月経困難、睡眠障害
- PhotoDisc社：無月経、無力症、腹痛、抑うつ性の不機嫌、捻挫、足の異常発汗、助産と陣痛、内出血と鈍傷、咳、昆虫と寄生虫、筋硬直、筋の痙攣と硬直、筋、アレルギー性掻痒、痙攣性咳嗽、スプレー容器（虫刺されの予防）、腱鞘炎（リウマチ性腱鞘炎）、情緒不安定と不安（子どもの病気とけが）、火傷と日焼け、創傷（応急手当とアフターケア）、オムツかぶれ（子どもの病気とけが）、産褥期のうつ病
- Pixland社：室内空気の殺菌、耳鳴、セルライト
- Thieme出版（シュトゥットガルト）Schünke M、Schulte E、Schumacher Udo、Voll M、Wesker K.共著『Prometheus. Hals und innere Organe』2005年発行より転載：膀胱炎
- SciencePictures/IKES/Thieme出版グループ：膿瘍／せつ、尋常性ざ瘡（アクネ）、関節炎、クモの巣状静脈瘤、アレルギー性結膜炎、床ずれの予防と手当、糖尿病性足病変と多発神経炎、外耳道湿疹、痛風、痔、間擦疹／オムツかぶれ、アタマジラミ（頭虱）、リンパうっ滞、神経皮膚炎、乾癬、逆流性食道炎／胃炎、口腔カンジダ症、耳漏、静脈瘤性下腿潰瘍、膣真菌症、静脈瘤、静脈疾患
- Thieme出版（シュトゥットガルト）Sterry W.、Paus R.共著『Checkliste Dermatologie』2004年発行第5版より転載：真菌症
- Stockbyte photo社（トラリー、アイルランド）：発熱、出産、乳児の夜泣きとかんむし
- Thieme出版グループ：全身的な神経過敏、気管支炎（Autschhach_SLK）、風邪の予防（Thomas Möller）、頚部（Alexander Fischer）、低血圧（Thomas Müller）、循環器（Renate Stockinger）、腰痛、便秘、乳腺炎、後陣痛、瘢痕ケア（Autschbach_ SLK）、ストーマケア（Renate Stockinger）、血栓性静脈炎（G. Baumhof）、咳（Renate Stockinger）、拒否不安と試験恐怖症、微弱陣痛と子宮収縮促進（Thomas Möller）、産褥期
- Uppercutimages社：多汗と緊張
- Westend61/F1 online：自信不足

精油名一覧
〈学術名順〉

ラテン語学術名	和名
Abies alba Mill.	ホワイトファー
Abies grandis L.	グランドファー
Abies sibirica L.	シベリアモミ
Achillea millefolium L.	ヤロウ
Amyris balsamifera L.	アミリス
Angelica archangelica L.	アンジェリカルート
Aniba parviflora Mez. syn. Aniba rosaeodora	ローズウッド
Artemisia dracunculus L.	タラゴン
Boswellia sacra syn. carterii Birdw.	フランキンセンス・アデン
Boswellia sacra syn. carterii Birdw.	フランキンセンス・エリトリア
Cananga odorata Lam. Hook. F. et Thomson	イランイラン・コンプリート
Canarium luzonicum (Miq.) A.	エレミ
Cedrus atlantica Manet	シダーウッド
Chamaemelum nobile L.	ローマン・カモミール
Cinnamomum camphora CT 1,8-Cineol	ラバンサラ
Cinnamomum ceylanicum Blume syn. Cinnamomum verum	シナモンリーフ
Cinnamomum ceylanicum Blume syn. Cinnamomum verum	シナモンバーク
Cistus ladaniferus L.	シストローズ
Citrus aurantium L. ssp. amara var. pumilia	プチグレン・ビターオレンジ
Citrus aurantium L. ssp. amara	ネロリ
Citrus bergamia Risso und Poiteau	ベルガモット
Citrus limon L.	レモン
Citrus medica L.	ライム
Citrus paradisi Macfayden	グレープフルーツ
Citrus reticulata Blanco	マンダリン
Citrus reticulata Blanco	プチグレン・マンダリン
Citrus sinensis ssp. dulcis L. Persoon	オレンジ
Commiphora myrrha Nees syn. Commiphora molmol	ミルラ
Coriandrum sativum L.	コリアンダーシード
Cuminum cyminum L.	クミン
Cupressus sempervirens L.	サイプレス
Cymbopogon flexuosus	レモングラス
Cymbopogon martinii Will. Watson var. Motia	パルマローザ
Daucus carota L.	キャロットシード
Dipteryx odorata Wild	トンカビーンズ
Elettaria cardamomum L.	カルダモン
Eucalyptus citriodora Hook	ユーカリ・シトリオドラ

ラテン語学術名	和名
Eucalyptus radiata Siebold	ユーカリ・ラジアータ
Foeniculum vulgare Miller var. Dulce	フェンネル
Gaultheria fragrantissima Wall.	ウィンターグリーン
Helichrysum italicum G. Don.	イモーテル
Hyssopus officinalis L. var. Montana	ヒソップ匍匐性
Jasminum grandiflorum L.	ジャスミン・アブソリュート
Juniperus communis L.	ジュニパー
Juniperus virginiana L.	バージニアジュニパー
Laurus nobilis L.	ローレル
Lavandula angustifolia P. Miller syn. Lavandula vera	真正ラベンダー
Lavandula burnati Briquet	ラバンジン・スーパー
Lavandula latifolia L. Medicus syn. Lavandula spica	スパイクラベンダー
Leptospermum scoparium	マヌカ
Lippia citriodora Kuntze	バーベナ
Litsea cubeba Persoon	リツェアクベバ
Matricaria recutita L.	ジャーマン・カモミール
Melaleuca alternifolia Maiden	ティートリー
Melaleuca cajeputi L. syn. Melaleuca leucadendron L.	カユプテ
Melaleuca viridiflora Solander ex Gaertner	ニアウリ
Melissa officinalis L.	メリッサ
Mentha citrata L.	ベルガモットミント
Mentha piperita L.	ペパーミント
Mentha viridis var. Nanah	ナナミント
Michelia champaca L.	チャンパカ・アブソリュート
Myrtus communis L. CT Cineol	トルコ・マートル
Myrtus communis L. CT Myrtenylacetat	モロッコ・マートル
Myrtus communis L.	アンデス・マートル
Nardostachys jatamansi DC.	ナルデ
Ocimum basilicum L. CT Linalool	バジル
Origanum majorana L.	マジョラム
Osmanthus fragrans	キンモクセイ
Pelargonium x asperum Ehrhart ex Willdenow	ゼラニウム・ブルボン
Pimenta racemosa (Miller) J. Moore	ベイ
Pimpinella anisum L.	アニスシード
Pinus pumilionis syn. Pinus mugo var. Mughus	モンタナマツ
Pinus silvestris L.	パイン
Piper nigrum L.	ブラックペッパー
Pistacia lentiscus L.	マスティック
Pogostemon cablin Bentham	パチュリー
Rhododendron anthopogon	シャクナゲ
Rosa damascena P. Miller	ローズ

ラテン語学術名	和名
Rosmarinus officinalis L. CT 1,8-Cineol	ローズマリー・シネオール
Rosmarinus officinalis L. CT Kampfer	ローズマリー・カンファー
Rosmarinus officinalis L. CT Verbenon	ローズマリー・ベルベノン
Salvia officinalis L.	セージ
Salvia sclarea L.	クラリセージ
Santalum album L.	サンダルウッド
Styrax tonkinensis	ベンゾインシャム・レジノイド
Syzygium aromaticum L.	クローブ
Thymus mastichina	タイム・マスチキナ
Thymus vulgaris CT Thujanol	タイム・ツヤノール
Thymus vulgaris CT Thymol	タイム・チモール
Thymus vulgaris L. CT Linalool	タイム・リナロール
Vanilla fragrans L. syn. Vanilla planifolia Andr.	バニラ
Vetiveria zizanoides Nash	ベチバー
Zingiber off. Roscoe	ジンジャー

精油の索引
〈和名順〉

精油		適用領域	適応症	ページ
アニスシード	Pimpinella anisum L.	婦人科	月経前症候群	109
		消化器系	鼓腸	79
		子どもの病気とけが：腹痛	便秘	81
			鼓腸、便秘	187
アミリス	Amyris Amyris balsamifera L.	婦人科：更年期	情緒不安定	106
		心臓、循環器	痔	73
		精神障害：全身的な神経過敏	緊張	15
アンジェリカルート	Angelica archangelica L.	運動器	痛風	131
		気管支、肺	風邪の予防	57
		心臓、循環器	間欠性跛行	64
		精神障害：全身的な神経過敏	自信不足	16
イモーテル	Helichrysum italicum G. Don.	婦人科	足のむくみ（浮腫）	114
			セルライト	158
		心臓、循環器	血栓性静脈炎	74
			静脈瘤	75
		子どもの病気とけが	創傷、応急手当とアフターケア	208
		ケア	手術（乳房除去術など）の後のリンパうっ滞	224
		創傷、応急手当	捻挫	160
			内出血、鈍傷	162
			外傷	171
イランイラン・エクストラ	Cananga odorata Lam. Heck. F. et Thomson	婦人科	月経前症候群	110
			陣痛	99
イランイラン・コンプリート	Cananga odorata Lam. Hook. F. et Thomson	婦人科	無月経	93
ウィンターグリーン	Gaultheria fragrantissima Wall.	運動器	筋：筋痙攣	126
			リウマチ性疾患：関節炎	129
エレミ	Canarium luzonicum (Miq.) A.	皮膚	膿瘍、せつ（フルンケル）	136
		心臓、循環器	静脈瘤性下腿潰瘍	74
		ケア（手当）	X線照射からの保護と照射後のケア	216
		創傷、応急手当	外傷	170
オレンジ	Citrus sinensis ssp. dulcis L. Persnon	運動器	リウマチ性疾患：関節症	130
		婦人科	足のむくみ（浮腫）	114
		ケア（手当）	手術（乳房切除術など）の後のリンパうっ滞	225

精油		適用領域	適応症	ページ
ジャーマン・カモミール	Matricaria recutta L.	泌尿器系	膀胱炎	88
		気管支、肺	乾性咳	61
		婦人科	産褥期：悪露流出	116
		皮膚	膿瘍、せつ（フルンケル）	136
		心臓、循環器	尋常性ざ瘡（アクネ）	138
		子どもの病気とけが	神経皮膚炎	150
			ひょう疽	151
			痔	73
			神経皮膚炎	198
ローマン・カモミール	Chamaemelum nobile L.	婦人科：更年期	睡眠障害	105
		子どもの病気とけが：腹痛	心因性腹痛、不安	187
		精神障害：全身的な神経過敏	イライラ	17
		創傷、応急手当	ショック、心的外傷	167
カユプテ	Melaleuca cajeputi L. syn. Melaleuca leucadendron L.	運動器	痛風	131
			筋：筋硬直	124
			リウマチ性疾患：関節炎	128
		気管支、肺	刺激性咳嗽	59
		心臓、循環器	間欠性跛行	65
		頭部	顔面神経痛	33
		頭部：口腔	歯痛	43
		頭部：鼻	鼻炎	45
		子どもの病気とけが	インフルエンザ（流行性感冒）、発熱	192
カルダモン	Elettaria cardamomum L.	運動器	筋：筋硬直	124
		気管支、肺	気管支炎	54
			痙攣性咳嗽	60
		心臓、循環器	神経性不整脈	69
		消化器系	鼓腸	79
		子どもの病気とけが	気管支炎、咳	190
		子どもの病気とけが：腹痛	鼓腸、便秘	187
キャロットシード	Daucus carota L.	皮膚	尋常性ざ瘡（アクネ）	139
			湿疹	140
			瘢痕ケア	147
			神経皮膚炎	150
			乾癬	156
		子どもの病気とけが	神経皮膚炎	198
			オムツかぶれ	210
		ケア（手当）	間擦疹、オムツかぶれ	222
キンモクセイ	Osmanthus fragrans	精神障害：全身的な神経過敏	緊張	15
		精神障害：不安	拒否不安	21
		精神障害	抑うつ性の不機嫌	27

精油		適用領域	適応症	ページ
クミン	Cuminum cyminum L.	運動器	筋：筋痙攣	125
		感染症、発熱、インフルエンザ、感染	膣真菌症	180
		消化器系	神経性の腹痛	80
クラリセージ	Saivia sclarea L.	運動器	筋：筋痙攣	125
		婦人科	無月経	93
			月経困難	95
			出産準備	97
		心臓、循環器	高血圧	66
グランドファー	Abies grandis L.	運動器	筋：筋痙攣	126
		精神障害：全身的な神経過敏	自信不足	16
グレープフルーツ	Citrus paradisi Macfayden	気管支、肺	風邪の予防	57
		婦人科	妊娠中の悪阻	113
			セルライト	157
			クモの巣状静脈瘤	72
		心臓、循環器	静脈瘤	75
		子どもの病気とけが	百日咳	202
		ケア(手当)	室内空気の殺菌	227
		精神障害：全身的な神経過敏	自信不足	16
クローブ	Syzygium aromaticum L.	婦人科	子宮収縮促進	99
		頭部：口腔	歯痛	43
コリアンダーシード	Coriandrum sativum L.	頭部：頚部	急性扁桃炎	35
		消化器系	鼓腸	79
		子どもの病気とけが：腹痛	鼓腸、便秘	187
サイプレス	Cupressus sempervirens L.	気管支、肺	気管支喘息	56
		婦人科	産褥期：後陣痛	119
		皮膚	足の異常発汗	143
			掻痒	154
		頭部：鼻	アレルギー性鼻炎	47
		子どもの病気とけが	気管支喘息	185
		精神障害：無力症	集中力薄弱	24
サンダルウッド	Santalum album L.	婦人科	無月経	93
			月経前症候群	110
		婦人科：更年期	多汗と緊張感	102
			性欲減退	104
			情緒不安定	106

精油の索引〈和名順〉 239

精油		適用領域	適応症	ページ
シストローズ	Cistus ladaniferus L.	婦人科	月経困難	95
			産褥期の抑うつ症	120
		皮膚	湿疹	140
			神経皮膚炎	149
			乾癬	155
		子どもの病気とけが	アタマジラミ（頭虱）	196
			神経皮膚炎	198
			創傷、応急手当とアフターケア	208
		精神障害：全身的な神経過敏	過敏症	18
		創傷、応急手当	内出血、鈍傷	162
			ショック、心的外傷	166
			外傷	170
シダーウッド	Cedrus atlantica Manet	気管支、肺	気管支喘息	56
		婦人科	妊娠線	112
			陣痛	99
		婦人科：更年期	情緒不安定	107
		皮膚	掻痒	154
		心臓、循環器	高血圧	67
		頭部：鼻	アレルギー性鼻炎	46
		子どもの病気とけが	気管支喘息	185
			多動、ADHS	204
			百日咳	202
			アタマジラミ（頭虱）	196
		子どもの病気とけが：腹痛	心因性腹痛、不安	188
		精神障害：不安	分離不安	20
		精神障害	睡眠障害	29
		創傷、応急手当	昆虫と寄生虫	165
シナモンバーク	Cinnamomum ceylanicum Blume syn. Cinnamomum verum	婦人科	子宮収縮促進	100
		婦人科：更年期	性欲減退	104
シナモンリーフ	Cinnamomum ceylanicum Blume syn. Cinnamomum verum	感染症、発熱、インフルエンザ、感染	インフルエンザ（流行性感冒）	177
		精神障害：無力症	気力低下	23
シベリアモミ	Abies sibirica L.	気管支、肺	刺激性咳嗽	60
		子どもの病気とけが	気管支炎、咳	190
シャクナゲ	Rhododendron anthopogon	運動器	腰痛	122
			リウマチ性疾患：関節炎	128
ジャスミン・アブソリュート	Jasminum grandiflorum L.	婦人科：更年期	情緒不安定	106
		消化器系	神経性の腹痛	80
		精神障害：全身的な神経過敏	自信不足	16
			過敏症	18

精油		適用領域	適応症	ページ
ジュニパー	Juniperus communis L.	運動器	筋：筋硬直	125
		泌尿器系	尿閉	87
		婦人科	足のむくみ（浮腫）	114
		消化器系	肝臓虚弱	83
ジンジャー	Zingiber off. Roscoe	婦人科：更年期	性欲減退	103
		消化器系	神経性の腹痛	80
		子どもの病気とけが：腹痛	心因性腹痛、不安	187
スパイクラベンダー	Lavandula latifolia L. Medicus syn. Lavandula spica	運動器	痛風	131
		気管支、肺	気管支炎	55
		心臓、循環器	クモの巣状静脈瘤	72
			低血圧	68
		頭部：頚部	咽頭炎	37
		頭部：鼻	鼻炎	45
セージ	Salvia officinalis L.	気管支、肺	乾性咳	61
		婦人科：更年期	多汗と緊張感	102
		皮膚	足の異常発汗	142
		頭部：頚部	咽頭炎	36
		頭部：口腔	アフタ、口内炎	41
ゼラニウム・ブルボン	Pelargonium x asperum Ehrhart ex Willdenow	婦人科	無月経	93
			月経前症候群	110
			産褥期：後陣痛	119
		婦人科：更年期	多汗と緊張感	102
		皮膚	尋常性ざ瘡（アクネ）	139
			疱疹（ヘルペス）	145
		心臓、循環器	痔	73
		子どもの病気とけが	アタマジラミ（頭虱）	196
			水疱瘡	212
		ケア	X線照射からの保護と照射後のケア	217
			糖尿病性足病変	220
			ストーマケア	229
		創傷、応急手当	昆虫と寄生虫	165
タイム・チモール	Thymus vulgaris CT Thymol	頭部：頚部	急性扁桃炎	36
		感染症、発熱、インフルエンザ、感染	水虫、爪白癬	179

精油の索引〈和名順〉

精油		適用領域	適応症	ページ
タイム・ツヤノール	Thymus vulgaris CT Thujanol	運動器	リウマチ性疾患：関節症	130
		感染症、発熱、インフルエンザ、感染	インフルエンザ（流行性感冒）	177
			膣真菌症	181
		頭部：頚部	急性扁桃炎	36
		頭部：口腔	歯肉炎	43
		消化器系	肝臓虚弱	83
		子どもの病気とけが	インフルエンザ（流行性感冒）、発熱	192
タイム・マストキナ	Thymus mastichina	運動器	リウマチ性疾患：腱鞘炎	132
		気管支、肺	乾性咳	61
		感染症、発熱、インフルエンザ、感染	インフルエンザ（流行性感冒）	177
		頭部：鼻	副鼻腔炎	47
		頭部：耳	中耳炎	50
		子どもの病気とけが	中耳炎	200
タイム・リナロール	Thymus vulgaris L. CT Linalool	気管支、肺	痙攣性咳嗽	60
		感染症、発熱、インフルエンザ、感染	口腔カンジダ症	180
		子どもの病気とけが	喉の痛み、扁桃炎	194
タラゴン	Artemisia dracunculus L.	消化器系	神経性の腹痛	80
チャンパカ・アブソリュート	Michelia champaca L.	婦人科	産褥期：うつ乳	118
		婦人科：更年期	性欲減退	103
ティートリー	Melaleuca alternifolia Maiden	泌尿器系	膀胱炎	89
		婦人科	産褥期：悪露流出	116
		皮膚	疱疹（ヘルペス）	145
		子どもの病気とけが	アタマジラミ（頭虱）	196
			水疱瘡	212
		ケア（手当）	床ずれ	219
		創傷、応急手当	虫刺されの応急手当	164
トンカビーンズ	Dipteryx odorata Wild	運動器	腰痛	123
		婦人科：更年期	性欲減退	104
		皮膚	セルライト	158
		頭部：耳	耳鳴	50
		消化器系	神経性の腹痛	81
		子どもの病気とけが	多動、ADHS	204
		精神障害：全身的な神経過敏	緊張	15
		精神障害：不安	分離不安	20
ナナミント	Mentha viridis var. nanah	皮膚	癜痕ケア	148
		頭部：耳	耳漏	51
		消化器系	肝臓虚弱	82
		精神障害：無力症	集中力薄弱	24

242　精油の索引〈和名順〉

精油		適用領域	適応症	ページ
ナルデ	Nardostachys jatamansi DC.	婦人科	月経困難	95
		皮膚	乾癬	156
		心臓、循環器	神経性不整脈	70
		精神障害	睡眠障害	28
ニアウリ	Melaleuca viridiflora Solander ex Gaertner	気管支、肺	気管支炎	54
		皮膚	膿瘍、せつ（フルンケル）	137
			ひょう疽	152
		心臓、循環器	血栓性静脈炎	74
			静脈瘤性下腿潰瘍	75
		感染症、発熱、インフルエンザ、感染	膣真菌症	181
		頭部：頚部	咽頭炎	36
		頭部：口腔	アフタ、口内炎	41
			歯肉炎	42
		頭部：鼻	副鼻腔炎	47
		子どもの病気とけが	百日咳	202
			創傷、応急手当とアフターケア	208
		ケア（手当）	X線照射からの保護と照射後のケア	217
			ストーマケア	229
		創傷、応急手当	昆虫と寄生虫	165
			外傷	171
ネロリ	Citrus aurantium L. ssp. amara	婦人科	妊娠線	112
			妊娠中の悪阻	113
			子宮収縮促進	100
		婦人科：更年期	睡眠障害	105
		皮膚	掻痒	153
		頭部	頭痛、片頭痛	39
		子どもの病気とけが	インフルエンザ（流行性感冒）、発熱	192
			睡眠障害	205
			乳児の夜泣きとかんむし	206
		精神障害	抑うつ性の不機嫌	27
		創傷、応急手当	ショック、心的外傷	167
バージニアジュニパー	Juniperus virginiana L.	婦人科	セルライト	158
		心臓、循環器	クモの巣状静脈瘤	72
			静脈瘤	76
バーベナ	Lippia citriodora Kuntze	婦人科	陣痛	98
		心臓、循環器	神経性不整脈	69
パイン	Pinus silvestris L.	頭部：鼻	アレルギー性鼻炎	46
バジル	Ocimum basilicum L. CT Linalool	頭部	頭痛、片頭痛	38
		精神障害	抑うつ性の不機嫌	26

精油		適用領域	適応症	ページ
パチュリー	Pogostemon cablin Bentham	皮膚	神経皮膚炎	150
		心臓、循環器	痔	73
		子どもの病気とけが	神経皮膚炎	198
		創傷、応急手当	昆虫と寄生虫	165
バニラ	Vanilla fragrans L. syn. Vanilla planifolia Andr.	子どもの病気とけが	多動、ADHS	204
			睡眠障害	206
		子どもの病気とけが：腹痛	心因性腹痛、不安	188
		精神障害	睡眠障害	29
パルマローザ	Cymbopogon martinii Will Watson var. motia	皮膚	ひょう疽	152
		心臓、循環器	神経性不整脈	70
		感染症、発熱、インフルエンザ、感染	水虫、爪白癬	178
			口腔カンジダ症	179
			膣真菌症	181
		頭部：鼻	副鼻腔炎	47
		子どもの病気とけが	オムツかぶれ	210
		ケア	糖尿病性足病変	220
			間擦疹、オムツかぶれ	223
ヒソップ匍匐性	Hyssopus officinalis L. var. montana	気管支、肺	気管支喘息	55
		子どもの病気とけが	気管支喘息	185
フェンネル	Foeniculum vulgare Miller var. dulce	婦人科	産褥期：うつ乳	118
		消化器系	鼓腸	79
			便秘	81
		子どもの病気とけが：腹痛	鼓腸、便秘	187
プチグレン・ビターオレンジ	Citrus aurantium L. ssp. amara var. pumilia	心臓、循環器	高血圧	67
		精神障害：全身的な神経過敏	イライラ	17
		精神障害：不安	分離不安	20
プチグレン・マンダリン	Citrus reticulata Blanco	心臓、循環器	神経性不整脈	70
		頭部：耳	耳鳴	50
		子どもの病気とけが	多動、ADHS	204
			乳児の夜泣きとかんむし	206
		精神障害	睡眠障害	29
ブラックペッパー	Piper nigrum L.	運動器	腰痛	122
		婦人科	月経前症候群	109
		婦人科：更年期	性欲減退	103
		頭部：耳	耳鳴	50
		精神障害：無力症	気力低下	23
フランキンセンス・アデン	Boswellia sacra syn. carterii Birdw.	運動器	リウマチ性疾患：腱鞘炎	133
フランキンセンス・エリトリア	Boswellia sacra syn. carterii Birdw.	運動器	腰痛	123
		婦人科：更年期	睡眠障害	105

精油		適用領域	適応症	ページ
ベイ	Pimenta racemosa (Miller) J. Moore	運動器	リウマチ性疾患：関節症	129
		消化器系	便秘	81
		ケア（手当）	室内空気の殺菌	226
ベチバー	Vetiveria zizannides Nash	婦人科	産褥期の抑うつ症	120
		皮膚	掻痒	154
		感染症、発熱、インフルエンザ、感染	水虫、爪白癬	179
		子どもの病気とけが	多動、ADHS	204
		精神障害：不安	拒否不安	21
ペパーミント	Mentha piperita L.	婦人科	妊娠中の悪阻	113
		婦人科：更年期	多汗と緊張感	102
		皮膚	ひょう疽	152
		感染症、発熱、インフルエンザ、感染	発熱	175
		頭部	頭痛、片頭痛	39
		頭部：口腔	口内衛生	42
		頭部：鼻	鼻炎	45
		精神障害：無力症	疲労	25
		創傷、応急手当	捻挫	160
			火傷、日焼け	168
ベルガモット	Citrus bergamia Risso & Poiteau	婦人科	出産準備	97
			月経前症候群	109
			陣痛	98
			産褥期の抑うつ症	120
		婦人科：更年期	睡眠障害	105
		感染症、発熱、インフルエンザ、感染	発熱	174
		頭部	頭痛、片頭痛	38
		消化器系	神経性の腹痛	80
		精神障害：無力症	集中力薄弱	24
		精神障害	抑うつ性の不機嫌	26
ベルガモットミント	Mentha citrata L.	婦人科	妊娠線	112
			産褥期：うつ乳	117
		皮膚	疱疹（ヘルペス）	144
		心臓、循環器	高血圧	66
		頭部：口腔	口内衛生	42
		子どもの病気とけが	インフルエンザ（流行性感冒）、発熱	192
			水疱瘡	212

精油		適用領域	適応症	ページ
ベンゾインシャム・レジノイド	Styrax tonkinensis	泌尿器系	尿閉	86
		気管支、肺	刺激性咳嗽	59
		婦人科	月経前症候群	109
			産褥期：うつ乳	117
		皮膚	尋常性ざ瘡（アクネ）	138
		感染症、発熱、インフルエンザ、感染	膣真菌症	180
		頭部：耳	外耳道湿疹	49
			耳鳴	50
		子どもの病気とけが	気管支炎、咳	190
			乳児の夜泣きとかんむし	206
			オムツかぶれ	210
		ケア（手当）	間擦疹、オムツかぶれ	222
			ストーマケア	228
		精神障害：不安	分離不安	20
		創傷、応急手当	ショック、心的外傷	166
ホワイトファー	Abies alba Mill.	感染症、発熱、インフルエンザ、感染	インフルエンザ（流行性感冒）	177
		頭部：鼻	鼻炎	46
		ケア（手当）	室内空気の殺菌	227
		精神障害：不安	拒否不安	21
アンデス・マートル	Myrtus communis L.	運動器	筋：筋痙攣	126
			リウマチ性疾患：関節炎	128
トルコ・マートル	Myrtus communis L. CT Cineol	皮膚	疱疹（ヘルペス）	145
		頭部：鼻	鼻炎	45
		子どもの病気とけが	水疱瘡	212
モロッコ・マートル	Myrtus communis L. CT Myrtenylacetat	泌尿器系	尿閉	86
		気管支、肺	気管支喘息	55
			痙攣性咳嗽	60
		婦人科	月経困難	95
			月経前症候群	109
			足のむくみ（浮腫）	114
		子どもの病気とけが	気管支喘息	185
			気管支炎、咳	190
		ケア（手当）	室内空気の殺菌	227
		精神障害：全身的な神経過敏	緊張	15
マジョラム	Origanum majorana L.	頭部	顔面神経痛	34
		運動器	リウマチ性疾患：腱鞘炎	132
マスティック	Pistacia lentiscus L.	心臓、循環器	血栓性静脈炎	74
		ケア（手当）	手術（乳房切除術など）の後のリンパうっ滞	225
		消化器系	逆流性食道炎、胃炎	84

精油		適用領域	適応症	ページ
マヌカ	Leptospermum scoparium	皮膚	膿瘍、せつ（フルンケル）	137
			湿疹	141
			掻痒	153
			乾癬	156
		心臓、循環器	静脈瘤性下腿潰瘍	75
		頭部：鼻	アレルギー性鼻炎	46
		頭部：耳	外耳道湿疹	49
		精神障害：全身的な神経過敏	過敏症	18
マンダリン	Citrus reticulata Blanco	泌尿器系	膀胱炎	89
		婦人科	産褥期；後陣痛	119
		子どもの病気とけが	睡眠障害	205
		精神障害：不安	拒否不安	21
		創傷、応急手当	ショック、心的外傷	167
ミルラ	Commiphora myrrha Nees syn. Commiphora molmol	皮膚	足の異常発汗	142
		ケア(手当)	床ずれ	218
		精神障害：全身的な神経過敏	緊張	15
メリッサ	Melissa officinalis L.	皮膚	疱疹(ヘルペス)	145
		心臓、循環器	神経性不整脈	70
		子どもの病気とけが	多動、ADHS	204
			睡眠障害	205
			水疱瘡	212
		子どもの病気とけが：腹痛	心因性腹痛、不安	188
モンタナマツ	Pinus pumilionis syn. Pinus mugo var. mughus	運動器	リウマチ性疾患：関節炎	128
			リウマチ性疾患：腱鞘炎	132
ヤロウ	Achillea millefolium L.	皮膚	湿疹	141
		頭部	顔面神経痛	34
ユーカリ・シトリオドラ	Eucalyptus citriodora Hook	運動器	リウマチ性疾患：関節症	129
		泌尿器系	膀胱炎	88
ユーカリ・ラジアータ	Eucalyptus radiata Siebold	感染症、発熱、インフルエンザ、感染	発熱	174
		頭部：頚部	急性扁桃炎	35
		頭部：鼻	鼻炎	45
		頭部：耳	中耳炎	49
		子どもの病気とけが	中耳炎	200
ライム	Citrus medica L.	婦人科：更年期	情緒不安定	106
		心臓、循環器	低血圧	67
		精神障害：無力症	疲労 25	25

精油	適用領域		適応症	ページ
ラバンサラ	Cinnamomum camphora CT 1,8-Cineol	気管支、肺	気管支炎	55
		皮膚	疱疹（ヘルペス）	145
		感染症、発熱、インフルエンザ、感染	インフルエンザ（流行性感冒）	176
		頭部：頸部	急性扁桃炎	36
		頭部：口腔	口内衛生	42
		子どもの病気とけが	インフルエンザ（流行性感冒）、発熱	192
			水疱瘡	212
ラバンジン・スーパー	Lavandula burnati Briquet	皮膚	湿疹	141
		心臓、循環器	痔	73
		ケア（手当）	床ずれ	218
真正ラベンダー	Lavandula angustifolia P. Miller syn. Lavandula vera	運動器	リウマチ性疾患：腱鞘炎	132
		泌尿器系	膀胱炎	89
		婦人科	足のむくみ（浮腫）	114
			産褥期：悪露流出	116
			産褥期：乳腺炎	117
			産褥期：後陣痛	118
		婦人科：更年期	睡眠障害	105
		皮膚	尋常性ざ瘡（アクネ）	139
			瘢痕ケア	147
		心臓、循環器	間欠性跛行	65
			静脈瘤性下腿潰瘍	74
		頭部	顔面神経痛	33
		頭部：耳	外耳道湿疹	49
			中耳炎	49
		子どもの病気とけが	喉の痛み、扁桃炎	194
			百日咳	202
			中耳炎	200
			睡眠障害	205
			創傷の応急手当とアフターケア	208
		ケア（手当）	X線照射からの保護と照射後のケア	216
			手術（乳房切除術など）の後のリンパうっ滞	224
			ストーマケア	229
		精神障害	睡眠障害	28
		創傷、応急手当	内出血、鈍傷	163
			虫刺され：応急手当	164
			火傷、日焼け	168
			外傷	171
リツェアクベバ	Litsea cubeba Persoon	婦人科：更年期	性欲減退	103

精油		適用領域	適応症	ページ
レモン	Citrus limon l.	皮膚	足の異常発汗	143
		感染症、発熱、インフルエンザ、感染	発熱	175
		子どもの病気とけが	喉の痛み、扁桃炎	194
		精神障害：無力症	気力低下	23
レモングラス	Cymbopogon flexuosus	感染症、発熱、インフルエンザ、感染	インフルエンザ（流行性感冒）	176
		精神障害：無力症	気力低下	23
		創傷、応急手当	昆虫と寄生虫	165
ローズ	Rosa damascena P Miller	婦人科	妊娠線	112
			陣痛	98
			産褥期：乳腺炎	117
		心臓、循環器	神経性不整脈	70
		精神障害	睡眠障害	29
ローズ・アブソリュート	Rosa damascena P. Miller	婦人科	産褥期：抑うつ症	120
		子どもの病気とけが：腹痛	心因性腹痛、不安	188
		精神障害：不安	分離不安	20
ローズウォーター	Rosa damascena P. Miller	感染症、発熱、インフルエンザ、感染	口腔カンジダ症	180
		頭部：眼	アレルギー性結膜炎、疲れ目	32
ローズウッド	Aniba parviflora Mez. syn. Aniba rosaeodora	婦人科	出産準備	97
		皮膚	湿疹	141
			瘢痕ケア	148
			掻痒	154
		子どもの病気とけが	インフルエンザ（流行性感冒）、発熱	192
			中耳炎	200
		ケア（手当）	床ずれ	219
		精神障：全身的な神経過敏	イライラ	17
		精神障：不安	拒否不安	21
ローズマリー・カンファー	Rosmarinus officinalis L. CT Kampfer	運動器	腰痛	123
			筋：筋硬直	125
			リウマチ性疾患：腱鞘炎	132
		創傷、応急手当	捻挫	161
ローズマリー・シネオール	Rosmarinus officinalis L. CT 1,8-Cineol	婦人科	妊娠中の悪阻	113
		皮膚	セルライト	158
		心臓、循環器	クモの巣状静脈瘤	72
			低血圧	67
		精神障害：無力症	疲労	25
ローズマリー・ベルベノン	Rosmarinus officinalis L. CT Verbenon	頭部	頭痛、片頭痛	39
		消化器系	肝臓虚弱	82

精油		適用領域	適応症	ページ
ローレル	Laurus nobilis L.	皮膚	膿瘍、せつ（フルンケル）	137
			ひょう疽	152
		頭部：口腔	アフタ	41
			歯肉炎	42
		精神障害：全身的な神経過敏	自信不足	16

精油の索引
〈適用領域別（五十音順）〉

適用領域	適応症	精油	ページ
運動器	筋：筋肉痛	カユプテ	124
		カルダモン	124
		ローズマリー・カンファー	125
		ジュニパー	125
	筋：痙攣と硬直	クミン	125
		クラリセージ	125
		アンデス・マートル	126
		グランドファー	126
		ウィンターグリーン	126
	腰痛	ブラックペッパー	122
		シャクナゲ	122
		ローズマリー・カンファー	123
		トンカビーンズ	123
		フランキンセンス・エリトリア	123
	リウマチ性疾患：関節炎	カユプテ	128
		モンタナマツ	128
		アンデス・マートル	128
		シャクナゲ	128
		ウィンターグリーン	129
	リウマチ性疾患：関節症	ベイ	129
		ユーカリ・シトリオドラ	129
		オレンジ	130
		タイム・ツヤノール	130
	リウマチ性疾患：腱鞘炎	モンタナマツ	132
		真正ラベンダー	132
		マジョラム	132
		ローズマリー・カンファー	132
		タイム・マストキナ	132
		フランキンセンス・アデン	133
	リウマチ性疾患：痛風	アンジェリカルート	131
		カユプテ	131
		スパイクラベンダー	131

適用領域	適応症	精油	ページ
感染症、発熱、インフルエンザ、感染	インフルエンザ（流行性感冒）	レモングラス	176
		ラバンサラ	176
		タイム・マストキナ	177
		タイム・ツヤノール	177
		ホワイトファー	177
		シナモンリーフ	177
	真菌症：鵞口瘡	パルマローザ	179
		ローズウォーター	180
		タイム・リナロール	180
	真菌症：膣真菌症	ベンゾインシャム・レジノイド	180
		クミン	180
		ニアウリ	181
		パルマローザ	181
		タイム・ツヤノール	181
	真菌症：水虫、爪白癬	パルマローザ	178
		タイム・ツヤノール	179
		ベチバー	179
	発熱	ベルガモット	174
		ユーカリ・ラジアータ	174
		ペパーミント	175
		レモン	175
気管支、肺	風邪の予防	アンジェリカルート	57
		グレープフルーツ	57
		ローレル	58
		ホワイトファー	58
	気管支炎	カルダモン	54
		ニアウリ	54
		ラバンサラ	55
		スパイクラベンダー	55
	気管支炎：気管支喘息	モロッコ・マートル	55
		ヒソップ匍匐性	55
		シダーウッド	56
		サイプレス	56
気管支、肺	咳：乾性咳（空咳）	ジャーマン・カモミール	61
		セージ	61
		タイム・マストキナ	61
	咳：痙攣性咳嗽	カルダモン	60
		モロッコ・マートル	60
		タイム・リナロール	60
	咳：刺激性咳嗽	ベンゾインシャム・レジノイド	59
		カユプテ	59
		シベリアモミ	60

適用領域	適応症	精油	ページ
ケア(手当)	X線照射からの保護と照射後のケア	エレミ	216
		真正ラベンダー	216
		ニアウリ	217
		ゼラニウム・ブルボン	217
	室内空気の殺菌	ベイ	226
		グレープフルーツ	227
		モロッコ・マートル	227
		ホワイトファー	227
	手術(乳房切除術など)の後のリンパうっ滞	イモーテル	224
		真正ラベンダー	224
		マスティック	225
		オレンジ	225
	ストーマケア	ベンゾインシャム・レジノイド	228
		真正ラベンダー	229
		ニアウリ	229
		ゼラニウム・ブルボン	229
	糖尿病性足病変と多発神経炎	パルマローザ	220
		ゼラニウム・ブルボン	220
	床ずれの予防と手当	ラバンジン・スーパー	218
		ミルラ	218
		ローズウッド	219
		ティートリー	219
	間擦疹、オムツかぶれ	ベンゾインシャム・レジノイド	222
		キャロットシード	222
		パルマローザ	223
子どもの病気とけが	頭虱	シストローズ	196
		ゼラニウム・ブルボン	196
		ティートリー	196
		シダーウッド	196
	インフルエンザ(流行性感冒)、発熱	ベルガモットミント	192
		カユプテ	192
		ネロリ	192
		ラバンサラ	192
		ローズウッド	192
		タイム・ツヤノール	192
	オムツかぶれ	ベンゾインシャム・レジノイド	210
		キャロットシード	210
		パルマローザ	210
	気管支炎、咳	ベンゾインシャム・レジノイド	190
		シベリアモミ	190
		カルダモン	190
		モロッコ・マートル	190

適用領域	適応症	精油	ページ
子どもの病気とけが	気管支喘息	モロッコ・マートル	185
		ヒソップ匍匐性	185
		シダーウッド	185
		サイプレス	185
	情緒不安定と不安：睡眠障害	真正ラベンダー	205
		マンダリン	205
		メリッサ	205
		ネロリ	205
		バニラ	206
	情緒不安定と不安：多動、集中力薄弱、ADHS	メリッサ	204
		プチグレン・マンダリン	204
		トンカビーンズ	204
		バニラ	204
		ベチバー	204
		シダーウッド	204
	情緒不安定と不安：乳児の夜泣きとかんむし	ベンゾインシャム・レジノイド	206
		ネロリ	206
		プチグレン・マンダリン	206
	神経皮膚炎	シストローズ	198
		ジャーマン・カモミール	198
		キャロットシード	198
		パチュリー	198
	創傷の応急手当とアフターケア	シストローズ	208
		イモーテル	208
		真正ラベンダー	208
		ニアウリ	208
	中耳炎	ユーカリ・ラジアータ	200
		真正ラベンダー	200
		ローズウッド	200
		タイム・マストキナ	200
	喉の痛み、扁桃炎	真正ラベンダー	194
		タイム・リナロール	194
		レモン	194
	百日咳	グレープフルーツ	202
		真正ラベンダー	202
		ニアウリ	202
		シダーウッド	202
	腹痛：鼓腸、便秘	アニスシード	187
		フェンネル	187
		カルダモン	187
		コリアンダーシード	187

適用領域	適応症	精油	ページ
子どもの病気とけが	腹痛：心因性腹痛、不安	ジンジャー	187
		ローマン・カモミール	187
		メリッサ	188
		ローズ・アブソリュート	188
		バニラ	188
		シダーウッド	188
	水疱瘡	ベルガモットミント	212
		メリッサ	212
		トルコ・マートル	212
		ラバンサラ	212
		ゼラニウム・ブルボン	212
		ティートリー	212
消化器系	肝臓虚弱	ナナミント	82
		ローズマリー・ベルベノン	82
		タイム・ツヤノール	83
		ジュニパー	83
	逆流性食道炎、胃炎	ジャーマン・カモミール	84
		マスティック	84
	腹痛：鼓腸	アニスシード	79
		フェンネル	79
		カルダモン	79
		コリアンダーシード	79
	腹痛：神経性の腹痛	ベルガモット	80
		タラゴン	80
		ジンジャー	80
		ジャスミン・アブソリュート	80
		クミン	80
		トンカビーンズ	81
	腹痛：便秘	アニスシード	81
		ベイ	81
		フェンネル	81
心臓、循環器	循環器：高血圧	ベルガモットミント	66
		クラリセージ	66
		プチグレン・ビターオレンジ	67
		シダーウッド	67
	循環器：低血圧	ライム	67
		ローズマリー・シネオール	67
		スパイクラベンダー	68
	静脈疾患：クモの巣状静脈瘤	グレープフルーツ	72
		ローズマリー・シネオール	72
		スパイクラベンダー	72
		バージニアジュニパー	72

適用領域	適応症	精油	ページ
心臓、循環器	静脈疾患：血栓性静脈炎	イモーテル	74
		マスティック	74
		ニアウリ	74
	静脈疾患：痔	アミリス	73
		ジャーマン・カモミール	73
		ラバンジン・スーパー	73
		パチュリー	73
		ゼラニウム・ブルボン	73
	静脈疾患：静脈瘤	グレープフルーツ	75
		イモーテル	75
		バージニアジュニパー	76
	静脈疾患：静脈瘤性下腿潰瘍	エレミ	74
		真正ラベンダー	74
		マヌカ	75
		ニアウリ	75
	神経性不整脈	バーベナ	69
		カルダモン	69
		メリッサ	70
		ナルデ	70
		プチグレン・マンダリン	70
		ローズ	70
	動脈疾患：間欠性跛行	アンジェリカルート	64
		カユプテ	65
		真正ラベンダー	65
精神障害	睡眠障害	真正ラベンダー	28
		ナルデ	28
		プチグレン・マンダリン	29
		ローズ	29
		バニラ	29
		シダーウッド	29
	全身的な神経過敏：イライラ	ローマン・カモミール	17
		プチグレン・ビターオレンジ	17
		ローズウッド	17
	全身的な神経過敏：過敏症	シストローズ	18
		ジャスミン・アブソリュート	18
		マヌカ	18
	全身的な神経過敏：緊張	アミリス	15
		ミルラ	15
		モロッコ・マートル	15
		キンモクセイ	15
		トンカビーンズ	15

精油の索引〈適用領域別〉

適用領域	適応症	精油	ページ
精神障害	全身的な神経過敏：自信不足	アンジェリカルート	16
		グレープフルーツ	16
		ジャスミン・アブソリュート	16
		ローレル	16
		グランドファー	16
	不安：拒否不安と試験恐怖症	マンダリン	21
		キンモクセイ	21
		ローズウッド	21
		ベチバー	21
		ホワイトファー	21
	不安：分離不安	ベンゾインシャム・レジノイド	20
		プチグレン・ビターオレンジ	20
		ローズ・アブソリュート	20
		トンカビーンズ	20
		シダーウッド	20
	無力症：気力低下	レモングラス	23
		ブラックペッパー	23
		シナモンリーフ	23
		レモン	23
	無力症：集中力薄弱	ベルガモット	24
		ナナミント	24
		ベチバー	24
		サイプレス	24
	無力症：疲労	ライム	25
		ペパーミント	25
		ローズマリー・シネオール	25
	抑うつ性の不機嫌	バジル	26
		ベルガモット	26
		ネロリ	27
		キンモクセイ	27
創傷、応急手当	外傷	シストローズ	170
		エレミ	170
		イモーテル	171
		真正ラベンダー	171
		ニアウリ	171
	昆虫と寄生虫：応急手当	真正ラベンダー	164
		ティートリー	164
	昆虫と寄生虫：予防	レモングラス	165
		ニアウリ	165
		パチュリー	165
		ゼラニウム・ブルボン	165
		シダーウッド	165

適用領域	適応症	精油	ページ
創傷、応急手当	ショック、心的外傷	ベンゾインシャム・レジノイド	166
		シストローズ	166
		ローマン・カモミール	167
		マンダリン	167
		ネロリ	167
	内出血、鈍傷	シストローズ	162
		イモーテル	162
		真正ラベンダー	163
	捻挫	イモーテル	160
		ペパーミント	160
		ローズマリー・カンファー	161
	火傷、日焼け	真正ラベンダー	168
		ペパーミント	168
頭部	顔面神経痛	カユプテ	33
		真正ラベンダー	33
		マジョラム	34
		ヤロウ	34
	頚部：咽頭炎	ニアウリ	36
		セージ	36
		スパイクラベンダー	37
	頚部：急性扁桃炎	ユーカリ・ラジアータ	35
		コリアンダーシード	35
		ラバンサラ	36
		タイム・チモール	36
	口腔：アフタ、口内炎	ローレル	41
		ニアウリ	41
		セージ	41
	口腔：口内衛生	ベルガモットミント	42
		ペパーミント	42
		ラバンサラ	42
	口腔：歯痛	カユプテ	43
		クローブ	43
	口腔：歯肉炎	ローレル	42
		ニアウリ	42
		タイム・ツヤノール	43
	頭痛、片頭痛	バジル	38
		ベルガモット	38
		ネロリ	39
		ペパーミント	39
		ローズマリー・ベルベノン	39

適用領域	適応症	精油	ページ
頭部	鼻：アレルギー性鼻炎	パイン	46
		マヌカ	46
		シダーウッド	46
		サイプレス	47
	鼻：鼻炎	カユプテ	45
		ユーカリ・ラジアータ	45
		トルコ・マートル	45
		ペパーミント	45
		スパイクラベンダー	45
		ホワイトファー	46
	鼻：副鼻腔炎	ニアウリ	47
		パルマローザ	47
		タイム・マストキナ	47
	耳：外耳道湿疹	ベンゾインシャム・レジノイド	49
		真正ラベンダー	49
		マヌカ	49
	耳：耳鳴	ベンゾインシャム・レジノイド	50
		プチグレン・マンダリン	50
		ブラックペッパー	50
		トンカビーンズ	50
	耳：耳漏	ナナミント	51
	耳：中耳炎	ユーカリ・ラジアータ	49
		真正ラベンダー	49
		タイム・マストキナ	50
	眼：アレルギー性結膜炎、疲れ目	ローズウォーター	32
泌尿器系	尿閉	ベンゾインシャム・レジノイド	86
		モロッコ・マートル	86
		ジュニパー	87
	膀胱炎	ユーカリ・シトリオドラ	88
		ジャーマン・カモミール	88
		真正ラベンダー	89
		マンダリン	89
		ティートリー	89
皮膚	足の異常発汗	ミルラ	142
		セージ	142
		レモン	143
		サイプレス	143

精油の索引〈適用領域別〉

適用領域	適応症	精油	ページ
皮膚	アレルギー性掻痒、かゆみ	マヌカ	153
		ネロリ	153
		ローズウッド	154
		ベチバー	154
		シダーウッド	154
		サイプレス	154
	乾癬	シストローズ	155
		キャロットシード	156
		マヌカ	156
		ナルデ	156
	湿疹	シストローズ	140
		キャロットシード	140
		ラバンジン・スーパー	141
		マヌカ	141
		ローズウッド	141
		ヤロウ	141
	神経皮膚炎	シストローズ	149
		ジャーマン・カモミール	150
		キャロットシード	150
		パチュリー	150
	尋常性ざ瘡（アクネ）	ベンゾインシャム・レジノイド	138
		ジャーマン・カモミール	138
		キャロットシード	139
		真正ラベンダー	139
		ゼラニウム・ブルボン	139
	セルライト	グレープフルーツ	157
		イモーテル	158
		ローズマリー・シネオール	158
		トンカビーンズ	158
		バージニアジュニパー	158
	瘢痕ケア	キャロットシード	147
		真正ラベンダー	147
		ナナミント	148
		ローズウッド	148
	ひょう疽	ジャーマン・カモミール	151
		ローレル	152
		ニアウリ	152
		パルマローザ	152
		ペパーミント	152

適用領域	適応症	精油	ページ
皮膚	疱疹（口唇、帯状、陰部）	ベルガモットミント	144
		メリッサ	145
		トルコ・マートル	145
		ラバンサラ	145
		ゼラニウム・ブルボン	145
		ティートリー	145
	膿瘍、せつ（フルンケル）	エレミ	136
		ジャーマン・カモミール	136
		ローレル	137
		マヌカ	137
		ニアウリ	137
婦人科	月経困難	シストローズ	95
		クラリセージ	95
		モロッコ・マートル	95
		ナルデ	95
	月経前症候群	アニスシード	109
		ベンゾインシャム・レジノイド	109
		ベルガモット	109
		モロッコ・マートル	109
		ブラックペッパー	109
		ゼラニウム・ブルボン	110
		サンダルウッド	110
		イランイラン・エクストラ	110
	更年期：情緒不安定	アミリス	106
		ジャスミン・アブソリュート	106
		ライム	106
		サンダルウッド	106
		シダーウッド	107
	更年期：睡眠障害	ベルガモット	105
		ローマン・カモミール	105
		真正ラベンダー	105
		ネロリ	105
		フランキンセンス・エリトリア	105
	更年期：性欲減退	チャンパカ・アブソリュート	103
		ジンジャー	103
		リツェアクベバ	103
		ブラックペッパー	103
		サンダルウッド	104
		トンカビーンズ	104
		シナモンバーク	104

適用領域	適応症	精油	ページ
婦人科	更年期：多汗、緊張感	ペパーミント	102
		ゼラニウム・ブルボン	102
		セージ	102
		サンダルウッド	102
	産褥期：後陣痛	真正ラベンダー	118
		マンダリン	119
		ゼラニウム・ブルボン	119
		サイプレス	119
	産褥期：悪露流出、陰部のケア	ジャーマン・カモミール	116
		真正ラベンダー	116
		ティートリー	116
	産褥期：産褥期の抑うつ症	ベルガモット	120
		シストローズ	120
		ローズ・アブソリュート	120
		ベチバー	120
	産褥期：乳腺炎	真正ラベンダー	117
		ローズ	117
	産褥期：母乳分泌、うつ乳	ベンゾインシャム・レジノイド	117
		ベルガモットミント	117
		チャンパカ・アブソリュート	118
		フェンネル	118
	出産：出産準備、会陰保護	ベルガモット	97
		ジャスミン・アブソリュート	97
		クラリセージ	97
		ローズウッド	97
	出産：助産、陣痛	ベルガモット	98
		バーベナ	98
		ローズ	98
		イランイラン・エクストラ	99
		シダーウッド	99
	出産：微弱陣痛、子宮収縮促進	クローブ	99
		ネロリ	100
		シナモンバーク	100
	妊娠：足のむくみ（浮腫）	イモーテル	114
		真正ラベンダー	114
		モロッコ・マートル	114
		オレンジ	114
		ジュニパー	114
	妊娠：悪阻	グレープフルーツ	113
		ネロリ	113
		ペパーミント	113
		ローズマリー・シネオール	113

適用領域	適応症	精油	ページ
婦人科	妊娠：妊娠線	ベルガモットミント	112
		ネロリ	112
		ローズ	112
		シダーウッド	112
	無月経	クラリセージ	93
		ゼラニウム・ブルボン	93
		サンダルウッド	93
		イランイラン・コンプリート	93

著者について

モニカ・ヴェルナー（Monika Werner）

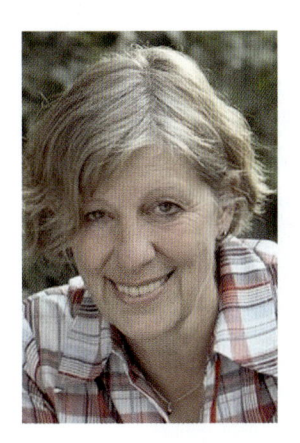

　1948年生まれ。認定小児科看護師として数年間ミュンヘンの専門病院に勤務。治療師養成専門教育を受講中に精油に出会い、その後の仕事とプライベート活動に決定的な影響を受けることになる。1984年から2003年、ミュンヘンでホメオパシー、アロマセラピー、話し合い療法を中心とした診療所を開業。

　1990年、同じように精油に興味を持つ同志らとともに、アロマセラピーとアロマケアの推進、保護、普及を目的とした公益団体「登記社団Forum Essenzia」を設立。1992年から2004年まで、初代代表として団体のプロジェクトを多数発案、支援する。代表的な活動は、ミュンヘンで実施した3つのシンポジウム「香りとの対話」の開催で、このシンポジウムは海外でも注目を集めることとなる。さらに日本と台湾にForum Essenziaを設立したほか、Forum Essenziaの教育プログラムの開発拡充、国内外での行事開催、アロマセラピーとアロマケアの専門雑誌『Ｆ・Ｏ・Ｒ・Ｕ・Ｍ』の刊行なども手掛ける。就任中、Forum Essenziaは活動範囲を広げ、国内外に1000人以上の会員を持つようになる。ここ数年来は、アロマセラピストのための教育の一環としてドイツ国内、ヨーロッパ、アジアなどで開催されている専門シンポジウムにて講演しているほか、書籍の執筆や、「精油」をテーマとした論文寄稿にも従事し、またテレビラジオ番組にも出演。著書『アロマ療法大全』（ガイアブックス）ほか、書籍は数ヵ国語に翻訳されている。

　1999年3月、ドイツ治療師協会が「自然療法分野での特別な功績」を称えて贈るクレメンス・フォン・ベニングハウゼン賞を受賞。

感謝のことば

　1冊の本は、構想から刊行にいたるまで、数多くの方々の貴重な尽力がなければ出来上がりません。出版界には、そういう方々全員に紙面でお礼の言葉を捧げるというすばらしい慣習があります。私も、この場をお借りしてお礼を申し上げたいと思います。

　本書の刊行にあたり、私を奮起させ、最後まで支援してくださったハウク出版社勤務のMensing女史とv.Grumbkow氏、校閲くださったAnne Bleick女史に感謝の意を表します。

　また、アロマセラピーの研究という道をこれまで一緒に歩んでくださった友人、先生方、特に快く精油に関する専門的で細やかなアドバイスを下さったPatrick Collin氏に深謝いたします。

　さらに、本書の体裁に欠かせない画像を無償で提供してくださったDorothea Hamm、Patrick Collin、Michael Moisseeff、Jean-Claude Pichot各氏とPrimavera Life社に心よりお礼申し上げます。

　最後に、本書の執筆中、私をいつも励まし、あらゆる形で援助してくれた夫に心から感謝します。

ガイアブックスの本

アロマ療法大全

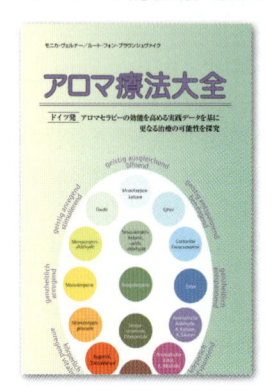

105の精油と15のキャリアオイルの
詳細データと症状別の組合せレシピ

モニカ・ヴェルナー／ルート・フォン・ブラウンシュヴァイク 著
本体価格　4,400円

からだと心への作用がひと目でわかる精油の成分と作用分布図のほか、確かな実証データに基づいた症状別組み合わせレシピなど、すぐに実践できる情報が充実。セラピストや医療従事者などのプロフェッショナルから、興味ある一般の方々まで、幅広く活用できるアロマセラピーブック。

ハーブ図鑑

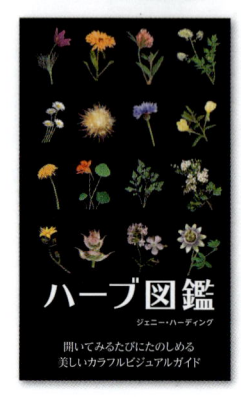

130種のハーブの概要や有効成分がわかる
美しいカラービジュアルガイド

ジェニー・ハーディング 著
本体価格　2,200円

130種類の貴重なヒーリングハーブの特質と薬効を網羅したビジュアルガイド。見開きで各ハーブの概要や有効成分、作用、市販品のタイプ、用法、安全情報を収録している。ハーブの各部位の写真と、黒を背景にした花や葉のカラー写真で、かつてないほどハーブの美しさを表現。巻末にはハーブの育て方や処理法、症状別のハーブ利用法なども掲載。

Mind-Maps® Aromatherapie

マインドマップ アロマセラピー

発　　　行　2013年6月20日
発　行　者　平野 陽三
発　行　所　株式会社 ガイアブックス
　　　　　〒169-0074 東京都新宿区北新宿 3-14-8
　　　　　TEL.03(3366)1411　FAX.03(3366)3603
　　　　　http://www.gaiajapan.co.jp

Copyright GAIABOOKS INC. JAPAN2013
ISBN978-4-88282-877-8 C2047

落丁本・乱丁本はお取り替えいたします。
本書を許可なく複製することは、かたくお断わりします。
Printed in China

著者：
モニカ・ヴェルナー (Monika Werner)
プロフィールはP.263参照。

翻訳者：
バンヘギ裕美子 (Yumiko Banhegyi)
独日医薬翻訳者。1991年よりスイス在住。家族全員のアレルギー体質改善のために、アロマセラピーなど各種代替療法を実践し、造詣が深い。訳書に『アロマ療法大全』『解剖生理学図鑑』（いずれもガイアブックス）など。